BRITTANY PIPER

Körperorientierte Traumaheilung

GOLDMANN

Brittany Piper

KÖRPER ORIENTIERTE TRAUMA HEILUNG

Angst und Panik besiegen
durch sanfte Kommunikation mit
dem Körpergedächtnis

Aus dem amerikanischen Englisch
von Jochen Lehner

GOLDMANN

Die englische Originalausgabe erschien 2025 unter dem Titel
»Body-First Healing« bei Avery, New York.

MIX
Papier | Fördert gute Waldnutzung
FSC® C014496

Penguin Random House Verlagsgruppe FSC® N001967

1. Auflage
Deutsche Erstausgabe Juni 2025

Wilhelm Goldmann Verlag, München,
in der Penguin Random House Verlagsgruppe GmbH,
Neumarkter Straße 28, 81673 München
produktsicherheit@penguinrandomhouse.de
(Vorstehende Angaben sind zugleich
Pflichtinformationen nach GPSR.)

Redaktion: Andrea Kalbe
Umschlag: Uno Werbeagentur, München
Umschlagmotiv: © FinePic®, München
Satz: Satzwerk Huber, Germering
Druck und Bindung: GGP Media GmbH, Pößneck
Printed in Germany
LG · CB
ISBN 978-3-442-22401-2

www.goldmann-verlag.de

Dieses Buch widme ich dem Kind in jedem von uns. All den Kindern, die für unsere Freiheit gekämpft haben und deren Harnisch uns weiterhin schützt. Jetzt sollen sie Frieden haben und spielen und träumen. Von hier aus schaffen wir es allein.

Inhalt

Vorbemerkung der Autorin

Die Therapieform des *Somatic Experiencing* (SE)® wird hier ausschließlich zu Bildungs- und Informationszwecken vorgestellt. Damit ist weder eine medizinische Beratung oder Diagnostik noch eine Behandlung von gesundheitlichen Problemen oder Krankheiten intendiert. Wenn Sie medizinischen Rat einholen möchten, wenden Sie sich bitte an approbierte Ärzte. Mehr über Somatic Experiencing erfahren Sie unter www.traumahealing.org oder www.somatic-experiencing.de

EINLEITUNG:

Von der harten Landung zu Widerstandskraft und Heilung

A hero lies in you.
Mariah Carey

Beim Schreiben dieses Briefs an Sie, liebe Leserinnen und Leser, sitze ich an meiner Küchentheke, neben mir meine noch in ihrem Autositz schlafende vier Monate alte Tochter. Wir hatten ein paar Besorgungen und sind eben erst wieder nach Hause gekommen. Mein dreijähriger Sohn ist mit seiner Nanny im Park und mein Mann arbeitet oben in seinem Büro. Über die Musikanlage des Hauses läuft gedämpft eine Mischung von Céline-Dion-Songs und erfüllt mein sonnendurchflutetes Zuhause mit dem Echo von Melodien aus meiner Kindheit – Whitney Houston, Mariah Carey, Phil Collins …

Ein ereignisloser Tag, möchte man meinen, aber ein Tag wie dieser war früher einmal, als ich um die zwanzig war, ein unerreichbarer Wunschtraum für mich – ein Tag ohne Chaos und selbstschädigendes Verhalten und pure Verzweiflung. Vielleicht wissen Sie, wie sich das anfühlt: einerseits das heftige Verlangen nach dem Ende dieser wilden Achterbahnfahrt, andererseits die Scheu, aus einem so wohlbekannten Leben auszusteigen.

Als Überlebende und Ausgestiegene sehe ich mich jetzt in der Rolle, Ihnen zu erzählen, dass die Achterbahnfahrt kein Schicksal auf Lebenszeit sein muss. Und dass das Rettende, das Sie aus der Geiselhaft des Chaos befreit, nicht irgendwo anders zu finden ist, sondern *in Ihnen*. Wirklich, der Held dieser Geschichte ist nicht Ihr Therapeut, Ihr Medikament, Ihr Partner, Ihre Kinder, ja nicht einmal dieses Buch, der Held in Ihrem Leben, so kitschig es klingen mag, sind immer einfach Sie. Ob Sie es glauben oder nicht, Ihr Körper und Ihr Gehirn sind von Natur aus so raffiniert angelegt, dass Sie nicht nur unter den denkbar widrigsten Umständen überleben können, sondern dass Sie auch imstande sind, wahrhaft zu leben und zu gedeihen. Sie und sonst niemand sind Ihre eigene Heilerin, Ihr eigener Heiler. Passenderweise läuft gerade Mariah Careys hymnischer Song »Hero« im Hintergrund. *Look inside you and be strong …*

Sowohl im Leben als auch im Beruf habe ich erfahren, dass Genesung nicht darin besteht, sich irgendwie neu zu erfinden. Sie werden gesund, wenn Ihnen bewusst wird, wer Sie waren, bevor Ihr Nervensystem Ihnen einflüsterte, wer Sie sein sollten. Nach einem als überwältigend empfundenen Trauma verfängt sich das Nervensystem gern in einem chronischen Überlebensmodus (Kampf, Flucht, Abschalten, Erstarren oder Beschwichtigen, worauf wir später noch detailliert eingehen werden). Somit bleiben wir scheinbar in einer adrenalingetränkten Überlebensreaktion gefangen – man spricht hier auch vom »Zyklus der Bedrohungsreaktion« –, auch wenn wir gegenwärtig längst in Sicherheit sind. Peter Levine, der Entwickler des Somatic Experiencing als Methode der Traumaheilung, um die es in diesem Buch gehen wird, umschreibt es treffend mit folgenden Worten:

> *Trauma ist eine innere Zwangsjacke, die entsteht, wenn ein vernichtender Augenblick gleichsam eingefroren wird und*

dann in der Zeit stillzustehen scheint. Trauma unterdrückt die Entfaltung des Lebens und erstickt alle unsere Bemühungen, mit unserem Leben irgendwie weiterzukommen. Es trennt uns von uns selbst, von anderen, von der Natur und vom Geist. Wenn uns etwas Bedrohliches überfordert, erstarren wir angstvoll, als wäre unsere instinktive Überlebensenergie (Adrenalin) ausgehfein herausgeputzt, hätte aber nichts, wohin sie gehen könnte.

Mit diesem Bild vor Augen lässt sich ermessen, dass Heilung darauf abzielt, uns – oder besser unser Nervensystem – aus der überwältigenden Vergangenheit herauszuziehen und uns auf den Stand der inzwischen sicheren Gegenwart zu bringen.

Mit »Soma« ist der Leib oder Körper gemeint, und beim Somatic Experiencing werden wir sanft aus unserem Kopf in das Erleben unseres Körpers geleitet, wo wir Zugang zum Nervensystem haben. Indem Sie Ihren Körper über Empfindungen, Gefühle und Emotionen kennenlernen, fällt es Ihnen leichter, all das zu verarbeiten, was einst liegen geblieben ist, weil es zu überwältigend war. Damit schließen Sie den damals abgebrochenen Reaktionszyklus ab, sodass die aufgestaute adrenalingesteuerte Überlebensenergie wieder fließen kann. Somatic Experiencing erlaubt Ihnen mehr Präsenz und bessere Selbstregulation.

Stellen Sie sich die Schutzschichten, die Sie sich zulegen mussten, um Ihr Trauma zu überleben, als eine Matrjoschka vor. Zur Heilung ist erforderlich, dass alle diese Schichten – der *People Pleaser* in Ihnen, der Angsthase, der in Abwehrhaltung Erstarrte, der sich selbst Absondernde und der taub oder gefühllos Gewordene – erst einmal aufgebrochen und abgestoßen werden. Heilung besteht darin, allen diesen Anteilen oder Seiten von Ihnen mitfühlenden Raum zu bieten und Verständnis entgegenzubringen und sich gleichzeitig ins Gedächtnis zu rufen, dass der Kern dessen, was Sie sind, nie verloren gegangen ist, sondern einfach unter diesen Schutzschilden verborgen war.

In diesem Buch werde ich auch von meiner eigenen Konfrontation mit all den Rüstungen und Panzern erzählen, die anfangs mein Überleben sicherten, dann jedoch immer hinderlicher wurden. Außerdem werden Sie eine somatische »Landkarte« bekommen, die Ihnen einen sanften und doch tiefgründigen Weg zur Bekanntschaft mit Ihrem eigenen Panzer weist. Zu welchem Zeitpunkt hat sich Ihr Nervensystem eingeigelt, und welcher Methode hat es sich bedient – Kampf, Flucht, Abschalten, Erstarren oder Beschwichtigen? Was sind die typischen Eigenschaften dieses Panzers, und wie schlägt er sich in Ihren Verhaltens- und Denkmustern, Ihren Überzeugungen, Ihren Gefühlszuständen, Ihrer gesundheitlichen Verfassung und dergleichen nieder? Und warum tragen Sie ihn immer noch, auch wenn das Trauma vorbei und der Kampf beendet ist? Wie können Sie ihn behutsam ablegen, und was wird dann seine Stelle einnehmen?

Ich hoffe sehr, dass Sie beim Lesen dieses Buchs die Anteile Ihrer selbst, die Sie so lange als belastend und selbstzerstörerisch empfunden haben, immer freundlicher betrachten können, um dann zu erkennen, dass es sich lediglich um ungünstige Bewältigungsstile und um Selbstschutz handelte. Ich hoffe auch, dass Sie gegenüber diesen Mustern offen und wissbegierig bleiben können und die zugrunde liegende Wissenschaft Ihnen klarmacht, dass Sie nicht wirklich beschädigt und reparaturbedürftig sind, sondern Ihre Überlebensstrategien genau Ihren Instinktreaktionen auf frühere Erlebnisse entsprachen. Wenn ich mir meinen eigenen Heilungsweg vor Augen halte, dann hätte ich mir das für mich selbst auch gewünscht. Dieses Buch führt all das zusammen, worauf ich in meinen dunkelsten Jahren wirklich gern zurückgegriffen hätte. Dabei handelt es sich um eine Übersetzungsarbeit, es geht weniger um neue Erkenntnisse. Es beinhaltet einfache somatische Praktiken, revolutionäre Ideen, Inspiration und schlichtes Mitgefühl – alles Dinge, die für mich sehr viel mehr Leben und sehr viel weniger bloßes Überleben mit sich gebracht hätten.

Da Sie dieses Buch lesen, gehe ich davon aus, dass Sie wie ich bereits eine ganze Liste von Heilungsansätzen abgearbeitet haben und noch nicht weitergekommen sind. Aber wie gut, dass Sie dieses Buch jetzt lesen und darin vielleicht endlich auf die Mittel der Selbstheilung stoßen, die Ihrem Körper von Anfang an mitgegeben sind. Während ich diese Zeilen schreibe, höre ich innerlich so viele meiner Klientinnen und Klienten, die im Laufe der Jahre wehklagten: »All diese Leidensjahre, hätte ich doch nur früher von diesem Ansatz gewusst!« Nun, immerhin stehen Sie jetzt am Beginn wahrer und dauerhafter Heilung. Ich freue mich so für Sie.

Und in diesem Augenblick führt mich etwas zurück in die Gegenwart mit meiner Tochter. Sie schläft nach wie vor völlig entspannt mit diesem breiten Lächeln im Gesicht. Ich erkenne mich in ihr wieder und erinnere mich noch einmal an die jüngere Britt. Hätten Sie ihr gesagt, sie würde einmal ein Buch mit ihren persönlichen Geschichten von Hoffnung und Heilung und einer altbewährten Wegekarte zur Genesung schreiben, hätte sie Ihnen nicht geglaubt. Tatsächlich war es so, dass mein Gehirn viele der Erinnerungen, von denen ich Ihnen hier erzählen werde, über lange Zeit gnädig verdrängt hat. Ich würde die Arbeit an diesem Buch mit dem Durchstöbern einer staubigen Dachkammer voller Andenken, Porträts und verschnürter Schachteln vergleichen – und jede dieser Schachteln voller Erinnerungen an gute und schlechte Erlebnisse, die aus den Augen, aus dem Sinn geräumt worden waren.

Auch Sie haben einen solchen Dachboden, auf dem es allerlei zu entdecken gibt, das ganze Spektrum von Erfahrungen – Freude, Kummer, Liebe, Angst und mehr. Wenn ich meine Erlebnisse hier nach und nach, Stück für Stück durchgehe, verbinde ich damit die

Hoffnung, dass mein therapeutischer Weg und die dabei erlernten Hilfsmittel Ihnen Trost spenden und den Mut geben, es genauso zu machen. In *Körperorientierte Traumaheilung* gebe ich Ihnen ein bewährtes Heilungsgerüst an die Hand, das Tausenden von Klientinnen und Klienten aus aller Welt einfühlsame Begleitung geboten und die hinderlichen Schutzmauern beseitigt hat, sodass sie sich ein Leben voll Präsenz, Verbundenheit, Vitalität und Freude zurückerobern konnten. Welcher Schmerz auch immer Sie hierhergeführt hat, möge es Ihnen vergönnt sein zu erkennen, dass Leben mehr ist als bloßes Überleben.

Jetzt müssen wir herausfinden, wer Sie sind – das heißt vielmehr, wer Sie waren, bevor Schmerz und Panzer Ihnen sagten, wer Sie sein sollten.

In Liebe
Britt

ERSTER TEIL

Wie und weshalb der Körper Trauma speichert

Hilfsmittel ausfindig machen – eine Einführung

Während Sie dieses Buch lesen, könnte es sein, dass manche Berichte oder Ideen Unbehagen in Ihnen auslösen. Bei Traumata und ihren heutigen Erscheinungsformen ist das nicht anders zu erwarten. Damit Sie über solche Verunsicherungen besser hinwegkommen, möchte ich Ihnen ein Grundelement des Somatic Experiencing vorstellen, das »Resourcing« genannt wird – Suche und Beschaffung von Hilfsmitteln.

Eine solche Ressource ist alles, was auf Körper und Nervensystem ausgleichend, stabilisierend und beruhigend wirkt und mehr Präsenz, Raum und Atemspielraum schafft. Das ist der erste Schritt zu einer verbesserten Selbstregulierung des Nervensystems und notwendig für die Stressbewältigung. Wir brauchen einen Fundus an solchen Mitteln, einen »Werkzeugkasten« mit lauter Ressourcen, die uns das Gefühl geben, dass alles gut, einigermaßen gut oder zumindest ein bisschen besser ist.

Das können innere Ressourcen wie wohlige Gefühle, beruhigende Empfindungen, Bilder oder schöne Erinnerungen sein, oder es sind Impulse von außen, etwa durch geruhsames Wahrnehmen der unmittelbaren Umgebung, durch Koregulation über die Kontaktaufnahme mit anderen oder durch unterstützende Bewegung.

Lassen Sie sich also bei der Lektüre dieses Buchs gegebenenfalls von geeigneten Mitteln und Maßnahmen unterstützen. Weitere Anregungen zum Thema Resourcing finden Sie in Kapitel 16, darunter auch Anleitungen, die Sie Schritt für Schritt an das jeweilige Vorgehen heranführen.

1
Körperorientierte Traumaheilung

Die meiste Zeit meines sechsunddreißigjährigen Lebens habe ich damit zugebracht, das inzwischen angejahrte Puzzle meiner traumatischen jüngeren Jahre zusammenzusetzen. Kaum etwas davon habe ich wirklich in Erinnerung, nur hin und wieder ließen mir näherstehende Angehörige etwas durchblicken. Also nahm ich die Ermittlungen zu meinem Werdegang irgendwann selbst in die Hand. Ich besitze zwar wenig konkrete Kenntnisse darüber, aber wie ich mich *fühlte* – labil, verunsichert, verängstigt und wie von allem abgekoppelt –, habe ich noch in lebhafter Erinnerung. Als diese Gefühle auch beim Eintritt ins Erwachsenenalter nicht verschwanden, ging mir auf, dass der Eindruck, »nicht liebenswert« zu sein, irgendwie ungesund und nicht normal war. Das stand am Beginn meiner beharrlichen Recherche. Ich wollte wissen, wer diese Britt in jüngeren Jahren eigentlich war und wodurch sie das wurde, was inzwischen aus ihr geworden war.

In diesem Buch möchte ich erzählen und behutsam ausloten, was ich herausgefunden habe und welche Besonderheiten meine Geschichte hat. Zunächst werde ich jedoch erst einmal kurz die Jahre meines Heranwachsens umreißen und dabei darstellen, wie sie mich aus jetziger Sicht geprägt haben.

Die harte Landung

Ich bin 1988 im Sharp Grossmond Hospital in Südkalifornien zur Welt gekommen. Eigentlich hätte es ein unvergesslicher Tag werden sollen, ein Freudentag, doch daraus wurde nichts. Ich hatte Methamphetamin im Blut, weshalb man mich meiner Mutter sofort wegnahm, um mich in Pflege zu geben. Und mein Vater? Der hatte nicht das Verlangen, irgendeine Rolle in meinem Leben zu spielen. Meine Mutter habe ich zwar wiedergefunden, aber damit war nicht automatisch alles in schönster Ordnung. Die Saat der Wertlosigkeit und Verlassenheitsangst war in mir aufgegangen. In meinen frühen Jahren war ich unsicher und mir selbst fremd, und damit begann mein Hang zu Co-Abhängigkeit und beschwichtigendem Verhalten, womit ich mir Anerkennung zu sichern versuchte.

Jahre später brach diese Wunde wieder auf, als mein Bruder bei einem Autounfall jäh aus dem Leben gerissen wurde. Wir waren beide Teenager. Ich verlor jeglichen Halt. Und in dem Bemühen, das Unerträgliche irgendwie erträglicher zu machen, verfiel ich dem Konsum von Alkohol und Drogen. Dieser Selbstrettungsversuch zur Überwindung des Kummers hätte mich beinahe das Leben gekostet, als ich mit einer schweren Alkoholvergiftung im Krankenhaus landete. Aber ich wollte leben und suchte danach Hilfe bei den Anonymen Alkoholikern, denn war nicht der Alkohol das Problem, wie meine Therapeuten sagten?

Zwei Jahre später, ich war zwanzig, wurde ich von einem wildfremden Mann, der mir nach einer Reifenpanne beim Radwechsel geholfen hatte, brutal vergewaltigt und geschlagen. Mit meiner Aussage konnte ich zwar dazu beitragen, dass er für sechzig Jahre hinter Gitter kam, aber der zwei Jahre dauernde öffentliche Prozess mit all seinen Peinlichkeiten vergrößerte meine Traumatisierung noch. Ich fiel in mein altes Muster der Schmerzbetäubung zurück und trank so unmäßig, dass ich keine dreißig Tage nach der Urteilsverkündung auf dem Betonboden einer Ausnüchterungszelle aufwachte (dazu kommen wir noch im Detail), so voller Wut und Verzweiflung, dass ich mich nicht wiedererkannte.

Es heißt ja, dass man erst ganz unten ankommen muss, bevor man sich zu den notwendigen Veränderungen durchringt, und ganz unten waren bei mir eben diese gut vier Quadratmeter Zellenboden.

Da saß ich nun und hatte nichts anderes im Gepäck als das Unbehagen, das ich mir all die Jahre vom Leib zu halten versucht hatte. Keine Pillen, kein Alkohol, kein Chaos, keine zerrütteten Verhältnisse, die mich hätten ablenken können, nur ich und meine Gefühle allein in einem Käfig. Ich fühlte mich wie ein Dampfkochtopf, der gleich explodieren würde. Die ganze Wut, der Kummer, die Scham, die Angst, all das krachte in heftigen Wellen auf mich herunter. Ich zitterte und schlotterte, dann wieder weinte und wütete ich oder jammerte und stöhnte. Es waren Entladungen des Körpers, wie ich später erfuhr, ein Lösen und Freisetzen von aufgestauter Überlebensenergie (Adrenalin) der Vergangenheit. Ich war vollkommen erstaunt darüber, dass ich da lebend wieder herauskam, und noch erstaunlicher fand ich, dass ich mich erleichtert und so viel besser fühlte.

In diesen paar Tagen stellte sich durch die Freisetzung und Verarbeitung jahrelanger Schmerzen eine Klarheit ein, die ich noch nicht erlebt hatte. In diesen kristallklaren reflektierenden Augenblicken erkannte ich, dass ich wie mein Peiniger hinter Gittern saß. Vielleicht hatten wir mehr miteinander gemein, als mir anfangs bewusst war. Die Verteidigung hatte im Laufe des Prozesses immer wieder seine traumatischen frühen Jahre herausgestellt. Er war als eines von fünfzehn Kindern von einer Tante großgezogen worden, verfügte über wenig Schulbildung und hatte mit körperlichen und psychischen Problemen zu kämpfen. Offenbar hatten wir beide schlechte Karten und standen beide vor derselben Wahl, nämlich unsere Schmerzen für Verbesserungen zu nutzen oder ihretwegen zu verbittern. Er hatte seine Wahl getroffen und würde nun die nächsten sechzig Jahre im Gefängnis verbringen. Und wie war es bei mir? Auf der schiefen Bahn war ich anscheinend auch schon, doch jetzt musste ich entscheiden, ob mein Leben wirklich diesen Verlauf nehmen sollte.

Nach drei Tagen im Gefängnis stand mein Verfahren an, und ich sah mich einer Richterin gegenüber, die ich von meinem Vergewaltigungsprozess her kannte. Ihre Worte prägten sich mir unauslöschlich ein: »Wir lassen die gegen Sie gerichteten Beschuldigungen fallen, aber«, und hier legte sie eine bedeutsame kleine Pause ein, »Sie müssen mit Ihren Schmerzen zu leben lernen.«

Mit den Schmerzen leben lernen. Das war der Wendepunkt, da fügte sich alles zusammen. Sie hatte nichts von Überwinden und Neubeginn gesagt. Mit dem Schmerz leben. So einfach.

In diesem Augenblick wurde mir klar, dass ich nicht mehr weglaufen konnte und dass der Weg der Betäubung und des Ausweichens und des geringsten Widerstands letztlich destruktiver war als die Alternative, mich den Schmerzen der Vergangenheit zu stellen. Es war an der Zeit, die Waffen zu strecken und den immer dicker gewordenen Panzer abzulegen. Nur so würde ich Selbstmitgefühl und Widerstandskraft entwickeln, um die Heilung zu erhalten, die mir wirklich zustand.

Das fehlende Puzzleteil – der Körper

Bis dahin hatten meine Genesungsbemühungen darin bestanden, dass ich hinter geschlossenen Türen zugeknöpften Therapeuten gegenübersaß, die unbedingt wollten, dass ich mir alle quälenden Augenblicke meiner gut zwanzig Traumajahre in Erinnerung rief und noch einmal durchspielte. »Konfrontative Therapie« nannten sie das, alles musste minutiös erinnert und aufgewärmt werden. Wir redeten bis zum Abwinken und blieben immer auf der Überholspur der Story, Gedanken, Bedeutungen und Erkenntnisse. Nur selten wurden wir mal langsam genug, dass auch Gefühle auftauchen konnten. Mein Körper fühlte sich die ganze Zeit wie eine Tretmine an, die bei der geringsten Belastung in die Luft gehen würde. Traten belastende Gefühle auf oder empfand ich sogar Missbehagen, waren meine Therapeuten sofort zur Stelle und forderten mich auf, an »etwas Positives« zu denken. Doch dadurch wurde die Ladung nicht entschärft.

Meine Therapeuten hatten die besten Absichten, aber wenn die Sitzungen zu Ende waren, fühlte ich mich reservierter, angespannter und hoffnungsloser als zuvor. Je mehr ich redete, desto weniger kam ich in Fluss. Ich bekam nichts an die Hand, womit ich irgendetwas gegen das überwältigende Unbehagen meines Körpers hätte tun können. Wut, Trauer, Angst, Enge, Dissoziation und so weiter blieben einfach unbearbeitet, und zur Überbrückung gab es einen Medikamentencocktail, den man mir aufgrund meiner vielen Diagnosen verordnete. Aufmerksamkeitsdefizit-/Hyperaktivitätsstörung (ADHS), Angststörung, Depression, posttraumatische Belastungsstörung (PTBS) und dergleichen. Es war ein Teufelskreis, und ich begann, an der Medizin und auch an mir selbst zu zweifeln. Es musste sich etwas ändern. So viel war klar.

Die heilsame Erfahrung in der Ausnüchterungszelle hatte ich noch in lebhafter Erinnerung, und so fasste ich den Entschluss, meine Genesung selbst in die Hand zu nehmen. Ich machte mich daran, die Spuren, die meine Traumata hinterlassen hatten, zu erforschen. Schon bald stieß ich auf überzeugende, in der Mainstream-Medizin wenig beachtete Indizien dafür, dass man zur Heilung erst einmal aus dem Kopf und der Story in den Körper gelangen muss. Das war für mich quasi eine Revolution. Hieß das etwa, dass es gar nicht ums *Reden*, sondern ums *Fühlen* ging? Die

Forschung befasst sich schon seit Jahrzehnten mit Traumatisierung und ihren Folgen, und ich konzentrierte mich auf drei Ansätze, die mir bedeutsam erschienen:

- Als Trauma definiert man ein Erlebnis, das so überwältigend ist, dass das Nervensystem damit nicht zurechtkommt. Im Anschluss an ein Trauma kann das Nervensystem in einem Schutzmechanismus (Kampf, Flucht, Abschalten, Erstarren oder Beschwichtigen) gefangen bleiben, der unser Leben, unsere Beziehungen und unsere Gesundheit noch weiter schädigt.
- Das Nervensystem arbeitet nicht mit Gedanken, Wörtern oder Kognition, sondern agiert über das somatische (körperorientierte) Erleben von Gefühlen, Empfindungen und Emotionen. Dabei handelt es sich um eine Sprache, die in der herkömmlichen Therapie kaum je ernsthaft thematisiert wurde.
- Beim Menschen spricht man von einer Orientierung »von unten nach oben«, weil 80 Prozent der über den Vagusnerv (unseren Informations-Superhighway) vermittelten Impulse und Signale vom Körper zum Gehirn verlaufen und nur 20 Prozent die umgekehrte Richtung nehmen. Vereinfachend gesagt hat Ihr Körper sehr viel mehr zu melden, wenn es darum geht, wie Sie in der Welt auftreten. Deshalb hat mir das Reden und der Aufbau eines »positiven Mindsets« nicht viel gebracht, als ich versuchte, mich aus Angst, Depression und Kummer zu befreien. Das geht nur übers *Fühlen*.

Unterm Strich fand ich also heraus, dass ein Trauma nicht durch das traumatische Ereignis selbst entsteht, sondern durch den Impuls des Nervensystems, jene Reaktionen unbewusst zu wiederholen, derer es sich seinerzeit bediente, um das Ereignis zu überleben. Bei manchen Menschen äußert sich das in Rückzug (Abschalten) oder Weglaufen (Flucht), wenn Konflikte auftauchen. Andere neigen zum Beschwichtigen und verzichten darauf, dass ihre Wünsche oder Grenzen geachtet werden. Wieder andere gehen in die Luft (Kampf), wenn die Dinge ihrer Kontrolle entgleiten. Viele von uns zeigen mehrere dieser Reaktionsweisen und wir lassen uns von ihnen beherrschen. Es handelt sich um Überlebens- oder Bewältigungsmechanismen, die über den Moment ihrer Nützlichkeit hinaus aktiv bleiben.

Im Zuge meiner Recherchen tauchte ich tief in Peter Levines Arbeit ein, die mich in die Welt des somatischen oder körperorientierten Heilens einführte. In den 1970er-Jahren führte Levine wegweisende Beobachtungen an wild lebenden Tieren durch, die ihn zu einer faszinierenden Frage führten: Weshalb erleiden Tiere der Wildnis, die immer wieder lebensbedrohlichen Situationen ausgesetzt sind, kaum je ein Trauma? Er fand heraus, dass Wildtiere auf bedrohliche Situationen mit körperlichen Instinktreaktionen (Schütteln, Zittern, Knurren, Totstellen usw.) reagieren. So ist es ihnen möglich, die hohe Energiedichte (Adrenalin), mit der das Nervensystem auf Bedrohungen reagiert, zu verarbeiten, zu neutralisieren und durch Entladung zu zerstreuen. Levine kam zu dem Schluss, dass die Reaktionen des menschlichen Nervensystems mit denen des tierischen Nervensystems zwar annähernd identisch sind (weil beide Gehirne wie Säugetier- und Reptiliengehirne aufgebaut sind, worauf wir noch im Einzelnen zurückkommen werden), die menschlichen Instinktimpulse jedoch vielfach unterbrochen oder durch den menschlichen Neocortex, unseren rationalen Verstand, außer Kraft gesetzt oder überschrieben werden.

DIE URSPRÜNGE DES SOMATIC EXPERIENCING

Somatic Experiencing entstand in den 1970er-Jahren und gilt als revolutionäre Therapiemethode bei Traumata, die ehemals als Randgebiet betrachtet wurde. Passenderweise wurde die Methode im kalifornischen Berkeley entwickelt, das damals als Zentrum von Progressivität und intellektueller Wissbegier galt. Dieser Ruf machte Berkeley zum perfekten Wirkungsort für Peter Levine, um mit seinen bahnbrechenden Forschungen zu den Auswirkungen von Traumata auf Körper und Bewusstsein zu beginnen. Er besaß Doktortitel in den Fächern Biophysik (University of California in Berkeley) und Psychologie (International University Los Angeles), und Antrieb waren ihm dabei sein persönliches Schicksal, seine private Arbeit mit Trauma-Überlebenden und seine Beobachtungen zur Verhaltensnormalisierung nach lebensbedrohlichen Situationen bei Wildtieren. Er gelangte zu dem Schluss, dass Gesprächstherapie zur Auflösung von Traumata von begrenztem Nutzen ist, weil sie die aufgestaute Erregungsenergie nicht durchgreifend ableitet, weshalb die ausgeschütteten Stresshormone in Körper und Nervensystem wirksam bleiben.

Als Levine beobachtete, dass Wildtiere offenbar in der Lage sind, die Erregung »abzuschütteln«, stellte er sich die Frage, wieso Menschen im Gegensatz zu diesen Tieren in ihrem Trauma gefangen bleiben. Seine Forschungen bilden die Basis des heutigen Somatic Experiencing. Er schrieb dazu: »Ein Mensch muss nach einer Bedrohungssituation die gesamte mobilisierte Energie entladen, um die Situation zu bewältigen, oder er wird ein Traumaopfer. Die übrige Energie geht nicht einfach von selbst weg, sondern bleibt im Körper wirksam und erzwingt die Bildung aller möglichen Symptome, zum Beispiel Angst, Depression, psychosomatische Symptome und Verhaltensprobleme. Solche Symptome sind Abbild des Bemühens eines Organismus (Körpers), die nicht entladene Restenergie unter Kontrolle zu halten.«

In der Folge stützte sich Levine hauptsächlich auf seine Naturbeobachtungen und verknüpfte sie mit der von seinem Freund und Kollegen Stephen Porges entwickelten wissenschaftlich fundierten Polyvagal-Theorie. 1990 machten Levine und Porges schließlich die Körperpsychotherapie zum festen Bestandteil ihres Vorgehens. Heute sind über 60 000 Therapeuten in über 45 Ländern in Levines wegweisender Somatic-Experiencing-Methode der körperzentrierten Traumabewältigung ausgebildet und praktizieren sie. Seine visionäre Arbeit findet überall auf der Welt größten Anklang, und er hat dafür einige der höchsten Auszeichnungen der renommiertesten medizinischen Einrichtungen und Organisationen erhalten, darunter den Psychotherapy Networker Lifetime Achievement Award 2020. Levine widmete dieser Ehrung einige anrührende Gedanken, die er in einem Artikel des *International Body Psychotherapy Journal* formulierte: »Da ich diese Auszeichnung nicht von Vertretern der körperzentrierten Arbeit erhalte, sondern von solchen der traditionellen Gesprächstherapie, kann ich sicher sein, dass dieser Ansatz jetzt kein Flaschengeist mehr ist, keine Randerscheinung. Körperpsychotherapie gehört von jetzt an zum Mainstream. Denn, um es zu wiederholen, was ich Ende der Sechziger- und Anfang der Siebzigerjahre entdeckt habe, macht erkennbar, dass Trauma nicht nur das Gehirn affiziert (…) sondern in erster Linie den Körper.«[1]

Zusammenfassend lässt sich also sagen: Wenn diese Überlebenshormone nicht abgebaut werden, können sie in Gehirn und Körper krankhafte Erscheinungen auslösen. Erschwerend kommt für uns Menschen hinzu, dass wir als einzige Spezies einen in bewusste und unbewusste Anteile aufgeteilten Bewusstseinsraum haben. Dadurch kommt es immer wieder vor, dass wir zu sehr »im Kopf« sind, also uns zu sehr im bewussten Teil unseres Geistes aufhalten und unsere Gefühle interpretieren, statt sie einfach zu fühlen und dadurch zu verarbeiten, damit die zugehörige Überlebensenergie (Adrenalin) zum Ausdruck gebracht und aus dem Körper entfernt werden kann. Führen wir uns das an einigen Beispielen vor Augen: Wir spielen unseren Frust oder Ärger (Kampfbereitschaft) herunter, um ein netter Mensch zu sein und den Frieden zu wahren. Wir unterdrücken Furcht und Angst, um ganz ruhig zu wirken. Wir halten unsere Tränen zurück und schlucken sie hinunter, weil wir »positiv« bleiben wollen. Wir scrollen uns durch irgendwelche Kanäle oder lenken uns sonst irgendwie ab, um unsere bedrückenden Gefühle loszuwerden.

Die körperzentrierte Sicht leuchtete mir so viel mehr ein: es fühlen, um es zu heilen. Kein Wunder, dass die Erinnerungsarbeit wenig oder nichts bei mir bewirkte. Ich war meinem Körper wirklich dankbar dafür, dass er es geschafft hatte, mich durch all die Traumaphasen am Leben zu halten – aber ich hatte einfach genug vom Überlebensmodus.

In der Zeit meiner Forschungen und Entdeckungen reifte in mir der Entschluss, mich ganz auf den somatischen Ansatz der körperorientierten Heilung zu verlegen. Danach dauerte es nicht lange, bis die lange Liste der von meinen Therapeuten ermittelten »Diagnosen« wie von Zauberhand von mir genommen wurde und verschwand – die lähmenden Panikattacken, die Selbstmordgedanken, sogar meine Neigung zu Beziehungen, in denen es Co-Abhängigkeit und Misshandlung gab. In den darauffolgenden Monaten konnte ich alle meine Medikamente entsorgen. Meine Rückkehr in den Körper und seine natürliche Weisheit söhnten mich auch mit den finstersten Gefühlen aus. Ich spürte, dass etwas wieder heil werden wollte, und fand zurück zu der Britt, die ich gewesen war, bevor Schmerz und Panzer mich zu einer anderen gemacht hatten.

Heute, über zehn Jahre später, praktiziere ich selbst das Somatic Experiencing und kläre über Trauma und seine Auswirkungen auf. Das ist jetzt meine Berufung, die es mir ermöglicht, unzählige Trauma-Überlebende in aller Welt auf den Weg der Genesung zu führen.

Eine traumainformierte Welt

Bevor wir uns einer Art Übersichtsplan der körperorientierten Heilung zuwenden, müssen wir uns fragen, wie wir in diese Kultur des bloßen Überlebens und der Ratlosigkeit geraten sind, in der wir derzeit leben.

Die Zunahme chronischer, körperlicher und psychischer Erkrankungen lässt sich auf einen einzigen Umstand zurückführen, nämlich dass wir uns eine Welt geschaffen haben, in der unser Nervensystem nicht leben mag. Zur Veranschaulichung: Unser Nervensystem ist wie eine Art Überwachungskamera, die im Unterbewusstsein ständig aktiv ist, um immer rechtzeitig vor allem warnen zu können, was sie als nicht geheuer wahrnimmt. Sobald etwas als bedrohlich empfunden wird, schaltet das Nervensystem auf Überleben um: Kampf, Flucht, Abschalten, Erstarren oder Beschwichtigen. Zugleich werden Stress- beziehungsweise Überlebenshormone in großen Mengen im ganzen Körper ausgeschüttet, um uns auf einen möglichen Kampf vorzubereiten. Da jetzt das Überleben oberste Priorität hat, müssen alle anderen Systeme des Gehirns und Körpers (Immunsystem, Verdauungssystem, Muskel-Skelett-System, Hormonsystem) in Wartestellung versetzt werden, damit das Nervensystem optimal arbeiten kann.

Bleibt das Bedrohungsgefühl über die eigentliche Gefahrensituation hinaus bestehen, friert das Nervensystem gleichsam im Überlebensmodus ein. Das wiederum schadet der körperlichen und geistigen Gesundheit, wodurch noch mehr Stresshormone ausgeschüttet werden. Es ist ein Teufelskreis, der nur schwer zu durchbrechen ist und dem viele in dieser modernen Welt ausgesetzt sind. Ich spreche von belastenden Dingen wie:

- Der gesellschaftliche Druck, mehr zu tun, mehr zu produzieren und mehr Erfolg anzustreben, der bis zum Burnout führen kann.
- Das polarisierende politische Klima, in dem wir leben.
- Die von volatilen Märkten geschürten Befürchtungen.
- Die Urteile, mit denen zu rechnen ist, wenn man Gefühle zum Ausdruck bringt oder sich schutzbedürftig zeigt.
- Die Umweltgifte in Nahrung, Luft, Wasser und so weiter, denen unser Körper ausgesetzt ist.
- Die ständige Bombardierung mit Katastrophenmeldungen und sonstigen Nachrichten aus aller Welt.
- Die Gewissensbisse, die uns plagen, wenn wir Grenzen setzen und in unserem eigenen Interesse handeln.
- Technische Gerätschaften, die eine Auseinandersetzung mit uns selbst und der Gegenwart verhindern.

Scheinbar überall lauern Gefahren, und dann fragen wir uns, weshalb wir krank sind. Wie also können wir aus dem Überlebensmodus herausgelangen? Die Landkarte der körperorientierten Heilung wird Sie umfassend informieren, aber hier erst einmal ein paar einfache grundsätzliche Maßnahmen:

1. Machen Sie langsamer.
2. Gehen Sie in Ihren Körper.
3. Seien Sie präsent.

4. Machen Sie sich klar, was nervig und blöd ist, und aalen Sie sich in dem, was gut ist (beziehungsweise »schimmert«, wie wir es nennen).
5. Legen Sie mehr Nachdruck auf das, was Sie tatsächlich steuern und bewegen können.
6. Finden Sie heraus, was Ihrer Selbstregulierung dient: Natur, Verbundenheit mit anderen, Bewegung, Ausdruck, Spiel und so weiter.

Es geht nicht darum, Bedrohungen auszuschalten. Das ist unmöglich, besonders in unserer heutigen Welt. Vielmehr geht es darum, in allem Wirrwarr trotzdem zu gedeihen, durch das Chaos zu steuern und trotz aller Gefahren in Sicherheit zu sein.

Was ist ihr passiert?

Als ich aufwachte, stand auch schon ein Arzt an meinem Bett. »Brittany, Sie sind im Krankenhaus. Sie sind letzte Nacht mit einer Alkoholvergiftung eingeliefert worden, 3,8 Promille. Dass Sie noch leben, darf man als Wunder bezeichnen.«

Rekapitulieren wir: 2007 war ich aus dem Mittleren Westen nach New York gezogen, um ein Studium zu beginnen. Ich hatte ein Stipendium als Lacrosse-Spielerin bekommen, und nach außen hin sah alles richtig gut aus. Aber unter meiner Maske war ich ein schwer belastetes Mädchen, das den Kummer über den drei Jahre zurückliegenden Verlust seines Bruders und besten Freundes vor seinen Freunden und dem neuen Team verbarg.

Ich wollte unbedingt den Neuanfang an einem neuen Ort, ich wollte kein Mitleid mehr, ich wollte nicht, dass mich alle ängstlich schonten, weil ich noch »in Trauer« war. Ich hielt den Schmerz unter Verschluss und trank. Aber die Traurigkeit nahm zu und wurde unerträglich und ließ sich schließlich nicht mehr überspielen. Mein Alkoholkonsum stieg immer weiter und wurde schließlich so destruktiv, dass ich in jener Schicksalsnacht wirklich beinahe gestorben wäre.

Was mir siebzehn Jahre später noch ganz deutlich vor Augen steht, ist nicht der Albtraum des Aufwachens in dieser Klinik, sondern die darauffolgende quälende Reaktion meiner Trainerinnen und Teamkolleginnen. Ich habe noch in lebhafter Erinnerung, wie ich in einem fensterlosen Büro im Untergeschoss des Sportzentrums saß und mir eine der Trainerinnen ihre ganze Wut und Verachtung entgegenschleuderte. Sie stand unmittelbar vor mir und schrie mir direkt ins Gesicht. Noch jetzt spüre ich den heißen Atem und den Sprühregen ihrer feuchten Aussprache. Höre die Flüche und die schrecklichen Ausdrücke.

Ihre Worte brannten sich mir förmlich ein: Ich sei eine Schande für das ganze Team. Ich hätte ihnen den Ruf als Uni mit dem landesweit höchsten Notendurchschnitt versaut, ganz zu schweigen von der Auszeichnung für besondere Leistungen. Das Renommee der Hochschule war besudelt. Mir wurde bewusst, dass unser Status wichtiger als mein persönliches Wohlergehen war. Meine Gesundheit stand hinter dem öffentlichen Image zurück. Es spielte keine Rolle, dass ich noch trauerte und in mir ein unerträgliches Gefühlschaos tobte. »Wir haben alle eine Vergangenheit. Sieh zu, dass du sie bewältigst.« Mehr Beachtung gab es für mein Trauma nicht.

Die Botschaft war unmissverständlich: Ich war im Team nicht länger erwünscht. Meine Trainerinnen brauchten nur ungefähr eine Woche, um mich zu so etwas wie einer Geächteten zu machen, meine Teamkameradinnen gegen mich aufzubringen, mir Strafen aufzuerlegen und mich schließlich auszustoßen. Mit den stundenlangen Sprints vor Sonnenaufgang als Strafe kam ich zurecht, aber was ich überhaupt nicht aushielt, waren die endlosen Sprints, zu denen das ganze Team gezwungen wurde, während ich von der Tribüne zusah. Es waren so gewaltsame Sprinteinheiten, dass am Ende der Strecke Mülltonnen aufgestellt wurden, in die sich meine Teamkolleginnen übergeben konnten. Bei jedem Schrillen der Pfeife zuckte ich zusammen und vergoss Tränen, während meine früheren Freundinnen, die mir immer die Stange gehalten hatten, mich jetzt wütend und hasserfüllt anfunkelten.

Im November schließlich musste ich die Schule verlassen und hinterließ nichts als zerbrochene Freundschaften und Erinnerungen. Fünf Jahre später stand ich auf einem Podium vor akademischem Publikum und erzählte von meinem Leben, von meinem Heilungsweg, von falschen Vorstellungen und Einschätzungen im Zusammenhang mit Trauma und Genesung. Vor allem sprach ich darüber, wie wir zusammen eine Welt schaffen können, die besser über Traumata informiert ist. In der die Leiden der Menschen nicht mehr als Last empfunden werden und wo wir nicht mehr fragen: »Was ist denn mit der/dem/denen los?«, sondern wissen möchten, was ihnen passiert ist. Eine Welt, in der das Wohlergehen über dem Image steht. Im Nachhinein wünsche ich mir, ich hätte als Achtzehnjährige gewusst, was aus meinen Schmerzen und Schwierigkeiten erwachsen würde.

Ein Zeitalter der Abkoppelung

Dieses Buch erscheint in einer Art Wendezeit. Wie die Jedi-Ritter haben wir uns eingebildet, wir könnten uns über unsere Gefühle erheben. Aber es handelt sich um schlichtes Vermeidungsverhalten, um emotionale Ausweichmanöver, die uns erlauben, unsere seelischen Verletzungen zu verleugnen. Doch sie verfolgen uns und hindern uns am Weiterkommen. Wir haben das Fühlen durch zergliederndes Denken ersetzt, wir übertönen unser Unbehagen und all die unbequemen Gefühle mit gut gemeinter Achtsamkeitspraxis, Meditation und einer verlogenen positiven Haltung. Wir bekennen uns zu einer destruktiven Kultur der Unterdrückung von Gefühlen, in der wir uns besinnungslos allem verschreiben, was Ablenkung verspricht und uns in der willkommenen Entfremdung vom Körper hält – wie beispielsweise das suchtähnliche Anhäufen von immer mehr Überstunden und das ziellose Herumwischen auf unserem Handy. Selbst unsere Bemühungen, etwas gegen unsere psychischen Probleme zu unternehmen, berücksichtigen nicht die Verbindung von Körper und Geist und die dem Körper innewohnende überlegene Weisheit.

Kurzum, da haben wir uns etwas eingebrockt. Über die sozialen Medien haben wir unmittelbar Zugriff auf die Leiden in der Welt, die uns in unvorstellbarer und nie da gewesener Detailtreue vor Augen geführt werden. Körper und Geist sind aber nicht für diese Wucht gerüstet. Sie verfügen noch nicht über die Mittel, um sich gegen diese emotionale Belastung zu behaupten.

Insbesondere die jüngere Generation hat mit nie da gewesenen Problemen zu kämpfen. Bei immer mehr Kids werden ADHS, Depressionen und Angststörungen diagnostiziert. Die Generation Z der zwischen 1997 und 2012 Geborenen wird von den Centers for Disease Control and Prevention (CDC) als »einsamste Generation« der Menschheitsgeschichte bezeichnet.[2] Wir starren entgeistert auf die Statistiken und fragen uns: »Was ist nur los mit dieser Generation?«, bedenken aber nicht, in welchem Umfeld die jungen Leute leben. Dabei handelt es sich nämlich um eine Welt, in der wir nicht mehr verbunden sind, weder mit uns selbst noch mit anderen noch mit der Welt an sich. Es ist vergleichbar mit Fischen, die krank werden, weil ihr Aquarium verschmutzt ist. Die Süchte und Krankheiten unserer Kinder sind einfach eine natürliche Reaktion auf ein unnatürliches Umfeld, das dem Denken huldigt, aber der Urintelligenz des Körpers keine Beachtung mehr schenkt.

Und dann kam auch noch COVID-19. Bis dahin war es uns gelungen, unser Unbehagen zu verdrängen oder uns schlichtweg darüber hinwegzusetzen. Sicher, die Pandemie hat ebenfalls zu Traumata geführt, aber Quarantäne und Isolation haben auch die Gelegenheit geboten, uns den Traumata, vor denen wir immer weggelaufen waren, einfach mal zu stellen – vergleichbar mit meiner Erfahrung in der Ausnüchterungszelle. Viele der sonst ständig verfügbaren Ablenkungen waren uns jetzt verschlossen, zum Beispiel Büroarbeit bis spät in die Nacht oder gesellige Treffen, bei denen getrunken wurde, um die raue Wirklichkeit zu vergessen. Das Chaos bot keinerlei Halt mehr. Rückhalt gab es dagegen online, wo die Botschaft war, dass es vollkommen in Ordnung ist, neben der Kappe zu sein. Es herrschte Übereinstimmung darüber, dass diese Welt irgendwie wehtut und jeder sein Päckchen, seine unsichtbaren Verletzungen zu tragen hat.

Ich fand diesen Perspektivwechsel toll. Mir ist ein Gespräch, das ich 2016 mit einer Kollegin geführt habe, noch lebhaft gegenwärtig. Wir plauderten beim Kaffee, und ich vertraute ihr an, dass ich öffentlich gern mehr über das Thema Trauma sprechen würde. Sie erwiderte: »Da kannst du deine Karriereträume ja gleich begraben. Trauma ist kein sexy Thema. Das wollen die Leute nicht hören.«

Damals mag es tatsächlich so gewesen sein; Trauma war irgendwie »zu viel« oder »zu heftig« für die breite Öffentlichkeit. Die Leute hatten einfach nicht die Kapazität oder die Geduld, sich mit Realitäten dieser Art auseinanderzusetzen. Aber während der COVID-19-Pandemie begann sich eine globale Heilungsbewegung herauszuschälen. Darauf hatte ich schon lange gehofft. Ich wünschte mir, das konventionelle Denken würde auf den Kopf gestellt, damit es zu einem aufgeklärten und natürlichen Umgang mit dem Thema Traumaheilung kommen konnte.

Ich glaube sagen zu können, dass wir jetzt eine globale Heilungsbewegung erleben. In den virtuellen und realen Wartezimmern unserer Therapeuten und Fachleute sehe ich mehr Hilfesuchende als je zuvor. Soziale Medien wie Instagram und TikTok sind die neuesten Community-Foren für eine vielschichtige Auseinandersetzung mit der Frage der Traumaheilung. Einige Bücher zum Thema Traumaheilung durch den Körper, beispielsweise *Das*

Trauma in dir: Wie der Körper den Schrecken festhält und wie wir heilen können von Bessel van der Kolk (Originalausgabe 2014), schafften es sogar auf die Bestsellerlisten. Das Paradigma der modernen Therapie wandelt sich vor unseren Augen.

Heilung vom Körper aus

Früher hieß es, Trauma sei als Thema nicht »sexy« genug, aber inzwischen ist es fast schon »zu sexy«, zu trendig. Eine Studie aus dem Jahr 2022 vermerkt, das Wort »Trauma« sei in den Zehnerjahren des neuen Jahrtausends zwanzigmal häufiger in Artikeln psychologischer Fachzeitschriften vorgekommen als noch in den 1970er-Jahren. Das wirkte wie ein Vergrößerungsglas, sodass es jetzt immer mehr Traumaheilungsbücher von Wissenschaftlern, Ärzten und psychologischen Fachleuten gibt. Die bieten zwar Aufklärung und Information, aber die meisten haben eher Lehrbuchcharakter und bleiben beim inzwischen überholten Behandlungsstandard: Gesprächstherapie, Medikamente und Symptommanagement.

Beim therapeutischen Modell der Erinnerungsarbeit und des konfrontativen Vorgehens (auf das ich im nächsten Kapitel eingehen werde) wirkt sich besonders nachteilig aus, dass die meisten Mediziner annehmen, es gehe bei einem Trauma um das Ereignis selbst, und darum müsse man tief in die Vorkommnisse eintauchen und all das Belastende haarklein zerpflücken. Die Erfahrung zeigt aber, dass dieses Vorgehen, das desensibilisierend wirken soll, die Symptome eher verschlimmert und unser Nervensystem nur noch weiter überlastet, bis wir praktisch gezwungen sind, abzuschalten.[3] In diese Verfassung geraten wir erst dann, wenn das Nervensystem völlig überfordert ist und alle anderen Möglichkeiten ausgeschöpft hat. Dann sind wir in unserem Überlebensmodus, in dem das Schmerzempfinden betäubt ist – aber betäubt und geheilt sind nicht dasselbe. Äußerlich scheint es uns dann besser zu gehen (weniger Wut oder Angst beispielsweise), aber innerlich überschwemmen uns nach wie vor die Überlebenshormone, die erst abgebaut werden können, wenn die Dinge gefühlt und erlebt worden sind.

»Desensibilisieren« heißt ja, dass wir uns von unserer Sensibilität und damit letztlich von unserem Empfinden abwenden. Nun ist das Empfinden aber die erste Sprache des Nervensystems und unabdingbar, wenn Heilung auch nur angebahnt werden soll. So sagt Peter Levine: »Das Trauma besteht nicht im Ereignis, es liegt im Nervensystem.«

Deswegen suchen mich viele meiner Klienten nach jahrelangem Verharren im Überlebensmodus auf. Sie haben keine Heilungsbemühungen gescheut, kommen aber mit ihren höchst hinderlichen Gefühlen einfach nicht weiter. Der ewige Kreislauf von häufig mit Co-Abhängigkeit verbundenen Therapiesitzungen, Medikamenten und täglichem Zurechtkommen ist ihnen nur allzu vertraut geworden. Eine Klientin erzählte, es ziehe sie nach der Therapie immer gleich in die Kneipe, so fertig, überdreht und retraumatisiert sei sie vom ständigen Aufwärmen ihres Traumas. Das konnte ich nur allzu gut nachvollziehen. Selbst nach Jahren der Therapie in der Obhut wohlmeinender Profis betrank ich mich immer noch und traf Entscheidungen, die überhaupt nicht gut für mich waren. Wie bei so vielen meiner Klienten, die ich begleitet habe, war das Sprechen über mein Trauma nichts, was mir den Zugang zur Heilung öffnete, sondern eher etwas, was diesen Zugang versperrte.

Wie also weiter? Der angesehene Traumaexperte Gabor Maté gibt dazu folgende Anregung: »Trauma ist nicht das, was dir widerfährt (also das Ereignis selbst), Trauma geschieht vielmehr in dir, und zwar als *Folge* dessen, was dir widerfahren ist.« Weil Trauma zuerst im Körper erlebt und gespeichert wird, sollte auch dort die Heilung ansetzen.

Da es inzwischen immer mehr Studien zu diesem Thema gibt, wird der schon seit Jahrzehnten bekannte somatische Heilungsansatz allmählich zum Mainstream. Dazu die folgende Aussage einer früheren somatischen Klientin: »Als diplomierte Therapeutin möchte ich sagen, dass ich meinen Beruf zwar wirklich liebe und vielen Menschen helfen konnte, aber dass die Gesprächstherapie beim Umgang mit Traumata nicht das leistet, was man von ihr erwartet. Bei mir war es so, dass ich erst mein Nervensystem und seine Regulierung kennenlernen musste, bevor ich zurück ins Leben fand.«

HANNAHS GESCHICHTE

Kindheit und frühes Erwachsenenalter waren bei mir durch allerlei chronische Krankheiten seelischer und körperlicher Art geprägt. Ich ging jede Woche zur Gesprächstherapie, doch das führte zu nichts. Anfang zwanzig war ich Mutter geworden, und mit meiner Gesundheit ging es immer weiter bergab. Jeden Monat bekam ich neue Medikamente, die nichts brachten, und lebte wirklich ein Leben voller Schmerzen. Ich kam einfach nicht weiter. Doch ich hatte Glück, denn eine Freundin legte mir nahe, etwas für meine Nerven und damit für meine Genesung zu tun. Über meine Nerven hatte ich noch nie nachgedacht und besaß auch keinerlei Kenntnisse darüber. Also begann ich mich online über das Nervensystem und seine generelle Bedeutung für die Gesundheit und speziell für chronische Krankheiten zu informieren. Ziemlich schnell stieß ich auf Brittanys Namen. Ich sah mir ihre Videos an und wusste gleich: Das ist es, was mir endlich weiterhilft, und zwar nicht nur psychisch, sondern auch bei meinen chronischen Beschwerden. Bis dahin hatte ich den Großteil meines Lebens mit Gesprächstherapie zugebracht, aber die Gespräche drehten sich eigentlich nur noch im Kreis, und ich hatte nie das Gefühl, dass sich irgendetwas für mich änderte oder auch nur verschob. Am Ende jeder Sitzung fühlte ich mich mies.

Ich meldete mich für das Body-First-Healing-Programm (BFHP) an und bekomme bis heute Einzelsitzungen bei Brittany. BFHP brachte mir in ein paar Monaten mehr als all die Jahre Gesprächstherapie. Ich hatte so viele Diagnosen bekommen, dabei ging es eigentlich nur um ein falsch reguliertes Nervensystem und ein vielschichtiges Entwicklungstrauma, die es aufzulösen und abzubauen galt. Endlich hatte ich das Gefühl, dass ich die Dinge selbst in der Hand habe und es nicht einfach um eine psychische Störung geht, auf die ich eigentlich keinen Einfluss nehmen kann. Kaum hatte ich mich über Bau und Funktion des Nervensystems informiert, änderte sich mein ganzes Denken über meine psychischen und physischen Leiden.

Brittany hat mich und mein Nervensystem in den letzten beiden Jahren auf den Weg der somatischen Heilung geführt. Mit ihrer Hilfe konnte ich eine Menge von dem aufarbeiten, was mich seit meiner Kindheit begleitete und wovon ich nicht einmal wusste, dass es in mir wirksam war und sogar körperliche Erkrankungen hervorrief – chronische Schmerzen, Kopfweh und Magenbeschwerden. Die neue Klarheit in meinem Gefühlsleben, das Wissen darum, dass der Körper alles festhält, was ich erlebt habe, während ich ihn nie fühlen ließ, hat mein Leben von Grund auf geändert. Ich bin jetzt dabei, meinen Körper bewusster wahrzunehmen und mir so klarzumachen, wo in diesem Körper ich Gefühle und Erfahrungen wahrnehme. So befreie ich mich nach und nach von körperlichen und seelischen Schmerzen und erlebe dabei, wie die Selbstregulation immer besser funktioniert und mich gelassener macht. Ich durchmesse mein Leben zunehmend mit einem starken und sattelfesten Nervensystem.

Ich bin so erleichtert, im Internet auf Brittany gestoßen zu sein, denn ich bin mir sicher, dass ihr Wissen, ihre Lehrtätigkeit und ihre Leidenschaft für das Nervensystem für viele etwas bewegen können, so wie sie für mich viel bewegt haben. Zum Glück bin ich diesem System, das mir nie etwas gebracht hat, entkommen. Stattdessen konnte ich mich in meinem eigenen Körper umsehen und dadurch Heilung finden. Dieses so entscheidende Vorgehen versuche ich auch meinen Kindern zu vermitteln, damit sich in ihrem Leben nichts von dem wiederholt, was über so viele Jahre mein Leben geprägt hat.

Somatic Experiencing – die Basics

Beim Somatic Experiencing geht es grundsätzlich darum, mit dem körperlichen Erleben, den Empfindungen und Gefühlen, verbunden zu sein, statt ihnen auszuweichen oder sie zu unterdrücken. Wir wollen unseren Gefühlen Raum geben und ihnen nicht die Tür weisen. Warum ist das so wichtig? Dazu wollen wir zunächst den gern verwendeten Ausdruck »emotional aufgeladen« betrachten. Wussten Sie, dass Ihre Gefühlsregungen tatsächlich eine energetische Ladung haben?

Wenn Ihr Nervensystem etwas Bedrohliches wahrnimmt, geht es in Abwehrhaltung und leitet den Reaktionszyklus ein. Diese physiologische Reaktion soll unmittelbaren Schutz durch die Ausschüttung der mobilisierenden oder »geladenen« Stresshormone Adrenalin und Cortisol bieten und den Körper auf Kampf, Flucht, Abschalten, Erstarren oder Beschwichtigen einstimmen. Der Körper befindet sich dann im Überlebensmodus, der zwar kurzfristig Sinn macht, als längerfristige Maßnahme jedoch ungeeignet ist.

Unser Körper ist nicht dafür gebaut, dauerhaft in diesem Modus zu sein. Wenn wir diese Ladung ignorieren oder unterdrücken, setzt sie sich im Körper fest. Man kann sich das so vorstellen: Wenn wir unsere Gefühle oder unser Trauma zu unterdrücken versuchen, begraben wir sie gleichsam lebendig. Dadurch entsteht eine mit Stresshormonen vergiftete innere Atmosphäre, aus der eine große Anfälligkeit für chronische Beschwerden resultiert.

Ein gesunder Stressreaktionszyklus kann das Nervensystem in vier Schritten in seine Neutralstellung zurückversetzen:

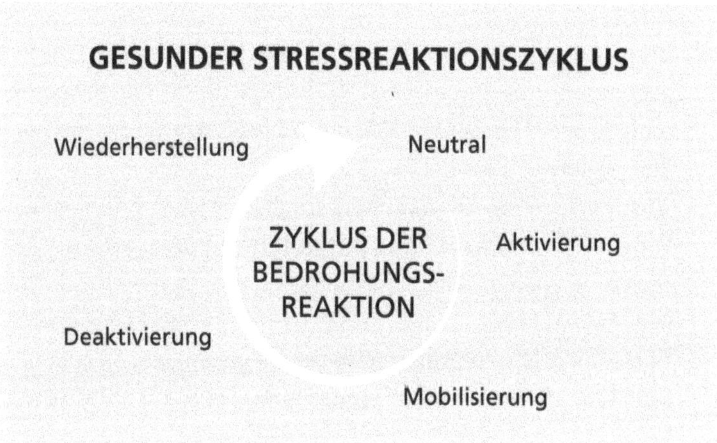

1. **Neutral:** In dieser Verfassung fühlen Sie sich sicher, eingebunden und wohl.
2. **Aktivierung:** Eine empfundene Gefahr ruft Ihr Nervensystem auf den Plan und versetzt es in den Abwehrmodus (Kampf, Flucht, Abschalten, Erstarren, Beschwichtigen). Die Stresshormone Adrenalin und Cortisol werden ausgeschüttet.
3. **Mobilisierung:** Wenn Sie dem natürlichen Impuls Ihres Nervensystems stattgeben können, entladen sich die Überlebenshormone anschließend und können den Körper verlassen.

4. **Deaktivierung:** An die Entladung schließt sich die natürliche Deaktivierung an.
5. **Wiederherstellung:** In dieser abschließenden Phase findet der Körper in sein wohliges Gleichmaß zurück und erreicht zuletzt wieder seine Neutralstellung.

Vereinfachend können wir auch von vier emotionalen Ereignissen sprechen:

1. **Entstehung:** Im Körper entsteht ein Gefühl, beispielsweise Angst.
2. **Empfindung:** Wir lassen das Gefühl zu und vermerken die begleitenden Empfindungen (z.B. Engegefühl in der Brust, beschleunigter Herzschlag, Wärmeempfindung in den Gliedmaßen, Zittern).
3. **Ausdruck:** Wenn wir dem körperlichen Erleben Raum geben, können Ausdrucksimpulse folgen (etwa indem wir Grenzen setzen, weggehen oder weglaufen, weinen, lachen, Erschütterung bekunden).
4. **Entladung:** Unsere Ausdrucksimpulse geben dem Körper Gelegenheit, die emotionale Ladung und damit auch die Stresshormone abzubauen.

Sehen wir uns anhand eines Beispiels an, wie dieser Reaktionszyklus im Alltag aussehen kann: Sie sind trällernd in Ihrem Wagen unterwegs, ganz im Hier und Jetzt und entspannt (1. Schritt, neutral). Dann hören Sie auf einmal Sirenen, die sich schnell von hinten nähern, und bemerken im Rückspiegel aufleuchtende Lichter. Sie schauen auf den Tacho und registrieren, dass Sie zu schnell fahren. Schreck und Panik befallen Sie. Werden Sie jetzt wohl herausgewunken? Sie stellen die Musik ab und umklammern das Lenkrad. Ihnen ist heiß, Sie schwitzen, Ihr Herz rast, und Sie behalten den

Rückspiegel genau im Auge (2. Schritt, Aktivierung). Sie wechseln schon mal auf die rechte Spur und verringern das Tempo. Sie halten die Luft an, und dann schießt der Polizeiwagen an Ihnen vorbei. Ihnen entfährt ein »Gott sei Dank!«, gefolgt von einem Schütteln der Hände und Arme. Vielleicht lachen Sie sogar und geben ein lautes »Puhhh!« von sich. Der stimmliche Ausdruck und die Bewegungen lassen Sie den Adrenalinschub voll und ganz erleben und ihm Ausdruck geben, sodass er dann wieder abklingen kann (3. Schritt, Mobilisierung) . Jetzt sind Sie wieder ganz im Hier und Jetzt, wechseln in Ihre Spur zurück und beruhigen sich. Ihr Puls verlangsamt sich, die Körpertemperatur fällt, die Muskeln lockern sich, und Sie machen die Musik wieder an (4. Schritt, Deaktivierung).

Das ist ein schönes Beispiel für die natürliche Fähigkeit Ihres Nervensystems, zwischen Aktivierung und Deaktivierung hin- und herzuschalten oder zu »pendeln«, wie wir auch sagen. (Mehr dazu im zweiten Teil dieses Buchs.) Dieser natürliche Zyklus wird unterbrochen, wenn wir Gefühle nicht zulassen und ihnen den Ausdruck verweigern. Er wird aber auch gestört, wenn das Erlebnis Sie überfordert oder überrascht oder zu schnell vor sich geht und Ihr Nervensystem deshalb nicht mithalten kann. In beiden Fällen bleiben wir im Stadium der Aktivierung und Mobilisierung stecken. Das war bei mir 2009 der Fall, als dieser fremde Mann nach dem Reifenwechsel über mich herfiel. Mein Nervensystem versuchte die ganze Zeit, aktiv zu bleiben und sich zu meinem Schutz zur Wehr zu setzen, doch der Mann überwältigte mich. So blieb die Überlebensenergie im Körper gespeichert, sodass ich in dieser Reaktion der Gegenwehr stecken geblieben bin. Nach diesem tätlichen Übergriff kamen Hass und blinde Wut in mir auf, die meiner sonst eher nachgiebigen Natur überhaupt nicht entsprachen. Ich kannte mich nicht mehr.

Das nahm 2011 eine plötzliche Wendung, als ich nach der Verurteilung meines Vergewaltigers zum Besäufnis mit einem Mann unterwegs war, der ebenfalls trank und sich trotzdem ans Steuer setzte. (Daran war, wie ich gern sage, klar zu erkennen, dass ich mich an einem Tiefpunkt in meinem Leben befand.) Er wurde herausgewunken und festgenommen, und danach versuchten die Polizisten mich vom Beifahrersitz zu hieven, um mich nach Hause zu bringen. Ich war aber so daneben, dass ich einen Flashback hatte und überzeugt war, dass sich gerade wieder ein fremder Mann über mich hermachte. Erneut lief das ganze Trauma in mir ab, aber diesmal kämpfte ich wie eine Furie, sodass der ursprünglich unterbrochene Reaktionszyklus abgeschlossen werden konnte. Und so kam ich in die Ausnüchterungszelle.

Meine Geschichte zeigt, dass es zu einer Persönlichkeitsveränderung kommen kann, wenn unser Nervensystem im Überlebens- und Abwehrmodus stecken bleibt. Anhand unserer Traumareaktion lassen sich fünf Persönlichkeitstypen unterscheiden. Ich spreche hier von »fünf Persönlichkeitssackgassen«. Später werden wir sie noch einzeln betrachten, an dieser Stelle liste ich sie nur auf:

1. **Kampf:** der Wüterich
2. **Flucht:** der Streber oder angstgetriebene Kämpfer
3. **Abschalten:** der antriebslose Introvertierte
4. **Erstarren:** einer, der es irgendwie durchsteht
5. **Beschwichtigen:** einer, der es allen recht machen will

Nach dem gewalttätigen Übergriff bin ich im Reaktions- beziehungsweise Persönlichkeitstyp »Kampf« stecken geblieben. Andere reagieren in so einem Fall vielleicht anders. Wenn wir das Nervensystem körperorientiert heilen und die chronische Stressenergie, die im Körper gebunden und gespeichert wurde, lösen, können wir ohne großen Aufwand zu unserem wiederhergestellten und regulierten wahren Ich zurückkehren.

Langsame und sanfte Selbstheilung im Hier und Jetzt

Das Somatic Experiencing ist keineswegs auf die Vergangenheit fixiert. Stattdessen geht es dabei um die Auswirkung eines zurückliegenden Traumas auf die Gegenwart. Wie bereits beschrieben ist mit Trauma nicht das traumatische Ereignis selbst gemeint, sondern vielmehr die Überlebensreaktion des Nervensystems.

Es geht aber nicht darum, Schmerzen zu vermeiden oder gering zu halten, denn Ausweichen ist nicht dasselbe wie Heilen. Stattdessen möchten wir Sie mit somatischen Verfahren und Praktiken ausrüsten, die Ihnen erlauben, das Unangenehme erst einmal zuzulassen und dann auf erträgliche Art und Weise zu verarbeiten. Wir schaffen in Ihrem Nervensystem mehr Raum für Wut, Scham, Angst und dergleichen, wozu mich auch damals diese Richterin ermutigt hat. Wir geben Ihrem Nervensystem Rückhalt, damit es resilienter werden kann und Sie nicht nur genesen, sondern auch im Alltag besser mit Stress und Schwierigkeiten umzugehen lernen.

Wie verschaffen wir unserem Nervensystem die Möglichkeit, sich selbst zu regulieren? Wir handeln nach dem Prinzip »Safety first« und sorgen erst einmal für das Gefühl, dass Ihr Körper sich zu helfen weiß und Sie in ihm sicher sind. Das erreichen wir, indem wir in Ihren Alltag mehr Wohlfühlelemente einbauen, sodass Ihr Nervensystem immer auf etwas zurückgreifen kann, wenn die Genesung und das Leben an sich Ihnen zu viel abzuverlangen scheinen. Und wenn Sie dann Boden unter den Füßen haben, können Sie damit anfangen, das eigentliche Trauma zu verarbeiten.

Es geht nicht darum, dass Sie sich ununterbrochen sicher fühlen sollen, denn es wird immer reale oder eingebildete Verunsicherung geben, sei es, dass jemand über uns urteilt oder sich etwas unserem Einfluss entzieht oder unser Vertrauen missbraucht wird. Verunsicherungen sind etwas ganz Normales, mit dem man immer rechnen muss. Sie sind ein fester Bestandteil des Lebens. Versuchen Sie also nicht, rund um die Uhr in Sicherheit zu sein, sondern stellen Sie sich lieber darauf ein, mit Verunsicherungen zu leben.

Wie Sie im zweiten Teil sehen werden, können Sie die sanften somatischen Praktiken für sich allein anwenden. Wirklich, Sie können Ihre inneren Hilfsmittel so einsetzen, dass Ihr Körper sich seinen natürlichen Anlagen entsprechend selbst zu heilen vermag. Es handelt sich um kleine, einfache Übungen, die sich mühelos in Ihren Alltag integrieren lassen und Ihnen wirklich Erleichterung verschaffen. Ihre Wirksamkeit summiert sich mit der Zeit und erhöht die Widerstandskraft Ihres Nervensystems in den unvermeidlichen Aktivierungsphasen.

Im Somatic Experiencing sind kleine, machbare Schritte in Richtung Heilung vorgesehen, was wir auch als »Titration« bezeichnen. Mit diesem aus der Chemie stammenden Begriff ist so etwas wie Verdünnung beziehungsweise schrittweise ansteigende Konzentration gemeint, wie wir sie beispielsweise bei Medikamenten anwenden können, um schädliche Nebenwirkungen möglichst gering zu halten. Das verschafft Ihrem Nervensystem die Möglichkeit, sich nach und nach auf verändernde Bedingungen einzustellen und sich immer besser selbst zu regulieren (oder aus seiner Starre zu lösen), ohne Sie zu überfordern oder Ihre Symptome zu verschlimmern. Es geht um so etwas wie Dehnübungen, die Sie nicht überstrecken und doch den Schutzpanzer lockern, was schließlich nachhaltige Heilung bewirkt. Das provisorische »Verpflastern« hat ausgedient.

Körperorientiertes Heilen folgt auch insofern dem Konzept der Titration, als die Einleitungskapitel dieses Buchs Sie in das wissenschaftliche Rahmenwerk einführen, während die mittleren Kapitel Sie mit den benötigten »Tools« ausstatten und die letzten Abschnitte Sie bestens mit dem körperorientierten Heilen vertraut machen. Dieses langsame und sichere Vorgehen ist der Grund dafür, dass manche Klienten am Ende des Weges über die Erneuerung ihres Lebens bass erstaunt sind und gleichzeitig versichern, sie hätten sich nie überfordert gefühlt.

Somatic Experiencing beweist, dass Traumatherapie nicht zwangsläufig bedeutet, dass man sich in der therapeutischen Praxis schluchzend auf dem Boden krümmen und das Trauma immer wieder durchleiden muss, um es zu »überwinden«. Das sollte vielmehr behutsam vonstattengehen und niemanden überfordern.

Das körperorientierte Heilen hat mir das Leben gerettet, als ich schon dachte, ich bekäme es nie wieder zurück. Es machte mich wieder zu einem vollständigen Menschen. Es schenkte mir Hoffnung, mitfühlendes Verständnis und die Mittel, um mich allem zu stellen, was noch kommen mochte. Es ist mir eine Freude, Sie dabei anleiten zu können, und ich bin überzeugt, dass der somatische Ansatz Ihnen in gleicher Weise dienen wird.

2

Traumaheilung »von oben« oder »von unten«

Wenn ich an mein jüngeres Ich denke, kann ich mit Bestimmtheit sagen, dass ich eine mittelmäßige Schülerin war, mit einem Notendurchschnitt zwischen Drei plus und Zwei minus. Ich ging nicht wirklich gern zur Schule, zumindest mochte ich das Lernen und Lesen nicht. Sport und geselliges Beisammensein, darin war ich gut. Das ergibt auch Sinn, denn wenn das Nervensystem im Überlebensmodus feststeckt (kämpfen oder flüchten oder sich vor eingebildeten Löwen verstecken), ist das Gehirn nicht wirklich zum Lernen bereit. Wenn die Amygdala (das Überlebensgehirn) die Führung übernimmt, wird der für das Denken und Lernen zuständige präfrontale Cortex gehemmt.

Das erklärte manches, zum Beispiel, weshalb ich im Unterricht meistens Löcher in die Luft starrte und immer woanders war, tagträumend und irgendwie von allem abgeschnitten. Die Zeilen verschwammen mir oft vor den Augen, wenn ich etwas Geschriebenes vor mir hatte, und dann musste ich ganze Absätze oder sogar Kapitel immer wieder lesen, bevor etwas hängen blieb. Oft funktionierte auch das nicht, sodass ich ein Meister im Schummeln wurde. Mein Gehirn war so vernebelt, dass ich mich fragte, ob ich eine Lernschwäche hatte wie mein älterer Bruder. Doch in Wirklichkeit lag bei mir nichts dergleichen vor und bei meinem Bruder vermutlich auch nicht. Meinem Gehirn war schlichtweg das bloße Überleben wichtiger. Viel später fand ich heraus, dass ich eigentlich mit Vergnügen lernte, wenn Gehirn und Körper nicht im Überlebensmodus feststeckten.

Vor allem recherchierte ich gern über Traumata und das, was wissenschaftlich dazu bekannt war. Ich war so versessen darauf, dass ich schließlich selbst eine Art Traumadozentin wurde, die für private und staatliche Organisationen in aller Welt Schulungen zur Neurobiologie von Traumata unter forensischen Gesichtspunkten durchführte. Das ist in Anbetracht meiner früheren Schulleistungen durchaus bemerkenswert. Selbst in meinen wildesten Unterrichts-Tagträumen hätte ich mir als Highschool-Mädchen nicht vorstellen können, dass ich einmal vor Publikum in militärischen Einrichtungen, im Justizministerium, in Fahndungseinrichtungen für Gewaltverbrechen, in internationalen Krisenzentren, in Hörsälen, Verwaltungseinrichtungen und andernorts über die verwickelten Einzelheiten des Traumageschehens sprechen würde – wie es sich in uns einnistet und wie es geheilt werden kann. Doch genau so war es.

Das ist der Anfang unserer Wegbeschreibung, die wissenschaftliche Sicht, die uns erkennbar und bewusst macht, inwiefern unser Verhalten, Denken und Fühlen unter Trauma-Gesichtspunkten als Selbstschutz und nicht als Selbstsabotage zu sehen ist – als etwas durch und durch Sinnvolles. Hier bestätigt die Wissenschaft uns, dass wir nicht defekt und reparaturbedürftig sind, und das Wissen darum befördert Mitgefühl, Akzeptanz und sogar Dankbarkeit für den Panzer, den wir zu tragen hatten. Selbstverurteilung, Scham und Verwirrung darüber, warum wir so sind, wie wir sind, werden nach und nach ersetzt. Wissen oder auch Kontextverständnis kann einiges ausrichten, wenn es um Heilung geht.

Der große Kuchen

Ich stelle mir Heilung oder Genesung gern als einen Kuchen vor, der in Stücke mit unterschiedlichen Bezeichnungen zerteilt wurde. Bei jedem ist der Kuchen anders geschnitten, denn was bei dem einen funktioniert, muss beim anderen nicht ebenfalls taugen. Gesprächstherapie ist ein solches Stück, Somatic Experiencing ein anderes. Und wieder ein anderes heißt Modell der inneren Familiensysteme (IFS) oder Neurofeedback oder EMDR (Eye Movement Desensitization and Reprocessing) und so weiter. Da ist eins nicht besser als das andere, sondern die meisten Heilansätze sind hochwirksam, wenn sie zur rechten Zeit, in der richtigen Weise beim richtigen Menschen angewendet werden. Damit möchte ich sagen, dass sie alle ihren Platz haben.

Im Übrigen werde ich nie behaupten, dass herkömmliche Gesprächstherapie für die Heilung eines Traumas nichts bringt oder sogar schadet. Vielmehr sind klares Erkennen und Verstehen, aber auch das Umformulieren der begleitenden Erzählungen außerordentlich wichtig für die Genesung, solange die Sinnforschung sich nicht über das hinwegsetzt, was der Körper mitzuteilen versucht. Leider ist es in der Traumatherapie so, dass uns die Medizin gern in eine bestimmte Ecke stellt.

Die Wegekarte der körperorientierten Heilung ist eng mit Levines Somatic Experiencing verflochten, wird Ihnen aber dennoch eine gewisse Methodenvielfalt nahebringen. Wir werden verschiedene Ansätze kennenlernen: So gehören Psychoedukation und Festhalte-Therapie zu den von oben nach unten vorgehenden Therapieformen, und in der Gegenrichtung werden wir Polyvagal-Theorie und Nervensystem-Regulation sowie Somatic Experiencing und somatische IFS-Therapie betrachten.

Heilansätze »von oben«

Wenn man über Heilansätze von oben und von unten spricht, meinen die meisten Leute, Heilung von oben gehe vom Gehirn aus und Heilung von unten vom Körper. Das ist zwar nicht ganz falsch, aber eigentlich geht es immer um die Gehirnregion, die im Rahmen der Therapie angepeilt wird.

Der gebräuchlichste Therapieansatz bei der Traumaheilung befürwortet ein Vorgehen vom höchsten Teil des Gehirns, dem Neocortex, aus, jenem Teil, dem wir das Sprechen und Denken zuordnen. Hier findet das logische rationale Denken statt und hier haben erzählbare Gedächtnisinhalte ihren Sitz. Manche sprechen auch vom bewussten kortikalen Gehirn. Das beim Körper ansetzende oder somatische Heilen indes ist überwiegend auf die darunterliegenden und unterbewussten Teile des Gehirns ausgerichtet, worauf wir noch eingehen werden.

Wie ich im vorigen Kapitel angesprochen habe, lassen die Forschungsergebnisse erkennen, dass eine auf Konfrontation oder Erinnerung ausgerichtete Therapie, die uns in die schmerzliche Vergangenheit zurückführt, die Symptome einer posttraumatischen Belastungsstörung eher verschlimmert. Der Grund dafür ist, dass beim erneuten Durchspielen eines traumatischen Erlebnisses die Amygdala, das Gefahren- oder Furchtzentrum unseres Gehirns, aktiviert wird. Sie setzt dann den präfrontalen Cortex außer Kraft, den denkenden, sprechenden, rationalen für Erinnerungen zuständigen Teil des Gehirns, der bei der Gesprächstherapie unbedingt benötigt wird. Zusammenfassend kann man daher sagen: Wenn die Traumatherapie bewirken soll, Sie aus einem Zustand chronischer Fehlregulation herauszuholen, der auf einem Steckenbleiben im Überlebensmodus beruht, dann kann das ständige Erinnern und Besprechen der Vergangenheit gerade das Gegenteil bewirken.

Viele meiner Klienten haben sich jahrelang solchen Konfrontations- und Erinnerungstherapien unterzogen und immer gehofft, sie würden damit etwas gegen ihr Trauma ausrichten. Leider ist es so, dass das Sprechen über das Erlebte für die allermeisten eher beklemmend, entmutigend oder noch schlimmer ist. Wenn ich ihnen dann sage, dass ihr Nervensystem mit dem Ansetzen beim Trauma selbst in der Regel überfordert ist und seine Fehlregulation sich eher verschlechtert, atmen sie erleichtert auf. Ihr Trauma hat sich versehentlich weiter verschlimmert, weil noch kein sicheres Umfeld für diese Arbeit geschaffen wurde.

Der Sprung ins kalte Wasser als Heilungsansatz kann nicht nur die Symptome weiter verstärken, sondern mitunter auch zu einer Co-Abhängigkeit führen, die Ihren Therapeuten oder Ihre Therapeutin zu Ihrer einzigen Hoffnung macht. Besser wäre es, Sie erst einmal ins flache Wasser zu führen und einfühlsam zum Schwimmen aus eigener Kraft anzuhalten. Wenn Sie in der Therapie keine Gelegenheit bekommen zu erproben, wie weit Sie allein kommen, dann sind Sie vielleicht an der falschen Adresse. Arbeiten Sie lieber mit Therapeuten, die Ihnen Ideen und Ansätze zur Selbstheilung vermitteln und Sie immer wieder daran erinnern, dass sie zwar unterstützend wirken können, aber dass Sie letztlich alles Erforderliche bereits in sich haben. Dazu fällt mir etwas über meine Beziehung zu einer früheren Therapeutin ein, bei der ich den immer stärker werdenden Impuls verspürte zu sagen, ich sei bereit, das Nest zu verlassen und die Therapiesitzungen zu beenden. Als sie zurückgab: »Genau darum geht es für mich als Therapeutin – Sie dahin zu bringen, dass Sie mich nicht mehr brauchen«, war ganz klar, dass ich mich in guten Händen befand.

Hier ein paar Fragen, die ich mir beantwortete, wenn es darum ging, mich für oder gegen einen Therapeuten zu entscheiden.

Helfen mir die Sitzungen, mein Leben wieder eigenmächtig, selbstverantwortlich und selbstbestimmt zu führen?
Bekomme ich hier Verfahren an die Hand, mit denen ich die Schritte meiner Heilung selbst integrieren kann?
Werde ich hier sofort mit dem Trauma konfrontiert oder nimmt man sich bewusst Zeit, um erst einmal Rapport, Vertrauen und ein Gefühl der Sicherheit entstehen zu lassen?
Erlaubt man mir zu fühlen oder soll ich einfach nur in meine Gedanken zurückgeführt werden?

Sie fragen sich vielleicht, ob Therapie Ihnen etwas bringt. Darauf antworte ich, dass das weniger eine Frage des »Ob« ist, sondern eher eine Frage des »Wie« und des richtigen Zeitpunkts. Viele sind mit ihrer Therapie besonders weit gekommen, wenn beim Körper und dem Nervensystem angesetzt wurde und es erst danach um die gedankliche Durchdringung und das Verstehen des Erlebten ging.

ACHTSAMKEITSPRAXIS GENÜGT NICHT IMMER

»Ändere deine Gedanken, dann ändert sich dein Leben.« Wer sich im Wellnessbereich auskennt, hat diesen Spruch schon gehört, der vage mit Achtsamkeit, bewusster Wahrnehmung und Meditation assoziiert wird. Doch dieser wohlgemeinte Rat könnte abwegiger nicht sein. Denn wenn Ihr Körper und Nervensystem nicht mit im Boot sind, kommen Sie schlicht und einfach nicht weiter. Achtsamkeit, Meditation und positive Affirmationen bewirken für sich allein keine Regulierung des Nervensystems, weil sie einem auf der Gefühlsebene liegenden Problem auf der Ebene des Denkens beizukommen versuchen. Aus der Perspektive des Somatic Experiencing kann zu viel Reden und Denken, zu viel Aufenthalt im mentalen Raum eher eine Strategie sein, um Fühlen zu vermeiden.

Damit sage ich natürlich nicht, dass Achtsamkeitspraxis nicht ihren Platz hat, aber solange Körper und Unterbewusstsein nicht einbezogen werden, kann dieser Ansatz nur zeitweilige Lösungen bieten. Wir sagen gern, dass die Verfassung eines Menschen seine Geschichte gestaltet, was bedeutet: Der Zustand Ihres Nervensystems spinnt Ihre Geschichten und die Gedanken in Ihrem Kopf.

Als sich mein Nervensystem nach der Vergewaltigung in dieser Kampfreaktion festgefressen hatte, war ich der ganzen Welt böse. Ich war sauer in meinen Beziehungen, sauer in der Arbeit, sauer auf den Fernseher, sauer auf den Himmel. Ich war ein verbitterter, wütender Mensch. Egal, wie viele Kurse zum positiven Denken oder Meditationskurse oder Atemkurse oder Yogakurse oder Wutbewältigungskurse ich buchte, diese Wutgedanken setzten sich immer wieder durch. Gewiss, meine Denkmuster ließen sich vorübergehend ein wenig abwandeln, aber da all das Adrenalin, all das Cortisol und alle übrigen Überlebenshormone in mir wirksam blieben, war ich wie ein Dampfkochtopf, aus dem kein gesundes oder produktives Dampfablassen möglich war. Ich konnte nur implodieren oder explodieren – und tat Letzteres.

Damit kommen wir wieder auf das Wann und das Wie der Anwendung solcher Praktiken zurück. So können Achtsamkeit, Yoga und Atemkontrolle hochwirksam sein, wenn es darum geht, nach einem stark belastenden Erlebnis und dem Abbau der Überlebenshormone Halt zu finden und sich zu erden. Da die Leute jedoch meinen, der erste Schritt zur Regulierung liege in der Beruhigung statt in der Freisetzung und dem Ausdruck der in der Tiefe wütenden Überlebensenergie, kommen sie oft nicht weit mit solchen Praktiken. Wenn Sie also feststellen, dass Achtsamkeit und Meditation bei Ihnen nicht viel ausrichten, könnte darin eine weitere Aufforderung liegen, noch mehr aus dem Kopf in den Körper zu kommen.

Heilansätze »von unten«

Nach heutigem Forschungsstand sind 95 Prozent unserer Gehirnaktivität unbewusster Natur, was bedeutet, dass unser Denken, Verhalten und Fühlen zu einem sehr hohen Anteil von Gehirnaktivität bestimmt und geprägt ist, die unterhalb des Neocortex vor sich geht.[1] Wie Sie im weiteren Verlauf des Buchs sehen werden, setzt das Somatic Experiencing in der untersten Etage des Gehirns an.

Im Zusammenhang mit dem Somatic Experiencing beginnen wir mit den subkortikalen (unterbewussten) Regionen des Gehirns, genauer mit dem limbischen System (dem Säugetier- oder emotionalen Gehirn) und dem Stammhirn (dem Reptilien- oder Überlebensgehirn), die unseren Körper und das Nervensystem steuern. Und weil ein Trauma die rationalen höheren Funktionen des Gehirns dämpft und hemmt und dafür körperliche Reaktionen auslöst, setzen wir bei diesen somatischen Anteilen an. Die Sprache der subkortikalen Strukturen besteht aus Impulsen, Empfindungen, Gefühlen und Gemütsregungen, und mit dieser Sprache wollen wir uns auseinandersetzen. Erst wenn uns der Körper Regulation ermöglicht und damit Sicherheit gibt, können wir uns mit Gewinn dem Neocortex mit seinem Bedeutungsverständnis zuwenden. Deshalb sprechen wir in diesem Buch über körperorientierte beziehungsweise vom Körper ausgehende Heilung und setzen den Körper nicht als oberstes oder gar einziges Prinzip.

Um in das Erlernen der Sprache Ihres ganz persönlichen Nervensystems einzusteigen, sollten Sie sich täglich dem im Anhang A beschriebenen Abschnitt »Die Regungen des Nervensystems verfolgen und verzeichnen« widmen. Wenn ich meinen Klienten eine Sache ans Herz lege, die auf dem Heilungsweg die größte Wirkung erzielt, dann ist es diese Spurensuche, und die Absolventen meines Programms, die sich dieses Mittels bedient haben, stimmen dem zu.

Trauma-Missverständnisse ausräumen

Kann ein Trauma ganz geheilt werden? Was, wenn ich mich nicht mehr an mein Trauma erinnere? Diese und andere Fragen werden von vielen Klienten gestellt, aber auch von anderen, die sich einfach nur über das somatische Heilen informieren möchten. Sehen wir uns das einmal an.

Ist ein Trauma vollständig heilbar?

Hier kommt es ein wenig darauf an, was Sie unter heilen verstehen. Wenn Sie meinen, dass ein geheiltes Trauma nie wieder getriggert oder Sie bedrängen wird, dann lautet die Antwort, dass ein Trauma nicht vollständig geheilt werden kann. Ihr Körper und Nervensystem werden traumatische Erlebnisse nie ganz vergessen und Ihnen immer Warnsignale geben, wenn sie glauben, dass Bedrohungen ähnlicher Art bestehen. Aber, und das ist entscheidend, die Trigger wirken mit der Zeit immer weniger aktivierend. Wenn Ihr Nervensystem sich wieder zu regulieren vermag und Ihre Stresstoleranz entsprechend zunimmt, werden Sie mit den früheren prompt ansprechenden Auslösern wahrscheinlich immer besser zurechtkommen. Stellen Sie es sich so vor: Der Auslöser und die mit ihm verbundenen Gefühle sind nicht etwa zu stark, sondern Ihre derzeitige Fähigkeit, damit zurande zu kommen, ist noch nicht weit genug entwickelt. Wenn Sie also die Haltung einnehmen, dass es bei der Traumaheilung weniger darum geht, etwas ganz und gar zu überwinden, sondern vielmehr darum, damit besser umzugehen, dann lässt sich tatsächlich sagen, dass ein Trauma vollständig geheilt werden kann. Es geht also nicht darum, das Trauma zu tilgen, sondern mit ihm so umzugehen, dass Sie immer widerstandsfähiger werden und sich immer besser regulieren können.

Was ist, wenn ich mich nicht an das Trauma erinnere?

Das bekomme ich recht häufig zu hören. Ich antworte dann, dass Erinnerung und Wiederherstellung nicht dasselbe sind. Im Übrigen ist es so, dass der Körper sich sehr wohl erinnert, auch wenn wir das nicht bewusst nachvollziehen.

Ein Beispiel: Vielleicht sind Sie als Kind missbraucht worden, haben das aber nicht so präsent, dass Sie es erzählen könnten. Es wurde Ihnen nur von Angehörigen berichtet. Heute zeigt sich dieses Trauma jedoch als Scheu vor emotionaler und körperlicher Nähe, die Sie keine wirklichen intimen Beziehungen eingehen lässt, weil Sie stets fürchten, verletzt oder ausgebeutet zu werden. Hinter diesem Vermeidungsmuster steckt die Tatsache, dass Sie keine Chance hatten, sich zu wehren oder wegzulaufen, sodass Ihrem Nervensystem nur die Möglichkeit blieb, abzuschalten oder zu erstarren, was Sie nach wie vor von anderen trennt oder sogar isoliert. Ein mögliches Ziel auf Ihrem Heilungsweg könnte darin bestehen, sanfte somatische Übungen zu machen, die Ihre Abwehrreaktion stärken, indem sie die Bereitschaft zu gesunder Aggression und gesundem Beharren auf Grenzen (Kampf) neu installieren, da diese in der Vergangenheit unterdrückt oder hintertrieben wurde. Das könnte so aussehen, dass Adrenalin und Cortisol, die seinerzeit aufgestaut wurden und Sie praktisch überschwemmten, jetzt nach und nach abgebaut werden, sodass Sie sich wieder zu regulieren vermögen und sich aus dem abgeschalteten Zustand nach und nach befreien können.

Selbst wenn Sie sich also nicht bewusst an etwas erinnern, können Sie mit den unterbewussten Erinnerungen und den Impulsen Ihres Nervensystems so arbeiten, dass Sie jetzt das tun können, was Ihnen seinerzeit unmöglich erschien. Auf das Thema »Gedächtnis und Erinnerung« werden wir in Kapitel 4 noch näher eingehen.

Unvollständige Heilung

Wir sollten uns auch im Klaren darüber sein, dass Heilung nie so vollständig oder gar perfekt sein wird, wie sie nach landläufiger Meinung sein sollte. Sie werden immer durch irgendetwas getriggert werden, weil Ihr Nervensystem einfach nicht rational reagiert (obwohl es so etwas wie »schlechte Nerven« nicht gibt; darauf kommen wir später zurück). Es wird also immer Momente geben, in denen Sie überreagieren, sich überfordert fühlen, zumachen, sich einigeln, abstumpfen und so weiter. Erstens sind solche Muster durch Gewöhnung entstanden, und es braucht seine Zeit, bis Sie nicht mehr automatisch so reagieren. Und zweitens gibt es ja auch Situationen, die solche Reaktionen des Nervensystems verlangen.

Wie können Sie also an Tagen, an denen Sie nichts auf die Reihe bekommen und Ihnen alles zu viel ist, trotzdem freundlich und mitfühlend mit sich umgehen? Ich gebe meinen Klienten gern die Anregung, statt von »Regression« oder »Rückfall« eher von »menschlichen Reaktionen« zu sprechen. Gesund werden bedeutet zehn Schritte vorwärts und drei zurück, und das immer wieder. Dass Sie auf dem Weg der Genesung sind, erkennen Sie daran, dass Sie auch an Rückschritttagen nachsichtig mit sich sind und sich ins Gedächtnis rufen, dass Sie immerhin sieben Schritte weiter sind als beim letzten Mal.

Die Schulmedizin holt auf

»Also, wenn Somatic Experiencing so wirksam ist, warum hört man dann so wenig davon? Wieso wird es nicht überall praktiziert?« Das höre ich ganz oft. Hier meine zweiteilige Antwort.

Die erste lautet: Geld. Das System der Gesundheitsversorgung in den Vereinigten Staaten wird auch gern Krankheitsversorgung genannt, und das ist eigentlich der richtige Ausdruck für ein Gesundheitssystem, das die Behandlung von Krankheiten oder deren Symptomen in den Mittelpunkt stellt, ohne sich groß um die eigentlichen Ursachen zu kümmern. Man könnte auch sagen, dass es sich um bloßes »Symptommanagement«, eine zum Prinzip erhobene Notlösung oder eben die westliche Schulmedizin handelt. Ein Gesundheitssystem sollte eigentlich komplexer sein und das Augenmerk stärker auf Prävention legen. Da würde man nicht nur die Symptome betrachten, sondern auch die unmittelbaren Ursachen, und man würde von vornherein mehr auf die Gesunderhaltung der Menschen achten.

Allerdings ist eine Krankheitsversorgungsindustrie weit profitabler, denn hier geht es in erster Linie darum, möglichst viele abrechenbare Leistungen zu erbringen, und weniger um ein gutes Ergebnis für den Patienten. Jedenfalls floriert unsere Krankheitsversorgungsindustrie. Amerikaner geben ein Drittel ihres Haushaltseinkommens dafür aus, und eine durchschnittliche vierköpfige Familie lässt sich das 22 000 Dollar im Jahr kosten.[2] Das ist ein drastischer Anstieg innerhalb der letzten zwanzig Jahre. Wir haben hier wirklich Big Business. Was hätte eine Versicherung davon, Genesungsansätze zu unterstützen, die nur vorübergehend benötigt werden, bis Sie sich die Heilmittel zurückerobert haben, die ohnehin in Ihnen angelegt sind? Im Somatic Experiencing gibt es keine automatisch dazugehörenden Medikamente, Interventionen und sonstige Prozeduren und es verlangt auch keine Diagnose auf Lebenszeit.

Das war die erste meiner zwei Antworten. Die zweite ist eigentlich noch einfacher: Bis gesicherte wissenschaftliche Erkenntnisse in der Schulmedizin zur anerkannten medizinischen Praxis werden, vergehen achtzehn bis zwanzig Jahre – was praktisch eine ganze Generation umfasst. (So schicken beispielsweise Mediziner, die über traditionelle chinesische Medizin einst die Augen verdreht haben, ihre Patienten jetzt zur Akupunktur.) Der angesehene Autor und Arzt Dr. Mark Hyman hat einmal gesagt: »Die Psychiatrie befindet sich noch im Mittelalter, und was Traumata angeht, haben wir es mit wirklich lausigen Therapieansätzen zu tun.« Im Bereich der Traumaheilung ist es auch heute noch so. Unzählige erfahrene und hochqualifizierte Therapeuten haben mir anvertraut, dass sie ihr Konzept um somatische Therapieansätze erweitert haben, doch das sind Leute, die weniger als zehn Stunden Unterricht über Trauma erhalten hatten, als sie ihre Abschlüsse machten. Und wie steht es um die Kenntnisse über die Regulierung des Nervensystems und körperorientierte Heilungsansätze? Auch da liegt noch einiges im Argen.

Zum Glück ist es so, dass es inzwischen immer mehr Studien zu diesem Thema gibt und die seit Jahrzehnten bestehenden wissenschaftlichen Erkenntnisse zu Somatic Experiencing und körperorientierter Heilung mehr und mehr im Mainstream auftauchen – als eine Art Neuland der Traumaheilung. Dieser Weg wurde von einigen wenigen gebahnt, reicht jedoch weiter als jede andere Methode, die wir lange praktiziert haben. Und wenn ich von Klienten oder Kollegen wieder einmal dieses frustrierte »Warum hat man uns das nicht gesagt?« zu hören bekomme, antworte ich ganz einfach, dass es für den somatischen Zugang zur Traumaheilung nie zu spät ist. Der Körper erinnert sich immer.

3

Definition von Trauma

In der Anfangszeit meiner eigenen Genesung hatte ich die zunächst unbemerkte Neigung, meine Leiden herunterzuspielen – in der Rückschau eine wirklich ausgefuchste Bewältigungsstrategie. Solange sie funktionierte. Ich redete mein Trauma klein – so war es aus dem Blickfeld, blieb aber natürlich vorhanden.

Ich hatte da verschiedene Verfahren. Am deutlichsten war meine Absicht herauszuhören, wenn ich über meine Vergangenheit sprach. Zum Tod meines Bruders klang das so: »Ach, das ist lange her.« Und zum Desinteresse meines leiblichen Vaters so: »Ja, schon, aber mein Stiefvater ist für mich wie ein richtiger Vater, ein vollwertiger Ersatz.« Zu meiner Vergewaltigung fiel mir ein: »Aber dadurch hatte ich dann ein Ziel im Leben. Es war das Sprungbrett für eine tolle berufliche Karriere im Bereich Gewaltverhinderung und Rehabilitation nach Gewalterlebnissen.«

Das barg durchaus einen wahren Kern, aber solche Sätze negierten auch meine sehr realen und berechtigten Leiden.

Es gab noch andere Arten, mein Trauma aus dem Blickfeld zu rücken, etwa durch den Übereifer, mit dem ich mich für die Heilung anderer engagierte. Das ist an sich nichts Schlechtes, aber bei mir hatte es die unbewusste Funktion, mich von meinen Schmerzen abzulenken. Es fing an, als ich mich mit sechzehn und bald nach dem Tod meines Bruders im Sommercamp als Beraterin für Kinder mit schweren Verlusterlebnissen zur Verfügung stellte. Von da an gehörte der Rückhalt, den ich anderen bot, über Jahre zu meinen wirksamsten Bewältigungsmethoden. Das ging so weit, dass ich die Traumata anderer vorschob, um sagen zu können, dass meins gar nicht so schlimm war.

Ich wollte mir das unbedingt beweisen und so zog es mich schließlich in einige der düstersten Ecken der Welt. Nach der Beendigung meines Studiums mit Abschlüssen in Fotojournalismus und im Nebenfach Frauenforschung mit Schwerpunkt Gewalt zwischen den Geschlechtern und Gewaltvermeidung zog ich aus, um »die Welt zu heilen«, und kümmerte mich immer noch nicht wirklich um mich selbst. In den nächsten fünf Jahren als Dokumentarfotografin bei inländischen und internationalen Konflikten sowie zum Thema soziale Gerechtigkeit wurde ich Zeugin eben jener Traumatisierungen, die mein Gehirn nicht begreifen konnte. Ich hatte Aufträge, die sich über Monate hinzogen und mich tief in die Erlebnisse von Menschen verstrickten, zu deren sowohl herzzerreißenden als auch mitreißenden Geschichten ich die Bilder beisteuerte – indische Mädchen, die vor der Zwangsehe bewahrt werden konnten, ugandische Waisen, die ihre gesamte Familie durch Krankheit oder Hungersnot verloren hatten, Obdachlosencamps in den Zentren amerikanischer Städte und manches andere.

Eine Frau, Abina, ist mir besonders deutlich in Erinnerung geblieben. Wir kamen uns in der Zeit nahe, in der ich in einem südafrikanischen Krisenzentrum für Vergewaltigungsopfer arbeitete. Abina hatte damals bereits vier gewaltsame Übergriffe dieser Art überlebt. Sie war aus ihrem Zuhause, in dem Missbrauch an der Tagesordnung war, geflohen und lebte mit ihren vier Kindern in einem Haus, in dem sie vor der Gewalttätigkeit und dem Terror ihres Mannes sicher waren.

Mir war es immer wichtig, zu den Menschen, deren Leben ich dokumentierte, erst einmal eine vertrauensvolle Beziehung aufzubauen. Bei jedem neuen Auftrag ließ ich meine Kamera die ersten beiden Wochen zu Hause, damit wir Zeit miteinander verbringen konnten, um uns einfach kennenzulernen. Ich begegnete Abina erstmals beim gemeinsamen Besuch eines Gottesdiensts. Danach aßen wir zusammen, brachten ihre Kinder zur Schule und teilten auch unsere Tränen. Abina hatte eine erstaunlich positive Lebenseinstellung und strahlte eine Freude aus, die auch die finstersten Umstände nicht verdunkelten.

Wenn ich an die wenigen Monate in Südafrika zurückdenke, habe ich Abina vor Augen, aber die Zeit, die ich allein war, wenn ich nichts zu tun hatte, hat sich ebenso in mein Gedächtnis eingebrannt – der routinemäßige Halt beim Schnapsladen, die flaschenweise konsumierten Spirituosen, mit denen ich die tosende Stille meiner Schmerzen zu übertönen versuchte, einsam und wie taub.

Da stand ich nun und spielte der Außenwelt so etwas wie eine Mutter Teresa vor, doch zugleich trank ich unmäßig und war wie von mir selbst abgekoppelt.

Und dann war da Abina, die das Schlimmste überhaupt erlebt hatte und trotzdem wie so viele andere, deren Geschichten ich einfing, zurechtzukommen schien. Sogar mehr als das. Sie hatte für ihren Kummer einen Platz geschaffen: Wenn er wieder einmal kam, weinte sie einfach und gab ihm Ausdruck und ließ ihm seinen Lauf, bis er wieder abklang. War die Welle vorbei, hinterließ sie pure Freude und Lebendigkeit. Abina vermochte sich ihrem Trauma wirklich zu stellen, es vollständig anzunehmen und doch ungebeugt zu bleiben, während ich ans andere Ende der Welt floh, um meinem zu entkommen. Theoretisch waren sie und andere, die ich kennenlernte, hinsichtlich des erlebten Grauens »schlimmer dran« als ich. Aber im Endeffekt sah es so aus, dass es eigentlich mir schlechter ging.

Das war für mich wie eine Offenbarung: Trauma liegt nicht in dem Ereignis selbst, sondern es kommt eher darauf an, wie wir innerlich damit umgehen oder es eben nicht tun.

In diesem Kapitel werden wir der Frage nachgehen, was ein Trauma eigentlich ist – einfach damit Sie leichter das Charakteristische an Ihrem eigenen Trauma erkennen und dann vielleicht auch schon ungefähr absehen können, wie Ihr eigener Heilungsweg aussieht.

Was also ist ein Trauma?

Zum Trauma wird ein Ereignis oder Erlebnis, wenn das Nervensystem damit nicht zurechtkommt. Dieses Überwältigende kann darin bestehen, dass uns etwas überfordert oder überrascht, also zu viel ist oder zu früh passiert, aber auch dass etwas zu schnell vor sich geht oder nicht ausreichend vorhanden ist. Gemeint sind also alle Erlebnisse, die das Nervensystem nicht zu bewältigen vermag.

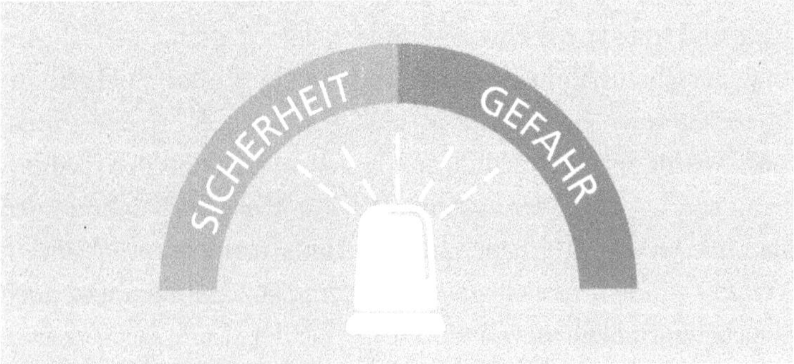

Stellen Sie sich Ihr Nervensystem als ein stets im Hintergrund arbeitendes Überwachungssystem vor, das Sie vor allem schützt, was es als unsicher und bedrohlich wahrnimmt. Wenn es mit etwas überhaupt nicht klarkommt, dann deutet das auf eine psychische oder physische Sicherheitslücke hin, die Ihr Überwachungssystem außer Kraft setzt. Dann kann es zu einer Art Fehlalarm kommen, der immer weiter Gefahr signalisiert, auch wenn keine mehr besteht, oder bei vorhandenen Gefahren nicht reagiert.

Machen wir uns noch einmal bewusst, dass »sicher« und »unsicher« bei jedem individuellen Nervensystem unterschiedlich gelagert sind. Oder anders ausgedrückt, was der eine als traumatisch empfindet, liegt für jemand anderen möglicherweise noch unterhalb dieser Schwelle.

Sehen wir uns das anhand eines Beispiels an: Jimmy und Stevie sind beide acht Jahre alt, Nachbarskinder und besuchen dieselbe Schule. Jimmys Eltern sind immer beide zu Hause und reagieren unterstützend auf Jimmys Gefühle. Sie stehen immer hinter ihm und leben ihm gesundes Ausdrucksverhalten und Selbstregulation vor. In Stevies Familie ist ein Elternteil meist für die Arbeit außer Haus, während der andere mit seiner Sucht, Wutausbrüchen und Phasen kompletten Rückzugs zu kämpfen hat.

Eines Tages werden Jimmy und Stevie im Schulbus von einem Rüpel schikaniert. Sie müssen sich dessen Beschimpfungen anhören und werden von ihm geschubst. Beide bekommen gleich viel ab, und man sollte meinen, dass das Ereignis für beide gleich traumatisch ist, oder? Nein, eigentlich nicht.

Als Jimmy nach der Schule lädiert und verstört nach Hause kommt, begegnen ihm seine Eltern verständnisvoll und einfühlsam. Sie lassen ihn weinen, halten und trösten ihn und erkennen seine Gefühle an. Sie versprechen, dass sie gleich in der Schule anrufen werden, damit sich jemand um die Sache kümmert und sie in Ordnung bringt. Jimmy fühlt sich verstanden und unterstützt. Er fühlt sich sicher, so sicher, dass sein Nervensystem die Abwehrhaltung aufgibt und in seinen Normalzustand der Deaktivierung und Regulation zurückkehrt. Wenn Jimmy groß ist, wird das Ereignis nur noch eine flüchtige Erinnerung sein. Er wird es dann nicht mehr als traumatisch empfinden.

Bei Stevie sieht das anders aus. Er kommt genauso verstört und zugerichtet nach Hause, aber dort erwarten ihn weder Verständnis noch Bestätigung. Der eine Elternteil ist in der Arbeit oder sogar auf Geschäftsreise, der andere schläft auf dem Sofa seinen Rausch aus. Jetzt weckt er die schlafende Gestalt und erzählt unter Tränen von seinem Erlebnis. Aber seine wirklich großen und bedrängenden Gefühle treffen auf ärgerliche Zurückweisung: »Meine Güte, hab dich doch nicht so. Heul dich woanders aus. Du bist doch kein Baby mehr. Wehr dich halt beim nächsten Mal. Und jetzt ab in dein Zimmer.« Immer noch aufgewühlt verzieht sich Stevie in sein Zimmer, wo man ihn nicht weinen hört. Bei ihm zu Hause gibt es keine Geborgenheit, keine Deaktivierung, die seinem Nervensystem erlauben würde, die Waffen niederzulegen. Stevie bleibt im Überlebensmodus gefangen. Als Erwachsener erinnert er sich mit extrem unguten Gefühlen an das Erlebnis, als eines von vielen traumatischen Ereignissen der Vergangenheit.

Kurzum, wenn das Trauma vorüber ist und Sie sich immer noch ungeborgen und bedroht fühlen, wird Ihr Nervensystem nicht abrüsten.

Nicht genug

Viele Menschen gehen davon aus, dass ein Trauma etwas Plötzliches und Katastrophales ist, das unübersehbare Krater hinterlässt. Meine ersten Bemühungen, durch konventionelle Therapie wieder auf die Beine zu kommen, waren auf solche offensichtlichen Dinge ausgerichtet – traumatisch genug, um einen prominenten Platz in meiner Biografie zugewiesen zu bekommen. Das waren der Tod meines Bruders mit fünfzehn und die Vergewaltigung mit zwanzig. Das waren die Dinge, die ins Auge sprangen. Jene, die zu viel für mich waren, zu früh und zu plötzlich passierten.

Aber bei dieser etwas starren Sicht entgehen uns die feineren Schmerznuancen, die eher mit Beziehungen zu tun haben oder mit Augenblicken, in denen es *nicht genug* von etwas gab. Bei mir war es so, dass meine Eltern nicht ausreichend für mich da waren. Ich hatte einen leiblichen Vater, der einfach kein Teil meines Lebens sein wollte, und eine Mutter, die die Arbeit wichtiger nahm als alles andere und deswegen an drei Tagen in der Woche sogar in einem anderen Bundesstaat lebte, und das über elf Jahre in meiner Kindheit und Jugend.

Hinzu kam *nicht genug* Verständnis nach meiner Vergewaltigung. Angehörige, Freunde oder auch Ersthelfer sagten mir durch die Blume oder frei heraus, ich sei vielleicht selbst schuld an der Sache, kritisierten und verurteilten mich. In den Tagen nach dem schlimmen Übergriff ging die Polizei kategorisch jedem Hinweis nach, um den Täter aufzuspüren und festzunehmen, aber er war immer noch auf freiem Fuß. Während meine Familie und ich noch im Ungewissen schwebten, trafen die ersten Reporterteams bei uns ein, weil die Sache bei einer Presseverlautbarung aufgrund des Fehlers eines Mediziners durchgesickert war. Da sich meine Eltern um meine Sicherheit sorgten, schickten sie mich von Indianapolis nach Seattle, wo ich einstweilen bei Angehörigen untergebracht wurde. Vor meiner Abreise rieten sie mir noch, nicht im Internet zu forschen und nichts über den Vorfall zu lesen. Das hatte natürlich zur Folge, dass ich erst recht die Nachrichten durchstöberte.

Den Polizeimeldungen, Presseartikeln und Kommentaren meiner Online-Community konnte ich entnehmen, dass ich für das, was ich erlebt hatte, selbst verantwortlich war.

In einem Zeitungsartikel wurde am Schluss ein örtlicher Polizeibeamter mit den Worten zitiert: »Aus dieser Vergewaltigung kann man einiges lernen. Sie hatte Gewissensbisse und wollte ihn auf keinen Fall kränken, sodass sie sich lieber der Gefahr ausgesetzt hat. Die ganze Sache war ihr von Anfang an unheimlich. Eigentlich wollte sie ihn nicht mitnehmen und hätte lieber auf ihr ursprüngliches Gefühl hören sollen.«[1]

Das hatte ich nun davon. Ich hatte eine falsche Entscheidung getroffen und jetzt war ich selber schuld. Ich war es, die eine Lehre daraus ziehen sollte, und nicht etwa dieser Mann, der sich so gewaltsam über mich hergemacht hatte.

Dazu gab es auch einige Leserkommentare, zum Beispiel:

»Sie hat ihn einsteigen lassen, da hätte sie sich eigentlich denken können, was passieren würde.«

»Hat ihre Mutter ihr nicht beigebracht, nicht mit fremden Männern zu sprechen?«

»Ich habe gehört, sie hätte am Abend getrunken.«

Auch in den entscheidenden Stunden nach dem Überfall kam nichts von dem Zuspruch, den ich so dringend benötigt hätte. Ich erinnere mich an die ziemlich distanzierte und misstrauische Haltung des Polizeibeamten, der in der Klinik an meinem Bett meine Zeugenaussage aufnahm. »Und wie viel haben Sie am Abend getrunken?«, wollte er zum Beispiel wissen. »Warum haben Sie ihn überhaupt einsteigen lassen?« Ich erinnere mich noch gut daran, wie ich in jener Nacht zur Haustür hineinstolperte. Mein Unterkiefer war verletzt, und an Gesicht und Körper waren deutlich die Spuren der Fäuste dieses Mannes sowie des Reifenhebers zu sehen, mit dem er mich geschlagen hatte. Ich weiß noch, dass ich meine beste Freundin weckte, die auf meiner Couch schlief, und sie vollkommen außer mir anschrie. Ihre Reaktion war das, was mir den Rest gab. Sie sagte: »Geh ins Bett, schlaf dich aus, morgen früh können wir reden.«

Ich fühle noch die Wut meiner Mutter, als wir am nächsten Tag vom Krankenhaus nach Hause fuhren: »Wie oft haben wir es dir gesagt? Warum hast du ihn einsteigen lassen? Warum hast du getrunken?«

Nicht genug.

Am deutlichsten ist mir von dieser Horrornacht und dem nächsten Tag nicht das Geschehen selbst in Erinnerung geblieben, sondern die Nachwirkungen. Kein mitfühlender Rückhalt. Im Stich gelassen und von einer Scham erfüllt, aus der schwärend ein Selbsthass wurde, der mich Jahre später beinahe umgebracht hätte. Nicht genug Mitgefühl, nicht genug Trost, nicht genug Bestätigung – nicht genug Geborgenheit, um die Spuren dessen, was mir angetan worden war, heilen zu lassen. Dieses *nicht genug* ließ mich in selbstschädigendes Verhalten abgleiten, in Essstörungen, Besäufnisse und so weiter.

Augenblicke, in denen etwas nicht genügt, können genauso niederschmetternd sein wie etwas, was zu viel ist, zu früh oder zu schnell passiert. Und weil diese Momente neben den Erlebnissen der eher drastischen und grellen Art gern unbemerkt bleiben und folglich nicht behandelt werden, erzeugen sie tendenziell extremere und besonders hinderliche Symptome wie Angstzustände, Depressionen, chronische Müdigkeit und Schmerzen, anhaltende Krankheitsgefühle, Sucht und dergleichen.

Das Trauma benennen

Es gibt viele Möglichkeiten, Traumata zu benennen und Kategorien zuzuordnen. Und obwohl es für die Heilung nicht unbedingt erforderlich ist und ich auch nicht dazu rate, Traumata in eine Schublade zu stecken, kann es nützlich sein herauszufinden, wo auf dem Spektrum sich Ihr persönliches Trauma befindet. (Wenn Sie in die Zuordnung zu einer bestimmten Kategorie einsteigen möchten, sollten Sie sich unbedingt die Überlegungen dazu am Schluss dieses Kapitels anschauen.)

Wie bereits erwähnt gehen die Leute häufig davon aus, dass ein Trauma durch ein bestimmtes katastrophales Ereignis entsteht. Da das Trauma jedoch nicht im Ereignis selbst, sondern im Nervensystem liegt, können auch unbedeutendere Momente traumatisch wirken, und zwar genauso traumatisch wie Ereignisse der besonders krassen Art. Das gilt vor allem bei Kindern, deren Nervensystem sich noch in der Entwicklung befindet und die dadurch schneller an den Rand ihrer Kapazität kommen.

Im Bereich der psychischen Gesundheit wird heute gern zwischen großen und kleinen Traumata unterschieden, womit angedeutet werden soll, dass bestimmte Arten von Erlebnissen schädlicher sind als andere. Doch dabei ist zu bedenken, dass Ereignisse, die vom einen als katastrophales großes Trauma erlebt werden, für den anderen eher eine Kleinigkeit sind. Solche Einteilungen können zur Folge haben, dass sich jemand mit einer nach seinem Empfinden heftigen Traumatisierung entwertet fühlt.

Statt also zu benennen, was als groß oder klein anzusehen ist, bekommen wir ein besseres Bild vom Spektrum der Traumatisierungen, wenn wir ein paar andere Einflussgrößen ins Blickfeld rücken, zum Beispiel ob ein Trauma direkt oder indirekt erlebt wird und wie häufig und über welchen Zeitraum es auftritt.

Direktes Trauma

Ein direktes Trauma heißt so, weil wir es unmittelbar erleben. Weiter unten werden wir auch über indirekte Traumatisierung sprechen. Hier sehen wir uns jetzt erst einmal die drei Typen des direkten Traumas an.

Akutes Trauma

Wenn von Traumatisierung die Rede ist, sind in den meisten Fällen akute Traumata gemeint. Das ist ein Schocktrauma, zu dem es völlig unverhofft kommt, ein heftiges Erschrecken, wie es auf Buchseiten und Fernsehbildschirmen inszeniert wird. Es ist ein einmaliges und kurzzeitiges Ereignis mit klar erkennbarem Anfang, Mittelteil und Ende. Hier eine kleine (aber natürlich nicht erschöpfende) Zusammenstellung von Beispielen: ein Verkehrsunfall, ein sexueller Übergriff, das Ende einer Beziehung, Verrat oder Betrug, Tod oder Krankheit eines geliebten Menschen, der plötzliche Verlust der Arbeitsstelle, eine Naturkatastrophe, eine schlimme Diagnose, ein medizinisches Trauma, ein Überfall und so weiter.

Chronisches Trauma

Ein chronisches Trauma ist nach außen hin nicht so auffällig, sondern lauert eher in den Ecken unseres Unterbewusstseins. Solche Erlebnisse werden oft übersehen, weil sie nicht zur verbreiteten Vorstellung von katastrophalen Ereignissen passen. Von solchen Traumata bleiben unsichtbare Wunden zurück, die sich entzünden und Traumasymptome aller Art auslösen können. Ein chronisches Trauma ist nicht als ein Ereignis definiert, sondern als ein anhaltendes Erleben, das einen zeitlichen Verlauf hat. Es hat etwas Zyklisches und Fortdauerndes ohne bestimmten Anfang, Mittelteil und Ende. Beispiele sind emotionale Vernachlässigung, Verlassenheit, Trennung von den Eltern, Scheidung, extreme Armut, das Zusammenleben mit einem Suchtkranken, psychische oder physische Misshandlung beziehungsweise Missbrauch, ungesunde Beziehungen, Mobbing, Krieg, bedrückende Lebensumstände, häusliche Gewalt, psychische Krankheiten im Haus und dergleichen.

Komplexes Trauma

Hierbei handelt es sich um die jüngste der drei Kategorien von direktem Trauma. Ein komplexes Trauma ist dadurch gekennzeichnet, dass es über einen längeren Zeitraum hinweg etliche traumatische Einflüsse oder Erlebnisse gab, die zusammen eine akute und/oder chronische Traumatisierung ergeben. Obwohl diese Art von Trauma häufiger mit einer Traumatisierung in der Kindheit, einem sogenannten Entwicklungstrauma, in Verbindung gebracht wird, kann es auch bei Erwachsenen vorkommen. Besonders typisch für komplexe Traumata ist, dass es kaskadenartig zu Folgesymptomen kommt, die zu weiteren Traumatisierungen führen, wenn die akute Traumaphase vorüber ist.

Ein Beispiel: Als Shannons Mann sie betrog, lag darin das Grundtrauma, die akute Traumatisierung. Die anschließende Scheidung mit dem Verlust ihres Zuhauses sowie der Sorgerechtsstreit um ihre Kinder wirkten ebenfalls traumatisch. Shannon war verstört, wütend und verfügte in ihrem Kummer nicht über geeignete Bewältigungsstrategien, um all das irgendwie wegzustecken, sodass sie in der Folge zur Flasche griff. Sie wurde sogar wegen Trunkenheit am Steuer angezeigt und verlor schließlich ihren Job und das Sorgerecht für die Kinder. Weil das ursprüngliche Trauma weder aufgearbeitet noch geheilt worden war, ließ der dann einsetzende Dominoeffekt ein komplexes Trauma entstehen.

Ein komplexes Trauma entsteht oft dadurch, dass man nicht ernst genommen wird. Nach dem Trauma kann es einem passieren, dass andere sich wenig einfühlsam zeigen – Ihr Trauma wird einfach vom Tisch gewischt, Ihnen wird nicht zugehört oder nahegelegt, mit der Sache irgendwie fertigzuwerden (so erging es mir), oder Ihnen wird schlicht nicht geglaubt. Vielleicht haben Sie auch niemanden, der Ihnen beistehen könnte. Verschlimmernd wirkt in solchen Fällen, wenn Mediziner, Therapeuten, Lehrer oder Angehörige (die Ihnen eigentlich helfen sollten) abweisend reagieren.

In meinem Fall empfinde ich die Vergewaltigung als das akute Trauma, das ich aufarbeiten musste. Doch die darauffolgenden Reaktionen verursachten ein weiteres Trauma, das ebenfalls geheilt werden musste. Unsere Wegekarte für die körperorientierte Heilung wird Ihnen erlauben, zwischen dem ursprünglichen Trauma (auch Kerntrauma genannt) und den Folgeerscheinungen zu unterscheiden.

Indirekte Traumatisierung

Vielleicht sind Sie auf dieses Buch gestoßen, obwohl Sie keine ausgesprochen traumatischen Erinnerungen haben. So etwas höre ich ziemlich häufig in meiner Praxis. Zum Beispiel sagt jemand: »Bei mir deutet vieles darauf hin, dass ich traumatisiert bin, aber ich erinnere mich an nichts.« Das läuft dann oft darauf hinaus, dass meine Klienten, wenn sie über die verschiedenen Traumaarten informiert worden sind und die teils feinen Verästelungen verstanden haben, schließlich erkennen, dass sie tatsächlich traumatisiert sind. Es gibt aber auch eine andere simple Erklärung – nämlich dass man indirekt traumatisiert wird, und zwar durch etwas, das um einen herum passiert, aber einem nicht selbst zustößt.

Intergenerationales (generationenübergreifendes) Trauma

Der Apfel fällt nicht weit vom Stamm, insbesondere wenn es um Traumatisierungen geht. Das Trauma unserer Vorfahren ist eine Narbe, mit der auch wir leben müssen. Viele Forschungsergebnisse deuten inzwischen darauf hin, dass wir die Altlasten früherer Überlebenskämpfe erben. Sie sind in unserer Genausprägung, unserem Hormonhaushalt, unserer Alltagssprache, unseren Impulsen und Verhaltensweisen verschlüsselt, die alle unsere geistige, seelische und körperliche Gesundheit mitgestalten.

Ob Sklaverei, Krieg, Völkermord, Kolonisation, Einwanderung, Familiengeheimnisse oder -schande, Seuchen oder die Weltwirtschaftskrise – historische Ereignisse dieser Art beziehungsweise ihre Auswirkungen werden über unsere Glaubenssysteme oder ganz direkt durch die DNA an bis zu drei, vielleicht sogar mehr Generationen weitergegeben.

Diese Vorgänge werden auch unter dem Begriff »Epigenetik« zusammengefasst, und es gibt dazu Studien, die erkennen lassen, dass unsere Erbanlagen und unser Nervensystem vor allem durch die Erfahrungen unserer Vorfahren gestaltet werden. Anders gesagt kann unsere epigenetische Ausstattung von einer Generation auf die nächste vererbt werden, was Eltern die Möglichkeit gibt, ihre Kinder auf bestimmte Umgebungsbedingungen und Gefahren einzustimmen, was man als »transgenerationale Vererbung« bezeichnet. In einer 2013 an der Emory University von Brian Dias und Kerry Ressler durchgeführten Studie wurden Mäuse dem Duft von Kirschblüten ausgesetzt, während ihnen gleichzeitig leichte Stromstöße in die Pfote gegeben wurden. Dadurch entstand eine konditionierte Reaktion des Erschreckens beziehungsweise der Angst, die allein durch diesen Geruch ausgelöst werden konnte. Die erlernte Angstreaktion blieb jedoch nicht auf die trainierten Mäuse beschränkt, sondern trat zum Erstaunen der Wissenschaftler auch in der ersten und zweiten Folgegeneration auf, obwohl diese Tiere nie Stromschlägen ausgesetzt wurden: Sie reagierten mit Erschrecken und Angst allein auf den Duft. Darüber hinaus fanden sich bei den Nachfahren vererbte strukturelle Abwandlungen in den Riechorganen, und zwar in Gestalt verbesserter Neuronen-Rezeptoren zur Erkennung genau dieses Geruchs – was ihre Überlebenstüchtigkeit verbesserte.[2]

Zum menschlichen intergenerationalen Trauma sind in den letzten Jahrzehnten unzählige Studien durchgeführt worden, etwa die bekannte Holocaust-Studie von Rachel Yehuda und ihrem Team am Mount Sinai Hospital in New York. Dabei kam heraus, dass bei Nachkommen von Holocaust-Überlebenden eine erhöhte Konzentration von Stresshormonen festgestellt werden konnte.[3]

Stellvertretendes oder sekundäres Trauma

Das stellvertretende oder sekundäre Trauma ist eine weitere Form des indirekten Traumas, zu der es kommen kann, wenn wir die Traumatisierung anderer miterleben oder davon hören und sie uns so nahegeht, dass unser Nervensystem überfordert ist, sodass es bei uns zu ähnlichen Symptomen kommt wie bei den unmittelbaren Traumaopfern.

Dazu kann es in vielfacher Weise kommen, beispielsweise durch verstörende Bilder oder Filmaufnahmen in den sozialen Medien oder Nachrichten. Manchmal kommen wir an wüst aussehenden

Unfallstellen vorbei, wenn der Unfall gerade erst passiert und dieser Anblick gar nicht zu vermeiden ist. Dann wieder werden wir Zeugen von Misshandlungen im häuslichen Umfeld, auch wenn wir nicht direkt betroffen sind. Es kann auch sein, dass wir aus beruflichen Gründen immer wieder den Traumata anderer ausgesetzt sind, sei es als Ersthelfer, Therapeut, Sozialarbeiter oder Angehörige des Militärs.

Traumata dieser Art können auch kollektiven Charakter haben, wenn viele Menschen betroffen sind, etwa ganze Ortschaften oder Gesellschaften. Der Grund können terroristische Angriffe, Pandemien und Epidemien, Rezession, Völkermord, religiöse oder rassistische Verfolgung, Frauenfeindlichkeit, Naturkatastrophen und Ähnliches sein. Der Begriff des stellvertretenden oder sekundären Traumas stellt die Verbundenheit oder Verflochtenheit unserer Traumata heraus, zeigt also auf, dass solche Erlebnisse uns nicht voneinander isolieren müssen, sondern uns vielleicht zusammenbringen und verbinden.

ENTWICKLUNGSTRAUMA

Mit dem Begriff »Entwicklungstrauma« (auf den wir später noch eingehen werden) bezeichnet man Kindheitstraumata, die in besonders empfindlichen oder anfälligen Phasen der frühkindlichen und kindlichen Entwicklung entstehen können. Solch ein Trauma kann die Entwicklung abwandeln oder auch direkt unterbrechen, was die Entwicklung der Sinne, des Bindungsverhaltens, der Gefühls- und Verhaltensregulation, der Erkenntnisfähigkeit und der Identitäts- oder Ich-Entwicklung betrifft. Das kindliche Gehirn- und Nervensystem verfügt noch nicht über die ausgereiften Hilfsmittel und die Erkenntnisfähigkeit, mit denen sich Erwachsene an Stressbelastungen anpassen können. Das macht kleine Kinder besonders anfällig für Traumatisierungen und deren langfristige Folgen. Ein Kindheitstrauma kann die Fähigkeit der Informationsverarbeitung stark beeinträchtigen, was sich dann auf das Verhalten und das seelische Wohlbefinden auswirkt.

Studien zu frühkindlichen Stresserfahrungen lassen erkennen, dass ein Entwicklungstrauma häufig Gesundheitsstörungen im Erwachsenenalter zur Folge hat, beispielsweise chronische Krankheiten, Persönlichkeits- und Lernstörungen und anderes.[4] So zeigte eine Bevölkerungsstudie, dass Kinder unter achtzehn Jahren, die Missbrauch oder Vernachlässigung ausgesetzt waren, ein vierfach erhöhtes Risiko für eine spätere Persönlichkeitsstörung haben.[5] Vor dem Hintergrund solcher Befunde lässt sich ohne Weiteres sagen, dass an ein Kindheitstrauma gedacht werden muss, wenn es Entwicklungssymptome oder Entwicklungsstörungen zu behandeln gilt.

Reflexion: Das Trauma benennen

Wenn Sie nach Hinweisen auf mögliche traumatische Erlebnisse in Ihrem Leben suchen, kann es sein, dass Sie nicht nur ins Auge springende Anhaltspunkte finden, sondern auch andere, bei denen Ihnen vielleicht jetzt erst der Gedanke kommt, dass sie zu viel für Sie waren, Sie komplett überrascht haben, zu schnell vor sich gegangen sind oder aber nicht ausreichend waren. Wir werden in einem der späteren Kapitel der Frage nachgehen, welche Kernverletzungen möglicherweise bei Ihnen vorhanden sind, aber sehen wir uns jetzt erst einmal an, worauf Sie da stoßen könnten:

1. Welche Kategorie trifft Ihrer Meinung nach auf Sie zu? Oder fühlen Sie sich von mehreren angesprochen?
   - Akutes Trauma: ein kurzzeitiges Einzelereignis
   - Chronisches Trauma: ein lange wirksames Einzelerlebnis
   - Komplexes Trauma: mehrere akute oder chronische Traumatisierungen, die immer weitere Traumata nach sich ziehen
2. Welche Kategorie trifft Ihrer Meinung nach auf Sie zu? Oder fühlen Sie sich von mehreren angesprochen?
   - Die Erlebnisse fallen in die Kategorie zu viel, zu schnell oder zu früh. Beispiele sind Überfall, Missbrauch, Mobbing, Krieg, Gewalt, Verkehrsunfall, plötzlicher Verlust, Naturkatastrophe, Trennung, Jobverlust und so weiter.
   - Die Erlebnisse fühlen sich so an, als hätten Sie von etwas nicht genug bekommen. Beispiele sind: Verlassenheit, Vernachlässigung, extreme Armut, Trennung von einem Elternteil, Scheidung, bedrückende Lebensumstände und dergleichen.
3. Welche Kategorie trifft Ihrer Meinung nach auf Sie zu? Oder fühlen Sie sich von mehreren angesprochen?
   - Direktes Trauma: Sie erleben das Trauma ganz direkt.
   - Indirektes Trauma: Sie erleben das Trauma über andere, beispielsweise als intergenerationales Trauma, stellvertretendes/sekundäres Trauma oder kollektives Trauma.

4

Traumatische Erinnerungen

Trauma kehrt als Reaktion wieder, nicht als Erinnerung.
Bessel van der Kolk

In seinem Grundlagenwerk *Verkörperter Schrecken* teilt Bessel van der Kolk in packender Dichte mit: »Es liegt in der Natur eines Traumas, dass du es nicht als Geschichte erinnerst. Das Gehirn lässt einfach nicht zu, dass zu einem traumatischen Erlebnis eine Geschichte erfunden wird.« Und weiter: »Trauma kehrt als Reaktion wieder, nicht als Erinnerung.«

Wie Sie im Laufe dieses Kapitels deutlich erkennen werden, hinterlässt ein Trauma Prägungen oder Abdrücke in uns, die uns immer wieder heimsuchen können, und zwar unabhängig davon, ob wir uns das Trauma bewusst in Erinnerung rufen können oder nicht. Die Gedächtniszentren unseres Gehirns waren möglicherweise gar nicht als Zeugen unserer Leiden anwesend (wie das wissenschaftlich erklärt wird, werden wir etwas später sehen), aber der Körper war immer da, um alles zu fühlen, zu spüren und zu erleben und impulsiv darauf zu reagieren. Sie wissen also vielleicht nicht mehr, was passiert ist, aber Ihr Körper erinnert sich deutlich, wie es sich *anfühlte*. Und wenn Ihr Körper durch solche somatischen Abdrücke oder »gefühlte Erinnerungen« an den Vorfall erinnert wird, greift er instinktiv auf die kluge Reaktion Ihres Nervensystems in der damaligen Situation zurück, und die hat uralte und bewährte Formen: Kampf, Flucht, Abschalten, Erstarren oder Beschwichtigen.

Das vorsprachliche Traumagedächtnis

Es wurde dunkel im Zimmer und dann wieder hell, während ich mir alle Mühe gab, meine tränengefüllten Augen auf das Laub der im Wind schwankenden immergrünen Magnolie zu richten. Ich lag zusammengekrümmt wie ein Fötus auf einer Massageliege, in Kissen gebettet und einen Kokon aus schweren Decken gehüllt. Meine somatische Therapeutin saß neben mir, nicht in meinem Blickfeld, aber ich spürte sie. Mein Atem ging flach, mein Gehirn war vernebelt, und die Gliedmaßen fühlten sich innen kalt und außen taub an.

»Was nehmen Sie jetzt gerade wahr?«, fragte sie leise.

Ich suchte kurz die Wörter zusammen und sagte: »Mir ist ein bisschen schwummrig, als würde ich entschweben.«

Wieder eine kleine Pause und dann die leise Antwort: »Ja, das passt. Vielleicht sind es die Drogen oder die Gifte, mit denen Sie während der Schwangerschaft konfrontiert waren. Das Methamphetamin, das dieses etwas durchgedrehte, abdriftende Gefühl macht.« Dann nach kurzem Zögern: »Oder Ihr kleiner Körper konnte sich gegen dieses verstörende Erlebnis nicht zur Wehr setzen und schaltete ab – als einzige Möglichkeit blieb ihm die Dissoziation.«

Die Tränen, die mir in den Augenwinkeln standen, flossen auf einmal über, als eine unverhoffte Woge von Kummer, Einsamkeit und Traurigkeit über mich hinwegrollte. Ich erschauerte und zog die Knie noch fester an die Brust. Ich vergoss schluchzend immer weitere Tränen und drückte mir die Hand aufs Herz, das richtig wehtat. Diese Welle der Aktivierung ging hoch und ebbte wieder ab, und dann kam ich wieder zu Atem, die Muskeln lösten sich, und der Blick fand wieder zu den Dingen ringsum zurück.

»Wie Sie sehen«, ergänzte meine Therapeutin ermunternd, »weiß Ihr Körper ganz genau, was er zu tun hat. Wenn Sie jetzt langsam wieder in Ihren Körper und diesen Augenblick zurückkehren, würde es Ihnen dann vielleicht helfen, wenn ich mit den Händen leichten Druck auf die Oberseite Ihrer Füße ausübe, würden Sie sich dann eher geerdet fühlen?«

Ich überraschte mich selbst mit der augenblicklichen Antwort: »Das wäre ganz wunderbar, danke.« So saßen wir eine Weile da, ohne etwas zu sagen, und fühlten einfach in diesen Augenblick der Geborgenheit hinein. Gegen Ende der Sitzung wurde mir bewusst, dass ich mich jetzt ganz anders fühlte als beim Betreten des Zimmers. Leichter, unbeschwerter, hoffnungsvoll und aufgerichtet durch meine scheinbar angeborene Fähigkeit, in Augenblicken heftiger Schmerzen dazubleiben und sie zu verarbeiten.

Ich war damals Ende zwanzig und hatte meine erste somatische Sitzung zur Auseinandersetzung mit dem Trauma, das die Erlebnisse im Mutterleib bei mir ausgelöst hatten. Angefangen hatte ich diese Therapie eigentlich mit der Absicht, mein permanentes Gefühl der Wertlosigkeit und die Verlassenheitsangst aufzuarbeiten, die mein Leben zu beherrschen schienen. Diese Gefühle beeinträchtigten meine Fähigkeit, mein Innenleben in Worte zu fassen, meine Wünsche und Bedürfnisse zu äußern und mich in meiner eigenen Haut wohlzufühlen – ganz zu schweigen davon, dass ich mich als Mogelpackung fühlte, zu Co-Abhängigkeit neigte und eine ausgeprägte Sozialphobie hatte, der ich nur mit viel Alkohol beikommen konnte, um »locker« zu wirken. Hinzu kam noch eine extreme Essstörung und dergleichen. Ich wollte das alles nicht mehr, wollte nicht mehr von mir selbst und der Welt entfremdet sein. Doch ich konnte auch nicht selbst herausfinden, woher dieses Gefühl der Unvollständigkeit rührte, und so wandte ich mich hilfesuchend an meine somatische Therapeutin.

Groß war der Schreck, als unsere gemeinsame Arbeit schließlich zu meinem Geburtstrauma zurückführte, einer Form des Entwicklungstraumas, die bei psychiatrischen Diagnosen wie Depression oder Angststörung gern übersehen wird. Ich war immer davon ausgegangen, dass die Abwesenheit meines Vaters und der Tod meines Bruders die eigentlichen Ursachen waren. Tatsächlich ging es aber um die Traumatisierung im Mutterleib und bei meinem Eintritt in die Welt, als ich meiner Mutter sofort weggenommen wurde und auch die ersten Monate von ihr getrennt blieb, weil ich in dieser entscheidenden Zeit bei Pflegeeltern lebte. Das also war es, was mich auf Jahre hinaus mit großen Nöten belastete.

Seitdem war auch immer deutlicher geworden, dass ich »gut zu haben« war, anders als meine Geschwister, die viel mehr Aufmerksamkeit forderten und Unterstützung benötigten. In der Rückschau scheint mir allerdings, dass »gut zu haben« eigentlich mit »abgeschaltet« übersetzt werden sollte, denn von Babys erwartet man ja nicht, dass sie keinerlei Schwierigkeiten machen. Dass sie ihre Wünsche und Bedürfnisse nachdrücklich einfordern und lautstark nach den ihnen vertrauten Menschen verlangen, dass sie weinen, wenn sie beunruhigt sind, oder Grenzen testen, um sich zu behaupten, ist absolut altersgerecht.

Entwicklungstrauma

Die ersten Monate im Leben eines Kindes sind wichtig für den Aufbau einer gesunden Bindung beziehungsweise eines Gefühls der Geborgenheit, das dieses Kind durch sein Leben begleitet. (Darauf gehe ich im nächsten Kapitel näher ein.) Werden Neugeborene wie ich von der Mutter getrennt, fühlen sie sich bedroht, und diese

Gefühle der Unsicherheit prägen sie geistig und körperlich. Solche Körpererinnerungen bleiben bestehen und formen das Anpassungsverhalten an die Umgebung, während sie sich zugleich in quälenden seelischen und körperlichen Symptomen niederschlagen, die sich bis ins Erwachsenenalter hinein erhalten – Ängste, Zwangsstörungen, Depressionen, Sucht, chronische Schmerzen und mehr. Das Besondere an diesen frühen Erlebnissen ist, dass sie noch keine Sprache haben und folglich nicht beschrieben werden können. Deshalb erkennen wir sie unter Umständen nicht als Traumaauslöser und verbinden unsere Leiden nicht mit dieser Entwicklungsphase.

Viele tragen solche Traumata mit sich herum, ohne es zu merken. Ein Entwicklungstrauma überschattet das Leben eines Menschen, obwohl es nicht mit bewussten Erinnerungen verbunden ist. Die mit diesen frühen Erlebnissen freigesetzten Stresshormone bestimmen den Verlauf unserer Entwicklung, die Reaktionen unseres Nervensystems und unsere Fähigkeit, uns in der Welt zurechtzufinden. Solch ein Trauma ist die perfekte Brutstätte für beispielsweise Lernstörungen, Allergien und manches andere. Wer sich mit einem Entwicklungstrauma herumschlägt, zu dem es vom Zeitpunkt der Zeugung bis zur Entwicklung der Sprachfähigkeit mit zwei oder drei Jahren kommen kann, beginnt die Heilung, indem er einen sicheren Zufluchtsort in sich selbst schafft. In der herkömmlichen Gesprächstherapie wird ein Patient durch das Labyrinth seiner Vergangenheit geführt, um die tieferen Ursachen der gegenwärtigen Symptome und Kämpfe aufzudecken. Aber wie geht man mit Verletzungen um, die der Entwicklung der Sprache und folglich auch verbalisierbaren Erinnerungen vorausgehen? Anwender des Somatic Experiencing, also auch ich, beschreiten zusammen mit ihren Klienten einen Weg, der in der *Gegenwart* Gefühle von Sicherheit und Leichtigkeit ermöglicht.

In den Wochen und Monaten nach meiner somatischen Therapie erlebte ich immer wieder die gleiche ungezwungene Leichtigkeit wie am Ende der Sitzung. Ich kam deutlich besser mit meinen Gefühlen zurecht, konnte vermitteln, wo meine Grenzen waren, und im Alltag besser präsent und in meinem Körper bleiben. Ich fühlte mich sicher. Ich vertraute mehr auf meine eigenen Kräfte, aber vor allem war ich in meinem Körper geborgen, und das vielleicht zum ersten Mal überhaupt.

Posttraumatische Stressreaktionen

Wie *Verkörperter Schrecken* und andere wichtige Bücher zum Thema Trauma erkennen lassen, beispielsweise Babette Rothschilds *Der Körper erinnert sich*, werden Traumaerinnerungen im Körper gespeichert und aus diesem Körpergedächtnis oder impliziten Gedächtnis auch wieder abgerufen und erneut durchlebt. Durch solche Bücher wurde der Gedanke, dass ein Trauma durch die Reaktion auf ein Ereignis entsteht und tief im Körper verankert ist, in den Mainstream eingeführt, aber in Wirklichkeit ist diese Sicht schon über ein Jahrhundert im Gespräch. 1889 veröffentlichte der wegbereitende französische Psychologe, Arzt und Philosoph Pierre Janet das Buch *L'automatisme psychologique*, in dem er sich mit dem Phänomen der Dissoziation auseinandersetzt.[1] Seine Befunde stellten den entscheidenden Unterschied zwischen normalen und traumatischen Erinnerungen heraus und brachten den Gedanken ins Spiel, dass traumatische Erinnerungen vom Bewusstsein abgespalten (dissoziiert) und als Sinneswahrnehmungen, Affektzustände und gleichsam als Verhaltensanweisung im Unterbewusstsein (oder Unbewussten) abgespeichert sind – oder wie es der weltbekannte Autor Joe Dispenza ausdrückt: »Dein *Körper* ist dein Unterbewusstsein.«

Solche »Neuinszenierungen« bestimmter Verhaltensweisen (van der Kolk spricht hier von Re-Aktionen) können sich in subtiler oder deutlicher Form im Alltag präsentieren, beispielsweise als Vermeidung von Augenkontakt, weil die Augen der primären Bezugspersonen in der Kindheit voller Wut, Angst oder auch ausdruckslos waren. Dieser als bedrohlich empfundenen sensorischen Erfahrung haben wir bereits als Säugling oder Kleinkind entnommen, dass es besser ist, den Blick abzuwenden.

Auch an unserer Art der Stressbewältigung oder unseren Reaktionen auf Trigger sind solche Verhaltensweisen zu erkennen. Vielleicht haben Sie schon einmal gehört, dass Menschen, die Misshandlungen, Gewalt, Kriege oder auch Motorradunfälle erlebt haben und keine bewusste Erinnerung daran haben, urplötzlich von lähmenden Gefühlen, Empfindungen und körperlichen Reaktionen befallen werden, wenn bestimmte sensorische Auslöser vorausgehen. So schreibt Abram Kardiner in seinem Buch *The Traumatic Neuroses of War*, dass Kriegsveteranen, die wenig bis gar keine Erinnerungen an Kriegserlebnisse hatten (das nannte man früher Kriegsamnesie), urplötzlich Panikattacken bekamen und sich in Flashbacks in die Schützengräben zurückversetzt sahen, wenn sie mit der New Yorker Subway in einen Tunnel einfuhren.

Vielleicht kennen Sie Reaktionen dieser Art auch von sich selbst, zum Beispiel wenn jemand bei einem Ballspiel laut wird und Sie lähmende Angst befällt und Ihnen der Atem stockt, weil sich Ihr Körper an das wüste Gebrüll erinnert, mit dem Ihr Vater sich über Ihre Mutter hermachte, während Sie (ein Dreikäsehoch) und Ihre Geschwister sich irgendwo versteckten. Sie waren zu jung und zu traumatisiert, um sich an so etwas zu erinnern, und doch reagiert Ihr Körper darauf. In der Situation selbst fällt Ihnen vielleicht nicht auf, dass Sie von einer unbewussten Erinnerung getriggert worden sind, und die ganze Sache bringt Sie eher durcheinander, Ihre Reaktion kommt Ihnen selbst überzogen vor. Ich erlebe das häufig bei meinen Klienten und bis heute auch an mir selbst, wenn deutliche Reaktionen vorhanden sind, aber keine bewussten Gründe darauf hindeuten, dass ein Zusammenhang mit früheren Erfahrungen besteht.

So hatte ich vor Jahren eine Klientin beim Somatic Experiencing, die entsetzliche Angst vor Highways hatte und sich, wenn sie selbst am Steuer saß, lieber an Durchgangsstraßen oder Landstraßen hielt. Mit dieser Strategie vermied sie das Gefühl der Unsicherheit oder Gefährdung, und natürlich war das bei längeren Strecken sehr hinderlich. Da für sie nicht nachzuvollziehen war, woher die Angst kam, war sie ratlos. Sie hatte nicht nur das Gefühl, »verrückt« zu sein, sondern ihr Mann reagierte auch zunehmend frustriert, nachdem sie Eltern geworden waren. Das Ganze belastete sie selbst, ihre Ehe und die Kinder.

Obwohl es nicht unbedingt erforderlich ist, das ursprüngliche Trauma, die Kernverletzung, genau herauszuarbeiten, stießen wir bei unseren somatischen Sitzungen irgendwann darauf, dass der Anlass ihrer Ängste eigentlich Sattelzüge waren. Als sie erst ein paar Monate alt war, hatten sie und ihre Mutter auf dem Highway einen Unfall mit einem Sattelzug, der auf glatter Fahrbahn ins Schleudern geriet und ihren Wagen von der Straße drängte. Sie selbst hatte keine Erinnerung daran, aber ihr Körper erinnerte sich und versäumte es nie, sie an die mögliche Gefahr zu erinnern. Wir legten es bei unserer Zusammenarbeit darauf an, die Kopplung von Sattelzug und Gefahr zu lösen und ihr Mittel an die Hand zu geben, um sich in einem Auto sicher fühlen zu können. Es dauerte nicht lange, bis sie es immerhin auf dem Beifahrersitz aushielt, wenn ihr Mann das Auto über den Highway steuerte. Im nächsten Schritt konnten dabei sogar die Kinder im Wagen sein, und nach weniger als einem halben Jahr fuhr sie den Wagen mühelos selbst auf dem Highway.

Wenn ein Trauma als Reaktion wiederkommt, können wir getrost annehmen, dass diese Reaktionen uns immer etwas zu sagen haben. Es wäre falsch, dann einfach zu Selbstkritik und Selbstverurteilung überzugehen und uns anzufahren: »Was ist eigentlich los mit dir?« Stellen wir doch lieber die ernst gemeinte Frage: »Was ist mir passiert?« Mit dieser verständnisvollen Neuformulierung geben wir uns die Möglichkeit, mit Reaktionen wie Angst, Depression, Zwangsverhalten, Vermeidungsverhalten, Isolation und so weiter im Alltag besser zurechtzukommen.

Vielleicht handelt es sich bei den Dingen, die wir vorschnell einer Diagnose oder Störung zuschreiben, ja einfach um den absolut klugen Umgang von Gehirn und Körper mit dem von einem Trauma hinterlassenen Stress. Dann würden wir nicht mehr einfach von einer Zwangsstörung sprechen, sondern unser Verhalten als zwanghafte, aber eben auch sinnvolle Anpassungs-*Reaktion* auffassen. Einen als generalisierte Angststörung beschriebenen Zustand könnte man auch als eine der Anpassung dienende Angst-*Reaktion* betrachten. Und warum nicht eine posttraumatische Stressbelastung als posttraumatische Stress-*Reaktion* auffassen?

Explizites und implizites Gedächtnis

Um Traumaerinnerungen wirklich zu verstehen, müssen wir uns erst einmal die grundsätzliche Funktionsweise des Gedächtnisses vor Augen führen, insbesondere den Unterschied zwischen expliziten bewussten und impliziten unbewussten Erinnerungen.

Das explizite Gedächtnis

Das explizite Gedächtnis wird oft mit Wörtern wie »sprachlich« oder »deklarativ« umschrieben, weil es hier um Inhalte geht, die bewusst wieder aufgerufen werden können. Was wir gemeinhin als Gedächtnis bezeichnen, ist eben dieser explizite Teil. Zum Beispiel: »Mit neun bin ich mit Opa angeln gegangen. Es war ein richtig schöner Sommertag. Er trug seinen Lieblings-Fischerhut, der brachte nämlich Glück. An dem Tag habe ich meinen ersten Barsch geangelt!«

Es gibt zwei Unterarten des expliziten Gedächtnisses:

- Semantisches Gedächtnis: enthält allgemeine Kenntnisse von Fakten und Begriffen
- Episodisches Gedächtnis: Erinnerungen an persönliche Erlebnisse und Ereignisse

Explizite Gedächtnisinhalte werden vor allem im Hippocampus gespeichert, der sich im Alter von zwei bis drei Jahren entwickelt. Deshalb haben wir keine expliziten Erinnerungen an unser vorgeburtliches Leben, die Geburt oder die Säuglingszeit. Das explizite Gedächtnis fixiert die Umstände unseres Erlebens: wer, was, wo und wann. Das Wann ist besonders wichtig, weil nur explizite Gedächtnisinhalte einen Zeitstempel bekommen, der eine chronologische Einordnung erlaubt. So können wir frühere Erlebnisse von gegenwärtigen unterscheiden.

Das implizite Gedächtnis

Das meist als Körpergedächtnis eingestufte implizite Gedächtnis wird dagegen nicht bewusst erinnert. Es enthält nichtdeklarative, nichtsprachliche Inhalte, die in verschiedenen Gehirnregionen gespeichert werden, darunter Kleinhirn, Corpus striatum und Amygdala. Das implizite Gedächtnis entwickelt sich ab der siebten Schwangerschaftswoche. Beispielsweise entsteht jetzt das Muskelgedächtnis des Daumenlutschens, das wir schon im Mutterleib zur Beruhigung einsetzen. Ich hatte ein ganz süßes Sonogramm von meinem Sohn Noah vom Ende der zwanzigsten Schwangerschaftswoche, das ihn daumenlutschend zeigt.

Auch von diesem Gedächtnis gibt es einige Unterarten:

- Prozedurales Gedächtnis: Das Gedächtnis für einfache alltägliche Verrichtungen, über die man nicht aktiv nach-

denken muss, beispielsweise das Muskel- und das Impulsgedächtnis
- Emotionales Gedächtnis: Das Gedächtnis für Gefühlsregungen bei einem früheren Erlebnis
- Sensorisches Gedächtnis: Alles, was die fünf Sinne betrifft: sehen, hören, berühren, riechen und schmecken

In den folgenden vier Fällen dominiert das implizite Gedächtnis:

1. Vor der Entwicklung des Hippocampus und des expliziten Gedächtnisses im Alter von zwei bis drei Jahren gehören alle vorsprachlichen Erinnerungen zum impliziten Gedächtnis.
2. Bei traumatischen Erlebnissen, bei denen das Gehirn mit dem Überlebenshormon Cortisol überschwemmt wird, schrumpft der Hippocampus und wird abgeschaltet, weswegen die Bildung expliziter Erinnerungen behindert ist.
3. Wenn es zu Verletzungen des Gehirns kommt, die auch den Hippocampus betreffen.
4. Wenn es zu einer Dissoziation vom bewussten Denken kommt, sodass gar kein expliziter Gedächtnisinhalt gebildet wird.

Hier muss man sich vor Augen halten, dass implizite Erinnerungen im Unterschied zu expliziten keinen Zeitstempel bekommen, also nicht chronologisch fixiert werden, was uns erlauben würde, zwischen Vergangenheit und Gegenwart zu unterscheiden. Rad fahren oder Zähne putzen sind Verrichtungen, die keine feste zeitliche Bindung haben. Zudem hat auch eine emotionale Erinnerung – beispielsweise der Schmerz, den wir empfinden, wenn wir an einen geliebten Menschen denken – keinen festen Zeitbezug und kann uns deshalb jetzt genauso überrollen wie damals beim Tod dieses Menschen.

Der als »Angst-Arzt« bekannte Russell Kennedy hat einmal zu mir gesagt: »Ein Auslöser ist einfach emotionale Altersregression.«

Betrachtet man parallel van der Kolks Aussage, dass Trauma als Reaktion und nicht als Erinnerung wiederkommt, lässt sich wohl sagen, dass Körper und Gehirn bei der Auslösung einer impliziten Traumaerinnerung auf die emotionale Reaktion bei der Entstehung des Traumas zurückfallen, weil diese Gefühlsregung (Scham, Furcht, Angst, Zorn und so weiter) nicht zeitlich fixiert ist.

WIE BILDEN SICH ERINNERUNGEN?

Der vielschichtige Prozess der Bildung von Gedächtnisinhalten beginnt mit der Kodierung, das heißt mit der Verarbeitung von Sinneseindrücken in den primären Sinneszentren wie zum Beispiel dem Seh- und Hörzentrum. Diese Rohdaten werden dann zu einer zusammenhängenden Erinnerung verarbeitet. Im nächsten Schritt wird diese Information im Gedächtnis gespeichert. Das erneute Aufrufen der Gedächtnisinhalte geht vom Speicherort aus und läuft über den präfrontalen Cortex. So kommen wir an Erinnerungen heran, die kodiert und gespeichert wurden.

Vereinfachend können wir auch sagen: Bei diesem Prozess geht es um das Umwandeln, Einprägen und erneute Aufrufen von Information.

Sichtbare Wunden

Das implizite Gedächtnis kann sich auch im Körper abbilden, und zwar über dessen Faszien, Muskeln und Eingeweide. Auf diesem Wege wirkt es sich auf unsere Körperhaltung, unsere Impulse und unsere Art des In-der-Welt-Seins aus.

Aus der Zeit meiner Ausbildung zur Somatic-Experiencing-Anwenderin erinnere ich mich an ein Video, in dem Peter Levine mit einem Veteranen des Irakkriegs arbeitete. Dieser Mann, Ray, wurde verletzt, als eine improvisierte Sprengfalle hochging. Als er zwei Wochen später aus dem Koma erwachte, wurden bei ihm Gehirnschäden, eine posttraumatische Belastungsstörung, chronische Schmerzen und das Tourette-Syndrom diagnostiziert, das seinen Körper ununterbrochen zucken ließ. In einem gesonderten Interview zu diesem Fall merkte Levine an, dass die Tourette-Diagnose ihm nicht so ganz einleuchte, denn zu dieser Erkrankung komme es in der Regel nicht plötzlich.

In diesem Video arbeitete er an Rays Zuckungen am Hals, die er schließlich als verklemmte oder unvollständige Orientierungs- und Abwehrimpulse erkannte, die bei Ray auftraten, als sein Körper durch die Explosion in die Luft geschleudert wurde. Im ersten Moment der Explosion bestand Rays instinktive Schreckreaktion darin, Augen, Kopf und Hals in die Richtung der Detonation zu drehen und gleichzeitig schützend die Schultern hochzuziehen, wie eine Schildkröte, die sich in ihren Panzer verkriecht. Im Bruchteil einer Sekunde wurde er jedoch in die Luft geschleudert und sein Körper und Nervensystem völlig überwältigt, sodass der unvollständige Orientierungsversuch im Nacken stecken blieb und sich nach dem Aufwachen aus dem Koma ununterbrochen wiederholte. Sein Trauma kehrte als Reaktion zurück.

Peter ging in dieser Sitzung ganz langsam vor, und so bekam Ray die Möglichkeit, die unterbrochene Orientierungsreaktion bei der Explosion zu Ende zu führen. Wunderbarerweise, wenn auch eigentlich nicht überraschend, verschwanden Rays Zuckungen und Tourette-Symptome nach gerade einmal sechs Sitzungen mit Somatic Experiencing. In einem späteren Interview erzählte Ray: »Ich fing an, die körperlichen Mittel, die Peter mir beibrachte, selbst anzuwenden.« Heute nimmt Ray immer wieder als freiwillige Versuchsperson an Peters Arbeit zur Rehabilitation von Kriegsüberlebenden teil.

In der Zeit meines Fotojournalistik-Studiums habe ich einmal einen Film aus dem Ersten Weltkrieg mit dem Titel *War Neuroses* gesehen. Dieser 1917 erschienene Film von Major Arthur Hurst dokumentierte die medizinische Behandlung von Soldaten mit Granatenschock und Kriegsamnesie, die in ein Militärhospital im englischen Devon eingeliefert worden waren.[2] Die traumatisierten Soldaten litten aufgrund des Krieges an hartnäckigen Bewegungsstörungen wie Stolpern, Schlurfen, Zuckungen, tänzerisch anmutenden Bewegungsfolgen und Schlottern. Solche neurologischen Auffälligkeiten waren bei diesen Kriegsveteranen sehr verbreitet.

Paul Lerner schreibt in seinem 2009 erschienenen Buch *Hysterical Men: War, Psychiatry, and the Politics of Trauma in Germany, 1890–1930* über diesen Film: »Die bizarren Körperverrenkungen bei diesen Kriegsneurotikern waren, wie mir schien, deutliche Aussagen über die Gefahren der automatisierten neuzeitlichen Kriege (…) das ständige Zucken und Schlottern, vielleicht das kennzeichnende Symptom der Kriegsneurose, waren wie eine dem zerbrechlichen Körper eingeprägte Inschrift, die von dem wiederkehrenden donnernden Getöse der Explosionen kündete. Die Zuckungen der Patienten schienen den Rhythmus des pausenlosen Beschusses nachzubilden.«

2013 wurde am Center for Movement Disorders and Neurorestoration an der University of Florida eine weitere Studie zu diesem Film erstellt, die solche Erscheinungen unter dem Begriff »Combat Stress Reactions« (Kriegstrauma) zusammenfasst und folgende typische Symptome auflistet:

- Gehstörungen wie Unsicherheit, Schlurfen, häufiges Hinfallen, Stolpern, Lähmung
- Abnorme Körperhaltungen
- Gesichtsspasmen
- Kopfschlackern

- Tics und Konvulsionen
- Lähmende Panikattacken und Ängste
- Wortblindheit und -taubheit

Nachdem ich Rays Geschichte und die weiteren Forschungen zu diesem Thema kennengelernt hatte, stellte ich mir natürlich die Frage, wie sich das Trauma auf meinen eigenen Körper auswirkte. Die deutlich hochgezogenen Schultern, die eingesunkene Haltung, die ich schon jahrelang hatte, mein schlurfender Gang, mein Wiegen und Schaukeln, wenn ich angespannt war – all das waren sichtbare Zeichen der Scham. Die Haltungs- und Bewegungseigentümlichkeiten erzählten von einem kleinen Mädchen, das sich im Stich gelassen fühlte und verunsichert war, das nirgendwo richtig Anschluss fand und als Kleinkind gelernt hatte, sich mit diesem Schaukeln selbst zu beruhigen, wenn niemand da war, der sich um es kümmerte.

Das spätere Trauma durch die Vergewaltigung war ebenfalls sichtbar. Ich war Rechtshänderin, aber die rechte Seite war seit dem Überfall schwächer als die linke, sogar meine rechte Schulter hing etwa fünf Zentimeter tiefer als die linke. Ich konsultierte eine ganze Reihe von Chiropraktikern, die aber nichts ausrichten konnten, und erst später in der somatischen Therapie wurde mir klar, dass meine Haltung Ausdruck einer unabgeschlossenen Kampfreaktion während des Überfalls war. Ich war von rechts angegriffen worden, und als ich mich zu wehren versuchte, wurde ich überwältigt und ging stattdessen in die Erstarrung. Als ich mit meiner Therapeutin daran arbeitete, die Abwehrreaktion nach rechts zum Abschluss zu bringen, erfuhr ich deutliche Erleichterung. An unserer Körperhaltung ist nicht nur unsere Geschichte zu erkennen, sondern auch das, was der Körper empfand und nicht zum Ausdruck bringen konnte.

Ein traumainformierter Umgang mit Überlebenden

»Das hätte ich all die Jahre wissen sollen, da wäre meinen Traumaopfern viel zusätzliche Traumatisierung erspart geblieben«, sagte die Kriminalbeamtin. Leider muss ich sagen, dass ich das von vielen anderen auch gehört habe, die sich für die Opfer engagieren.

Ich hatte bei einer Tagung über Gewaltverbrechen in Virginia gerade ein Programm zu traumainformierten Ansätzen und zur Wiederherstellung von Gedächtnisinhalten vorgestellt, als diese Ermittlerin für Sexualdelikte in der Pause an mich herantrat.

Das war im April 2019, und ich hatte zu diesem Zeitpunkt bereits Schulungen in forensischer Neurobiologie unter Trauma-Gesichtspunkten für Angehörige der Polizei und des Militärs geleitet. Der April ist für mich immer ein zwiespältiger Monat und wird es bleiben. Erstens ist es der Gedenkmonat für die Opfer von Sexualverbrechen und zweitens der Monat, in dem ich selbst 2009 solch einen Überfall erlebte. Seit 2011 halte ich jedes Jahr im April Vorträge, in denen ich meine eigene Geschichte erzähle und mein Wissen vermittle, in der Hoffnung, dass niemand je wieder in der Phase der Aufarbeitung nach einem solchen Übergriff retraumatisiert wird.

Ich spielte von meinem Laptop leichte Hintergrundmusik, die den Saal erfüllte, während meine Zuhörerschaft aus Ersthelfern, Krankenpflegern, Polizisten und Kriminalbeamten allmählich in Richtung Ausgang strebte. Nach und nach sonderten sich um die zwanzig Personen ab und stellten sich hinter der Beamtin auf, die mich zuerst angesprochen hatte.

»Wie wär's?«, fragte ich, »sollen wir jetzt eine offene Diskussion oder eine Frage- und Antwortsitzung anschließen?« Sie nickten und suchten sich Plätze in der ersten Reihe, während ich mich auf den Rand des Podiums setzte und die Beine baumeln ließ. In der anschließenden Stunde hörte ich mehr zu, als dass ich selber sprach, während meine Zuhörerschaft sich zu den Hauptpunkten meiner Schulung äußerte, die ich jedes Jahr bei diesen Anlässen präsentiere:

- Ermittler sind darin geschult, Aussagen zusammenzutragen, die Rückschlüsse darauf zulassen, was, wann und wo etwas geschehen ist und wer daran beteiligt war. Traumatische Erinnerungen sind jedoch nicht als erzählbare Erinnerungen im expliziten Gedächtnis gespeichert. Man sollte lieber nach impliziten Erinnerungen forschen. Zielführende Fragen könnten ungefähr so lauten: »Gab es bei diesem Vorkommnis etwas sinnlich Wahrnehmbares? Erinnern Sie sich an Gerüche oder an Farben?« So lassen sich vielfach Erinnerungsbruchstücke mobilisieren, die den Ermittlern erlauben, eine Art Gesamtbild zu erstellen.
- Die Stadien der Gedächtnisarbeit umfassen Kodierung, Speicherung und Rückgewinnung. Bei Opfern mit ausreichend reguliertem Nervensystem kommt es manchmal zu einer »Gedächtnis-Wiederherstellung«, in deren Verlauf die nicht mehr zugänglichen traumatischen Erinnerungen wieder auftauchen. Dabei kann es sich um Erinnerungsbruchstücke, Flashbacks, einen überwältigenden Schwall oder um kurzzeitig aufblitzende Erinnerungen handeln.
- Implizite Erinnerungen werden ohne Zeitstempel gespeichert, aber Ermittler wünschen sich natürlich einen nachvollziehbaren Ablauf von Anfang bis Ende, wenn sie ihre Falldarstellung formulieren. Deshalb sollten sie sich bei der Befragung von Opfern darauf einlassen, dass es völlig in Ordnung ist, wenn die Dinge keine genau feststellbare Reihenfolge haben. Opfern darf man nie das Gefühl geben, ihre Darstellung sei unzusammenhängend und sie sollten sich unbedingt genauer erinnern. So etwas fühlt sich für die Opfer schnell als Urteil an und entfernt sie im-

mer weiter von impliziten und expliziten Gedächtnisinhalten, die vielleicht wiederhergestellt werden könnten.

- Wichtig ist auch, wo und wie die Befragung der Opfer stattfindet. Als Opfer muss man sich bei der Befragung sicher fühlen; ein kalter abgeschlossener Verhörraum kommt dafür nicht infrage. Vielmehr muss es eine warme einladende Umgebung sein, und die Ermittler sollten diese Eigenschaften ebenfalls ausstrahlen. Das erstarrte Nervensystem eines Opfers taut nur auf, wenn sich dieser Mensch sicher fühlt und ihm Vertrauen und Mitgefühl entgegengebracht werden.
- Der peripersonale Raum eines Menschen (die unmittelbare Körperumgebung), dessen Grenzen wir stets spüren, kann weitere Informationen liefern, wenn Erinnerungen nichts oder nicht genug hergeben.

Zur Veranschaulichung ein kleines Beispiel: Mein Mann David saß auf dem Beifahrersitz eines Wagens, der auf einer Kreuzung von einem anderen Wagen gerammt wurde, und zwar auf der Seite, auf der David saß. David war nach dem Unfall bewusstlos, aber der Fahrer konnte zu dem Fall Zeugenaussagen machen. Wäre David allein gewesen und hätte keine Erinnerung an das Geschehen gehabt, hätte ihn der aufnehmende Beamte vielleicht fragen können: »Wenn Sie sich ausmalen, wie der Unfall abgelaufen sein könnte, fällt Ihnen irgendwo Spannung in Ihrem Körper auf?« Dann hätte mein Mann vermutlich geantwortet, dass die Muskeln sich angespannt hätten, um den heftigen Stoß durch den Zusammenprall abzufangen.

Wenn man es mit den Opfern von Gewaltverbrechen zu tun hat, kommt es darauf an, zusammenhängende und seriöse Anhaltspunkte und Zeugenaussagen vom Opfer zu bekommen. Wenn jedoch die eingeschalteten Beamten keine Traumakenntnisse besitzen, wird sich das Opfer noch weiter verschließen.

Erinnern und Wiederherstellen sind zweierlei

Ich habe in meinem Berufsleben genug erlebt, um bei Leuten, die ihrer Aussage nach ein »furchtbar schlechtes Gedächtnis« haben, zu vermuten, dass sie eigentlich – unbewusst – sagen möchten, dass sie ein »furchtbares Trauma« erlebt haben. Witzigerweise gehöre ich selbst diesem riesigen Club an, dessen Mitglieder kaum Erinnerungen an ihre Kindheit haben. In dieser Zeit war unserem Gehirn nämlich etwas anderes wichtiger: das Überleben.

Kleine Körper mit noch kleineren Gehirnen und einem unausgereiften Nervensystem, das nicht mit Stress umgehen kann, sind in Notsituationen besonders ungeschützt. Und da Kinder noch verletzlicher würden, wenn sie versuchten, sich zu wehren oder zu fliehen, heißt ihre logische Überlebensstrategie Abschalten oder Dissoziation. In solchen Augenblicken koppeln sich kleine Kinder von der Gegenwart ab, und damit von sich selbst, von anderen, von ihrer Umgebung und letztlich auch von ihren Erinnerungen. Wenn wir in einem derart stressbelasteten Umfeld aufgewachsen sind, wo schlecht regulierte Menschen sich um uns kümmerten und wir Vernachlässigung, Misshandlungen und unzählige andere traumatische Dinge erfahren haben (mehr dazu in späteren Kapiteln), haben wir weder erzählbare Erinnerungen an das Trauma noch an schöne Dinge, die ebenfalls passiert sind.

Viele meiner Klienten sind in Sorge, weil sie keine Erinnerungen an ihre Kindheit haben, und meinen, sie müssten dort Spurensuche betreiben. Ich rufe ihnen dann ins Bewusstsein, dass Erinnern und Wiederherstellen zweierlei sind. Wie wir bereits erfahren haben, liegt das Trauma nicht im Ereignis selbst oder in dem, was wir möglicherweise dazu erzählen können, sondern befindet sich im Körper und den Instinktreaktionen des Nervensystems.

Laut Peter Levine liegt das Trauma in den Überlebensenergien und Bewältigungsstrategien, die wir auf wahrgenommene Bedrohungen oder Stress gewählt haben und die nach wie vor in unserem Körper verharren. Wir erkennen solche unbewussten Reaktionen an der Art unseres Umgangs mit schwierigen oder unangenehmen Situationen im Erwachsenenalter: wie wir Dinge kleinreden, wie wir abschalten, wie wir uns verkriechen oder weglaufen oder auf andere losgehen oder uns kleinmachen. Für Klein Brittany ergab sich aus der mehr als unbefriedigenden Situation im Elternhaus, gegen die sie nichts unternehmen konnte, eine Strategie des Wegduckens und Abschaltens, die schließlich in ein ständiges Verharren im Überlebensmodus überging. Gut erkennbar war das an meiner eingesunkenen Haltung im Erwachsenenalter.

Heilung winkt, wenn wir uns darauf einlassen, bei den Gefühlen zu bleiben, die einmal als zu überwältigend empfunden wurden. Dann können die gleichsam eingefrorenen Energien von Adrenalin und Cortisol mobilisiert und im Hier und Jetzt freigesetzt werden, was Körper und Nervensystem Gelegenheit gibt, das Gleichgewicht neu einzurichten und sich sicher und geborgen zu fühlen. Somatic Experiencing fördert diesen Prozess, in dessen Verlauf wir all das wiedererleben, zum Ausdruck bringen und zum Schluss vertreiben, was uns bis dahin nicht weiterkommen ließ. Im zweiten Teil dieses Buchs werden Sie erfahren, wie Sie sich mit einer neuen Selbstverständlichkeit und Sicherheit in der Welt bewegen, wenn Sie mit Ihrem Körper umzugehen gelernt haben. Und die beruhigende Lehre, die wir daraus ziehen können, lautet: Selbst wenn wir uns nicht an das Geschehen erinnern, können wir doch wieder ganz werden und die Geschichten der Vergangenheit zu einem Abschluss bringen, wenn wir einfach mit den Überlebensimpulsen und Reaktionen umzugehen lernen, auf die wir im Verlauf dieser Auseinandersetzung stoßen.

Schlussbetrachtung: Benennen Sie Ihre Reaktionen

Ich möchte Ihnen ans Herz legen, *jetzt* die Reaktionen zu betrachten, die die Geschichte Ihres Traumas erzählen. Sie gehen also nicht in die Vergangenheit zurück, sondern richten sich auf die Gegenwart aus und fragen sich, ob es emotionale Muster, Verhaltensmuster oder körperliche Besonderheiten gibt, die in Ihrem Alltag auftauchen.

Als Beispiele nenne ich hier meine eigenen posttraumatischen Stressreaktionen, die in diesem Kapitel vorgekommen sind:

1. **Gefühlsregungen:** Scham, Verunsicherung, Verlassenheitsangst und generalisierte Angst
2. **Verhaltensweisen:** Unfähigkeit, über mein Innenleben zu sprechen oder meine Wünsche und Bedürfnisse vorzubringen. Schweres Hochstaplersyndrom, ungesunde Co-Abhängigkeit, heftige Sozialängste, die nur mit großen Mengen Alkohol zu vertuschen waren, sowie gestörtes Essverhalten
3. **Weitere Beobachtungen, insbesondere körperlicher Art:** Dissoziation vom eigenen Körper, eingesunkene Körperhaltung, schwerfälliger Gang, Schwäche der rechten Körperhälfte

Ihre posttraumatischen Stressreaktionen

1. Gefühlsregungen:

   ____

   ____

2. Verhaltensweisen:

___

___

3. Weitere Beobachtungen, insbesondere körperlicher Art:

___

___

5
Einführungskurs Nervensystem

Es passiert nicht besonders häufig, dass eine Familienwanderung an einem klaren sonnigen Tag in Montana zu einem Musterbeispiel für die Schutzfunktion unseres Nervensystems wird – und weshalb es in einer plötzlichen Gefahrensituation mit seinen Reaktionen darüber entscheidet, ob daraus eine wunderbare Erinnerung oder jahrelanges Leiden wird.

David und ich packten unseren zweijährigen Noah ein und fuhren mit ihm in den Glacier-Nationalpark. Es war die letzte Maiwoche, die perfekte Zeit für einen solchen Ausflug, weil dann alle Wildtiere aus dem Winterschlaf erwachen, die sommerlichen Besucherströme noch auf sich warten lassen und die Wasserfälle und Seen durch das Tauwasser von den Bergen besonders frisch und klar wirken.

Wir waren passionierte Wanderer, an jenem Tag jedoch gezielt zur Ostseite des Parks unterwegs, um eine kurze Route für Anfänger um den Swiftcurrent Lake zu gehen – eine Schleife von knapp fünf Kilometern Länge ohne viel Höhenunterschied um diesen malerischen, von hohen Gipfeln gesäumten Hochgebirgssee herum. Es war der perfekte Weg für Eltern wie uns, die das erste Mal ein Kleinkind in der Kraxe bei sich hatten.

Als wir ankamen, fiel unser Blick gleich auf eine ganze Traube von Menschen am Ausgangspunkt, die fasziniert einem der vielen

Grizzlybären im Park zusahen. Der Bär stöberte am Ufer herum, und die Park-Rangerin erzählte uns, dass dieser Grizzly sich an eine Elchkuh und ihre zwei erst vor wenigen Tagen geborenen Kälber herangeschlichen und die Erschöpfung der Kuh ausgenutzt hatte, um eins der Kälber am Morgen zu erbeuten. Jetzt trieb er sich weiter in der Nähe herum, in der Hoffnung, auch das andere zu erwischen. Das schmerzte mein eigenes Mutterherz, aber ich verstand auch, dass es zum Kreislauf des Lebens dazugehörte. (Am nächsten Tag gelang es dem Muttertier, diesen Grizzly zu verjagen. Es gibt ein Video von dieser Konfrontation, das im Internet viral ging und sogar von großen Nachrichtendiensten verbreitet wurde.)

Die Park-Rangerin meinte, wir sollten vielleicht lieber einen anderen Weg in Richtung Lake Josephine mit seinem herrlich tosenden Wasserfall gehen, erwähnte aber zugleich, dass der restliche Schnee in den Bergen die Bären weit herunterkommen ließ und wir deshalb aufpassen und auf solcherart Begegnungen eingestellt sein sollten. Wir hatten unser Bärenspray an der Gürtelschlaufe hängen und stapften munter drauflos.

Die nächste Stunde wanderten wir durch dichten Nadelwald und schrien immer mal: »Heda, Bär!« Hin und wieder waren ringsum ähnliche Rufe zu hören und dazu das Klingeln der Bärenglocken anderer Wanderer. Zu wissen, dass wir nicht allein hier gingen und andere ebenfalls achtsam waren, gab ein wenig Sicherheit. Rücken und Schultern begannen mir wehzutun, weil ich mich ständig nach Bären umsah, und natürlich auch, weil ich Noah unbedingt selbst tragen wollte, um ihn möglichst nah bei mir zu haben. Mein Mann und ich waren es gewohnt, allein unterwegs und der Wildnis ganz nah zu sein, aber ein Kleinkind bei sich zu haben, war dann doch etwas anderes. Es erhöhte unsere Wachsamkeit und steigerte die Spannung und damit die Ausschüttung von Stresshormonen.

Vom Waldrand aus stiegen wir über eine schneebedeckte Hochgebirgswiese ab, wobei ich meine Schritte in Davids Fußabdrücke setzte. Wir hatten nicht erwartet, durch den Schnee laufen zu müssen, aber die Reihe anderer Wanderer in diesem mild winterlichen Gelände gab uns das Vertrauen, dass es keine große Sache und völlig ungefährlich sei. David war zu diesem Zeitpunkt ungefähr zwanzig Schritte voraus, und ich setzte eifrig meine Wanderstöcke ein, um die Balance zu halten. Der Weg führte weiter den Hang hinab, und ich spürte auf einmal einen Windstoß vom Gipfel in Richtung des links unten liegenden Lake Josephine.

Unter mir hörte ich etwas krachen, und als ich in Richtung Ufer blickte, sah ich, wie sich ein Schneebrocken vom Berg löste und ins dunkle Wasser stürzte. Entsetzt erstarrte ich. Mir war entgangen, dass sich das klare kristallblaue Wasser des Sees, das wir vor gerade einmal zwanzig Minuten vom anderen Ufer aus bestaunt hatten, von Türkis in Schwarz verwandelt hatte.

Erst da wurde mir klar, dass wir einen verschneiten, rutschigen Berghang oberhalb der dunkelsten und folglich tiefsten Stelle des Sees querten. Wenn ich mit Noah abrutschte, gab es keinen Uferbereich, der uns abfangen würde, keinen Flachwasserbereich, der den Fall bremsen konnte – nur dieses eisige schwarze Loch, das uns verschlucken würde. Noch heute, während ich dies schreibe, all die Jahre danach, fühlen sich meine Beine verkrampft und meine Finger taub an, und mein Atem geht flach. Mir klopft das Herz bis zum Hals, die Tränen stehen mir in den Augen, und meine Kehle und Brust werden eng. Reine Urangst.

Im Somatic Experiencing wird das als Freeze-Reaktion oder Erstarren bezeichnet.

Im Augenblick selbst, damals auf diesem Berg, kam plötzlich alles zum Stillstand, als rechneten Körper und Geist bereits mit dem Schlimmsten. Ich konnte weder sprechen noch denken oder mich bewegen oder irgendetwas tun. Ich war wie gelähmt. Wie ein Hirsch, der wie gebannt in die Scheinwerfer des heranbrausenden Wagens starrt, war ich eingefroren wie die Gletscher über uns. So stand ich da und konnte den Blick nicht von der dunklen Masse fünfzig Meter weiter unten abwenden. Ich wusste, ich musste mich bewegen, aber meine Beine folgten einfach nicht. Immerhin merkte ich, dass ich meinen Körper nicht mehr unter Kontrolle hatte und mein Gleichgewichtssinn aussetzte und ich besser dran wäre, wenn ich nicht mehr stand. Langsam ließ ich mich zu Boden, ein bisschen nach hinten und zur Seite geneigt, sodass sich die Kindertrage im Schnee verkeilte.

»Alles in Ordnung?«, wollte jemand wissen. Ich hatte gar nicht gemerkt, dass sich hinter mir bereits andere Wanderer stauten. Sie wollten alle über diesen steilen Vorsprung absteigen.

Ich versuchte zu antworten, brachte aber nichts heraus.

»Brauchen Sie Hilfe?«, wurde ich gefragt. Jemand rief David zu: »He, ich glaube, hier wird Hilfe benötigt!«

David. In meiner Not hatte ich ganz vergessen, dass David da war. Gott sei Dank! Ein kaum hörbarer Seufzer kam mir über die Lippen, als ich den Blick endlich nach vorn richten konnte und in die Augen meines Mannes sah.

»Bleib, wo du bist, Süße, ich komme«, sagte er ganz ruhig.

Jetzt rollten mir die Tränen über die Wangen, und ich atmete scharf ein, als wäre es das erste Mal. Auf einmal war ich wieder ganz da und fand auch wieder Worte, während das Gefühl der Hilflosigkeit verschwand.

»Noah, mein Kleiner, Mama ist da und hält dich. Und Papa kommt jetzt auch«, redete ich unserem Sohn zu.

»David«, sagte ich vollkommen sachlich, »ich bin wie erstarrt und kann mich nicht rühren.«

David war nur noch ein paar Schritte entfernt. Die verknoteten Muskeln in meinen Beinen begannen sich zu lösen und nachzugeben. Mir war, als schwebte ich über meinem Körper und blickte auf die Szene hinunter. Die Dissoziation gewann die Oberhand.

Zur Dissoziation (bei der man sich körperlich und geistig aus der Gegenwart entfernt) kommt es, wenn das Nervensystem nicht mehr mithalten kann.

Dann war David bei mir und hielt meine Hand. Die körperliche Berührung gab mir einen unverstellten Weg zurück ins Hier und Jetzt. Während mein Blick sein Gesicht erfasste, langte ich instinktiv mit der Hand über die Schulter, um Noahs Fingerchen zu halten. Das machte mich wach und ließ meinen Körper auftauen – von einem tauben Nichts zu ersten Wellen des Zitterns und Schlotterns.

Das geschah nicht wegen der Kälte, es war etwas anderes. Es waren die Stresshormone meiner Fluchtreaktion, die mir sagten, dass ich in Gang kommen sollte, damit wir hier wegkämen.

Kurz darauf hatten David und ein anderer Mann mich wieder aufgerichtet. Während ich in meine Standsicherheit zurückfand, wusste ich zugleich, dass ich mich nicht zusammen mit Noah tragen lassen durfte, sonst würden Adrenalin und Cortisol im Körper verharren und eine giftige innere Atmosphäre schaffen. Von diesem Augenblick hing es ab, ob ich eine weitere Traumatisierung erlebte oder der Vorgang zum Abschluss kommen konnte und mein Nervensystem widerstandsfähiger machte. Mir war klar, dass mein Nervensystem sich da durchboxen musste und niemand mir das abnehmen konnte, während ich zugleich wusste, dass ich es nicht allein schaffen konnte.

»Ich kann nicht gehen, ich muss aber gehen«, sagte ich ganz direkt. »Ich muss mich bei dir abstützen, sonst habe ich kein Gleichgewicht.« So stapften wir langsam zurück zum Waldrand. Schritt für Schritt stemmte ich mich hinauf und schöpfte Kraft aus den Energieschüben in meinen Beinen und der jetzt innerlich aufbrandenden Hitze.

Ich verfolgte die Mobilisierung in meinem Körper und spürte, dass ich das tat, was ich am besten konnte: mich am Leben erhalten. Wie die Elchkuh, die um das Leben ihrer Kinder kämpfte. Als wir im Wald unter den Bäumen waren, entrang sich mir ein tiefer Seufzer. »Möchtest du dich setzen?«, fragte David. Mir wurden meine zittrigen Beine und das jagende Herz bewusst. »Nein, nein, ich muss diese Energie vollständig abbauen«, gab ich zurück und fing an, Noah von meinem Rücken zu hieven, damit David ihn tragen konnte. Wir folgten weiter unseren Spuren, und als ich voraus eine Art Lichtung mit Gestrüpp erblickte, ging ich darauf zu.

»Ich brauche noch ein paar Minuten«, sagte ich.

Mein Nervensystem kam aus der Erstarrung heraus und löste sie in einer Fluchtreaktion, die einen weiteren Teil der Überlebensenergie umsetzte und abbaute.

In diesem lichten Gehölz begann ich meine Hände zu schütteln, als hätte ich sie gerade gewaschen. Die Finger kribbelten, dann die Arme und schließlich die Füße und zuletzt die Beine. Schütteln, Kribbeln, Schwitzen, Schnaufen, Stimmeinsatz – die Urreaktion meines Nervensystems konnte Zentimeter für Zentimeter meinen Körper verlassen.

Das ist einer der fünf entscheidenden Schritte des Somatic Experiencing. Mehr darüber erfahren Sie im zweiten Teil dieses Buchs.

Es dauerte nicht lange, bis diese heftigen Wellen wieder abebbten. Irgendwann beugte ich mich vor, mit einer Hand auf dem Knie und der zweiten nach David tastend. Er nahm sie, und da war mein Nervensystem auf einmal wieder im regulierten Zustand. In Sicherheit und Verbundenheit, in Ruhe und Aufarbeitung. Dann richtete ich mich langsam auf und lenkte meine Aufmerksamkeit auf mein Schwerkraftzentrum, mein Gleichgewicht und die Stabilität meiner Füße. Ich tat mit dem rechten Fuß einen winzigen Schritt vor und gab vorsichtig mein Gewicht hinein, als ginge ich auf Eis und wollte seine Festigkeit prüfen. Ich tat einen weiteren kleinen Schritt nach rechts und dann nach links.

In dem Wissen, dass die Dissoziation weit über den kritischen Augenblick hinaus anhalten kann, war ich darauf aus, mich so gut wie möglich wieder in meinem Körper zu verankern.

Da ich jetzt wieder ganz unaufgeregt auf den See blicken konnte, wusste ich, dass der Zyklus der Stressreaktion abgeschlossen war.

Sprung in die Gegenwart. Ich sitze in unserem Bibliothekszimmer und sehe mir das an der gegenüberliegenden Wand hängende Bild von Noah am Ufer des blauen Lake Josephine an, das nicht lange nach meinem Schreckensaugenblick an dieser Stelle entstand. Auch jetzt, da ich mich an die Sicherheit und den Frieden nach dem überstandenen Ereignis erinnere, fühle ich diese Erleichterung und dieses Zur-Ruhe-Kommen in meinem Körper.

Weil ich damals auf diesem Berg betont langsam agierte und der somatischen Verarbeitung Raum ließ, konnte ich diesen Weg vier Monate danach noch einmal mit meiner Mutter gehen. Der Schnee war inzwischen geschmolzen, und von diesem lähmenden Gefühl und der Beunruhigung war nichts mehr da.

Ich habe das Erlebnis seinen natürlichen Abschluss finden lassen, ich habe die natürlichen Wellen meines Nervensystems verstanden und sie sinnvoll genutzt, und so kann ich jetzt mit Dankbarkeit auf das Ganze zurückblicken und sehe, wie sinnvoll die Überlebensreaktionen meines Körpers waren, um mich das Ganze gut überstehen zu lassen.

Das Nervensystem verstehen

Unser Nervensystem ist praktisch bei allem aktiv, was unser Leben und Wohlergehen ausmacht – Gedanken, Verhaltensweisen, Gefühlsregungen, Empfindungen, Hormone, Muskulatur, Eingeweide und Faszien, Immunsystem, Impulse und vieles andere. Insbesondere ist es an diesen vier Grundfunktionen beteiligt:

1. Willkürliche und unwillkürliche Bewegung
2. Aufrechterhaltung der körperlichen Homöostase durch Überwachung und Unterstützung vieler automatischer Funktionen

wie Pulsfrequenz, Stoffwechsel, Körpertemperatur, Hormonhaushalt, Stress- und Überlebensreaktionen, Atmung, Gewebeerneuerung, Schlaf-Wach-Zyklus und so weiter
3. Innere Überwachung: Wahrnehmen von Reizen und möglichen Bedrohungen und anschließende Reaktion darauf, indem Hormone ausgeschüttet werden, die den Umgang mit Stress- und Überlebensreaktionen steuern
4. Verarbeitung von Gedanken, Gefühlen und Emotionen

Die Polyvagal-Theorie

Die Polyvagal-Theorie (PVT) ist ein grundlegend neues Rahmenkonzept für das Verständnis der Funktionsweise unseres Nervensystems. Aufgestellt wurde diese Theorie von dem Psychologen und Neurowissenschaftler Stephen Porges. Sie unterstreicht die Bedeutung des Nervensystems für unsere *Sicherheit, Verbundenheit und Regulation.* Wenn sich Menschen sicher fühlen, so Porges, stellt sich ihr Nervensystem in den Dienst der Homöostase, also der Gesundheit, des Wachstums und der Wiederherstellung, und zugleich stellt es sich der Kontaktaufnahme mit anderen Menschen zur Verfügung. Erstmals trug Porges seine Polyvagal-Theorie 1994 vor. Seine Kollegin Deb Dana übertrug die Theorie in ein umsetzbares Therapiemodell. Zusammen gründeten sie das Polyvagal Institute, das im medizinischen Bereich tätige Menschen (darunter auch mich) ausbildet. Die PVT wird heute als Grundlage vieler Therapieansätze betrachtet, unter anderem des Somatic Experiencing. Im weiteren Verlauf erfahren Sie mehr über die Lehre, Praxis und Anwendungsmöglichkeiten der von Porges und Dana entwickelten PVT. Die PVT hat drei Organisationsprinzipien:

1. **Koregulation:** Die Verbundenheit mit anderen als Sicherung des Überlebens ist unserem Nervensystem besonders wichtig.
2. **Neurozeption oder »Aufspüren ohne Wahrnehmung«:** Unser Körper verfügt über ein inneres Überwachungssystem, das unsere Sinneseindrücke nach Hinweisen auf Sicherheit oder Gefahr absucht, und zwar außerhalb unserer bewussten Wahrnehmung. Das geschieht demnach unbewusst oder unterbewusst.
3. **Hierarchie:** Unser Nervensystem hält sich bei wahrgenommener Gefahr an eine vorgezeichnete Überlebensstrategie.

Das werden wir uns in diesem Kapitel im Einzelnen ansehen.

Koregulation: Die Wissenschaft der Verbundenheit

Koregulation ist die Wissenschaft des Miteinanders, die beweist, dass es uns zusammen besser geht. Menschen sind von Geburt an auf Verbundenheit als einer Art biologischem Imperativ eingestellt – wir brauchen sie zum Überleben.

Wir sind darauf angewiesen, dass sich unsere primären Bezugspersonen um unsere Ernährung, Unterbringung, Sicherheit und Versorgung kümmern, und unsere Fähigkeit, uns selbst zu beruhigen und zu trösten, entsteht dadurch, dass zunächst andere da sind, die uns beruhigen und trösten. Mit der Geburt beginnt unser lebenslanges unbewusstes und daher wortloses Streben nach Verbundenheit und Miteinander.

Das habe ich ganz direkt bei der Geburt meiner Kinder erlebt. Ich hatte von diesen Instinkten gelesen, war dann aber trotzdem überwältigt von der reinen Liebe, mit der meine beiden Kinder alle Gelegenheiten zur Verbindung und Bindung wahrnahmen, und zwar schon Augenblicke nach der Geburt. Beide schauten sie mir beim Eintritt in diese Welt ins Gesicht und begannen schon Minuten nach der Geburt mit dem »Brustrobben«, mit dem sich ein

Neugeborenes selbstständig zur Mutterbrust hin bewegt, während es auf dem Bauch der Mutter liegt.

In den Tagen und Wochen nach der Geburt staunte ich über die geradezu übersinnliche Fähigkeit meiner Kinder, die ihnen offenbar sagte, ob ich in der Nähe war oder nicht. Der Kinderarzt erklärte mir einmal: »Das ist so, weil sie Ihre Milch riechen, die sie ja zum Überleben benötigen.« Ich weiß aber auch, dass sie meine Gegenwart wahrnahmen und sich aufgrund von »Herzkohärenz« darauf einstimmten. In der wissenschaftlichen Betrachtung dieser Form des Zusammenhalts geht man davon aus, dass das Magnetfeld des Herzens das stärkste vom Körper hervorgebrachte rhythmische Feld ist. Es wirkt ein gutes Stück über die Körperoberfläche hinaus in die Umgebung hinein und sagt etwas über unseren emotionalen und körperlichen Energiezustand aus. Wenn man sich lange genug in der Umgebung eines Menschen aufhält, passt sich die eigene Herzfrequenz an die des anderen an, und dann kann die Verbundenheit der Regulation dienen, aber auch zur Ursache einer Fehlregulation werden, wenn der andere ängstlich, wütend oder deprimiert ist.

Bei meinen Kindern konnte ich die Wirkung dieser Herzkohärenz ganz direkt verfolgen, wenn sie aufwachten und quengelig wurden oder weinten, sobald ich das Zimmer verließ. Andererseits wurden ihre Atemzüge langsamer und ihr Schlaf tiefer, wenn sie mit Hautkontakt auf meiner Brust lagen. Meine Hebamme hatte mir gesagt, das vertiefe die Bindung und ich solle es deshalb so oft wie möglich tun. Fühlte ich mich überfordert oder überreizt, flossen bei ihnen die Tränen.

Durch die PVT wusste ich, dass diese ersten Lebensjahre meiner Kinder voller Weichenstellungen für die weitere Entwicklung ihres Nervensystems waren und mein Nervensystem wegen der Koregulation eine wichtige Rolle dafür spielte. Solange ihr Nervensystem noch nicht unabhängig agierte, würde es die Verfassung meines Nervensystems abbilden – man spricht hier gern von »Spiegelneuronen« und »Spiegelemotionen«. Wenn ich ängstlich oder deprimiert war, waren sie es auch, und war ich ruhig, dann ging diese Ruhe auf sie über.

Vom Kleinkindalter an geben Augenblicke der gesunden Verbundenheit mit anderen unserem noch nicht voll entwickelten Nervensystem Rückhalt und erlauben ihm Selbstregulation, während Augenblicke der Beziehungslosigkeit oder Schutzbedürftigkeit Überforderungsgefühle verstärken und zur Gewohnheit gewordene Überlebensmuster so vertiefen, dass wir sie bis ins Erwachsenenalter beibehalten. In dieser Welt, die Selbstständigkeit so wichtig nimmt, gehen wir gern davon aus, dass unsere Mittel der Selbstberuhigung so in uns angelegt sind, dass wir sie einsetzen können, bevor andere uns Beruhigung und Trost zu schenken vermögen. Die PVT lässt jedoch erkennen, dass das Gegenteil zutrifft: Die Koregulation schafft die Basis, von der aus wir Selbstregulation erlernen können. Wie gesagt ist unser Nervensystem von Natur aus auf Verbundenheit ausgerichtet, und wenn wir uns in unseren frühen Jahren nicht auf gesunde Weise eingebunden fühlen, lernen wir möglicherweise daraus, dass wir in uns selbst nicht geborgen sein können, wenn wir es unter anderen nicht sind. Porges meint dazu: »Trauma schmälert unsere Fähigkeit, uns auf andere einzulassen, weil es Schutzstrategien an die Stelle von Verbindungsmustern setzt.«

Kontaktaufnahme

Weiterhin erklärt Porges, dass unserem Nervensystem ein komplexes System der Kontaktaufnahme (engl. Social Engagement System, SES) mitgegeben ist, das über die Verbindung von Herz und Gesicht durch den Vagusnerv wirksam wird. Der Vagusnerv kommuniziert nämlich die jeweilige Verfassung unseres parasympathischen Nervensystems, sodass unser Gesicht immer das wiedergibt, was unser Herz fühlt. Dieses System der Kontaktaufnahme sendet und sucht ständig Zeichen des Willkommenseins oder Warnzeichen, die wir über Augen, Ohren, Stimme, Gesichtsausdruck und Kopfbewegungen vermitteln. Und wie gesagt, diese Signale senden wir nicht nur, sondern empfangen sie auch.

Als ich während unserer Wanderung den Blickkontakt zu David herstellte, fühlte ich mich sofort in Sicherheit. Seine ruhige Stimme, die Berührung seiner Hand und Noahs Fingerchen in meiner, das waren tiefe Eindrücke, die Ruhe und Regulation ermöglichten, als ich zu überfordert war, um mich selbst regulieren zu können.

Ein weiteres Beispiel für die Wirkungsweise dieses eingebauten Systems der Kontaktaufnahme ist, dass wir beim Umgang mit Kleinkindern oder Welpen instinktiv zu einer gurrenden Babysprache mit lauter Koseworten übergehen, ohne es auch nur zu merken. Hier erklärt die PVT, dass der Vagusnerv, wenn wir uns in einem regulierten Zustand befinden, vermehrt Signale in die Organe der Stimmbildung sendet, was sie durchlässiger macht und eine tiefere Koregulation ermöglicht. Daran lässt sich ebenfalls ablesen, dass unser Nervensystem zuerst und vor allem auf Verbindung aus ist.

Das System der Kontaktaufnahme besteht aus miteinander verbundenen Bahnen des Vagusnervs und unserer Gesichts- und Kopfnerven. Dieses Zusammenwirken regelt:

1. **Unseren Gesichtsausdruck (den emotionalen Ausdruck):** In der Verbundenheit und einer regulierten Verfassung stehen uns alle emotionalen Ausdrucksmöglichkeiten zur Verfügung, und wir senden klare Willkommens-Signale, die uns jedoch nicht mehr zur Verfügung stehen, wenn wir meinen, uns schützen und distanzieren zu müssen.
2. **Die Augenlider (den sozialen Blick):** Im regulierten und verbundenen Zustand blicken unsere Augen freundlich und präsent. Gehen wir dagegen in eine Schutzhaltung oder in die Dis-

tanz, weiten sich die Pupillen, um mögliche Gefahren sofort zu erfassen, oder der Blick wird distanziert und senkt sich.

3. **Unser Mittelohr (das Wahrnehmungsorgan für menschliche Stimmen):** Solange wir in einer regulierten und verbundenen Verfassung sind, werden die Mittelohrmuskeln so aktiviert, dass mittlere Frequenzen wie menschliche Stimmen besonders gut hörbar sind und ein Gespräch dadurch bedeutungsvoller wird. In einer Schutzhaltung oder distanzierten Haltung dagegen werden diese mittleren Frequenzen gedämpft und deshalb schlechter gehört, weil die Ohrmuskeln ihre Spannung auf tiefe Frequenzen einstellen, evolutionär betrachtet auf Geräusche wie ein Knurren, dumpfe Schläge oder dröhnende Laute. Das kann Gespräche im Überlebensmodus erschweren.
4. **Kopfneigung (als soziale Geste und zur Orientierung):** Im regulierten und verbundenen Zustand signalisiert eine leichte Kopfneigung Interesse und echten Kontakt. Diese Nackenbewegung regt auch den Vagusnerv zur Regulierung an.

In einer zunehmend digitalisierten Welt, in der wir ständig über soziale Medien, Nachrichtenkanäle und so weiter kommunizieren können, sind wir trotzdem isolierter und einsamer als je zuvor, und Verbundenheit ist schwerer zu finden und herzustellen. Was wir bei jungen Menschen an Fehlregulierung und krankhaften psychischen Zuständen erleben, könnte auf fehlende Gesicht-Herz-Verbindung und echte Koregulation zurückzuführen sein.

Hier muss auch betont werden, dass Koregulation uns nicht nur ein Gefühl der Sicherheit gibt, sondern auch in Richtung Fehlregulation gehen kann. Wenn Sie sich viel in der Nähe von jemanden aufhalten, der oder die in chronischer ängstlicher Anspannung lebt, wird davon etwas auf Ihr Nervensystem und damit auf Sie übergehen. Auch Depressivität eines anderen wird mit der Zeit auf Sie abfärben.

Neurozeption: Die Wissenschaft der Sicherheit

Als Neurozeption wird die Fähigkeit des Körpers bezeichnet, Sicherheitslücken wahrzunehmen, die unter unserer Bewusstseinsschwelle liegen. Es handelt sich also um ein körperliches Spüren, das nicht von Wahrnehmung im eigentlichen Sinne begleitet ist. Den Begriff hat Stephen Porges für die Fähigkeit unseres vegetativen (oder autonomen) Nervensystems geprägt, Anhaltspunkte für Gefahr oder Sicherheit ohne Einbeziehung der Denkfähigkeit unseres Gehirns aufzugreifen.

Neurozeption geht vom Hirnstamm aus, der auch als Reptilienhirn bezeichnet wird und den Überlebensinstinkt und seine Impulse sowie die Sprache der Sinne beherbergt. Denken Sie an eine Eidechse. Sie setzt für ihre Wahrnehmung der Welt alle Sinne ein und orientiert sich in alle Richtungen anhand von Lauten, Gerüchen und allem Fühlbaren und Sichtbaren. Sie hält inne, orientiert sich und flitzt dann plötzlich weg oder erstarrt. Wir besitzen diese instinktiven Fähigkeiten auch noch, wir erspüren unsere Umgebung und reagieren auf kleinste Impulse. Unsere Ahnungen und Bauchgefühle, die uns sagen, ob irgendetwas »faul« ist, sind Ausdruck unserer Neurozeption à la Spidey.

Trigger und Glimmer

Porges fand heraus, dass unser Nervensystem immer alles genau verfolgt, was in uns und um uns herum vorgeht, um zu ermitteln, ob wir uns sicher fühlen können oder nicht. Bei der Neurozeption bedient sich unser Nervensystem dreier Ausrichtungen unseres Unbewussten: auf das Innere, das Äußere und alles, was dazwischenliegt. Dieser Scan umfasst:

1. **Das Körperinnere:** Eingeweide, Muskeln und sonstige Organe
2. **Umgebung:** Das unmittelbare Umfeld und die Welt insgesamt

3. **Das Geschehen zwischen Ihnen und anderen Menschen:** Auf der Ebene des Nervensystems und nicht des denkenden Gehirns

Neurozeptive Anhaltspunkte für Sicherheit nennen wir »Glimmer« (oder »Schimmer«) und solche für Gefahr heißen »Trigger«. Ob wir uns sicher oder unsicher fühlen, ist von Mensch zu Mensch verschieden. In der folgenden Tabelle sind ein paar Beispiele aufgeführt.

	INNEN	AUSSEN	DAZWISCHEN
Gefahrenhinweise (Trigger)	Herzrasen, Kurzatmigkeit, Gehirnnebel, Übelkeit, Angst, Überforderung, Ärger, Scham, Furcht	Laute Geräusche, Chaos, bedrohliche Wetterbedingungen, Weltereignisse, Alleinsein, Fremd-Sein, keine Verpflegung, keine Unterkunft	Geschrei, monotone Stimme, starrer Gesichtsausdruck, Vorwürfe bekommen, ignoriert, abgelehnt oder beurteilt werden
Anhaltspunkte für Sicherheit (Glimmer)	Ruhiger Herzschlag, gleichmäßiger Atem, geistige Klarheit, entspannte Haltung, innerer Frieden, Begeisterung, Beherrschung	Vertrautheit, sonniges Wetter, ruhige Umgebung (Geräusche und Gerüche), Nahrung und Unterkunft vorhanden	Lächeln, freundliche, einladende Stimmlage, freundlicher Blick, Akzeptanz, Lachen, Verspieltheit, einfühlsame Beziehung

Basierend auf der Polyvagal-Theorie haben Porges und Dana diese Liste von Triggern und Glimmern erstellt. Damit können Sie herausfinden, was Ihr Nervensystem als sicher (Ihre Glimmer) und unsicher (Ihre Trigger) empfindet. In Anhang A, S. 334, können Sie dazu einen Vorlagebogen ausfüllen.

Das getriggerte Gehirn

Um formulieren zu können, was »getriggert« eigentlich bedeutet, werden wir uns erst einmal den wissenschaftlichen Hintergrund vergegenwärtigen. Bei Triggern ist es so, dass sich unser zugehöriges Erleben hauptsächlich im Unterbewussten, das heißt im Reptiliengehirn oder Stammhirn und im Säugetiergehirn oder limbischen System, abspielt. Das limbische System ist für Verbundenheit, Gefühle und Gedächtnis zuständig. Im Zusammenhang mit Trauma ist jedoch noch wichtiger zu betonen, dass sich dort die Amygdala, das »Bedrohungszentrum« des Gehirns, befindet. Da das limbische System in enger Verbindung mit dem Hirnstamm oder Reptiliengehirn steht, beeinflusst es die dort verankerten Grundfunktionen wie Atmung, Herzschlag und Verdauung.

Die Amygdala selbst hat die ganz wichtige Aufgabe, uns vor erkannten Gefahren zu schützen. Wenn sie Gefahrenhinweise (Trigger) registriert, die vom Reptiliengehirn ausgehen, löst sie eine ganze Kaskade von Überlebensreaktionen aus:

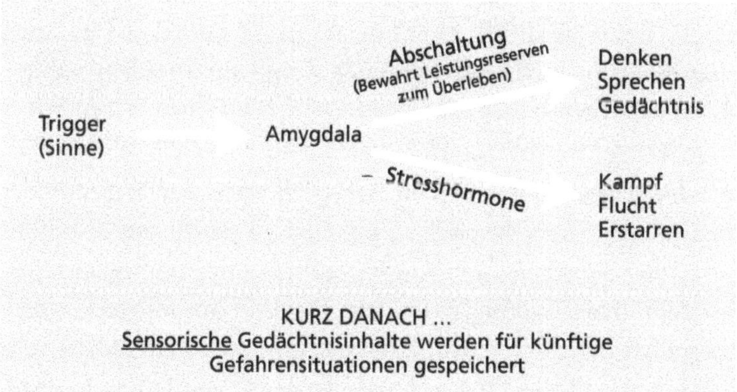

1. Ihr Körper setzt Stresshormone wie Adrenalin und Cortisol frei, um Sie bewegungsbereit zu machen. *So wie ich auf unserer Wanderung am Berg mit Adrenalin überschwemmt wurde.*

2. Das löst den physiologischen Impuls aus zu kämpfen, zu fliehen oder abzuschalten. *So wie ich in Panik geriet, mich aber nicht bewegen konnte.*
3. Bei Aktivierung der Amygdala werden nicht überlebenswichtige Bereiche heruntergefahren, sodass Ihr Gehirn mehr Kapazität für die Sicherung des Überlebens hat. *Deshalb konnte ich nicht antworten, als mich andere Wanderer fragten, ob ich Hilfe benötigte.*

Dass wir bei Aktivierung der Amygdala reagieren, bevor wir auch nur denken können, hat einen Grund. Alle nicht überlebenswichtigen Hirnregionen werden dann teilweise oder ganz deaktiviert, darunter auch das Sprachzentrum, der präfrontale Cortex, der für das rationale Denken zuständig ist, und der Hippocampus, wo Gedächtnisinhalte gespeichert werden. Grundsätzlich ist es so, dass das Urwissen des Reptilien- und Säugetiergehirns in Überlebenssituationen Vorrang vor den evolutionsgeschichtlich neueren Anteilen des menschlichen Gehirns hat. Seien Sie also nicht überrascht, wenn Sie einmal so richtig getriggert sind, dass Sie keinen Zugriff mehr auf Logik, Rationalität und Ihr Problemlösungsdenken haben.

In Trigger-Situationen reagieren wir auch deshalb schneller, als wir überlegen können, weil die Amygdala einfach schneller als der präfrontale Cortex anspricht. Sie sendet innerhalb von 200 Millisekunden Signale an den Körper, während der präfrontale Cortex dafür 3 bis 5 Sekunden braucht. Das lässt uns im Gefahrenfall so gut wie ohne Zeitverzug reagieren, etwa wenn ein Messer vom Tisch fällt und wir ohne zu überlegen sofort den Fuß wegziehen, um nicht verletzt zu werden.

Manchmal sehen wir uns entgeistert unsere Reaktionen an und können nur den Kopf schütteln, wenn sie uns irrational oder völlig überzogen erscheinen. »Wieso mache ich das so?«, fragen wir uns, wenn wir weglaufen, ausflippen oder in die Luft gehen, wobei wir jedoch oft übersehen, dass unser bewusstes rationales Denken keine Chance gegen die Impulse des unterbewussten, irrationalen Teils des Gehirns hat. Das ist keine Entschuldigung für destruktive Verhaltensweisen, aber immerhin eine Erklärung. Da ist es gut zu wissen, dass wir unsere automatischen Reaktionen durch gezielt eingeübte neue Verhaltensweisen ersetzen können und dabei zugleich neue Nervenbahnen anlegen, die die Impulse unseres Nervensystems entsprechend leiten.

LISAS GESCHICHTE

Bevor Lisa zu mir kam, hatte sie sich jahrelang mit Schlafstörungen herumgeschlagen. Sie hatte alle Medikamente, Hausmittel und Entspannungstechniken durchprobiert, aber nichts brachte dauerhaften Erfolg. Nachdem sie unzählige Fachleute konsultiert hatte und niemand ihr sagen konnte, was ihr fehlte, schob sie das Ganze schließlich auf ihre chronisch hohe Stressbelastung, der auch mit ausgleichenden Maßnahmen nicht beizukommen war. Sie reduzierte ihre Arbeitszeit, stellte auf eine gesündere und doch gehaltvolle Ernährung um, hielt sich Zeit für Familienausflüge frei und ließ alles ein bisschen langsamer angehen. Ihr Schlaf jedoch verbesserte sich dadurch nicht.

Nach Beginn unserer Zusammenarbeit dauerte es nicht lange, bis wir herausfanden, dass der Stress, der Lisa nachts wach hielt, weniger aus dem Alltagsdruck resultierte, sondern eher aus ihrer Furcht vor der Dunkelheit – genauer gesagt vor dem, was die Dunkelheit in jüngeren Jahren mit sich gebracht hatte, als sie wiederholt Missbrauch eines Familienmitglieds ausgesetzt war. Lisa war fassungslos. »Das kann doch nicht sein!«, begehrte sie auf. »Ich hab überhaupt keine Angst vor der Dunkelheit!« Aber ihr Körper erzählte etwas anderes.

Als wir den Ablauf ihrer Nacht in einer Sitzung mithilfe von Visualisierung durchspielten, zeigte ihr Körper uns ganz klar auf, dass es zu einer Aktivierung kam, sobald sie das Licht löschte. Die Schultern spannten sich an, der Atem wurde flach, der Unterleib fühlte sich taub und wie nicht zu ihr gehörig an. Das war Lisas Normalität geworden und begleitete sie schon so lange. Vielleicht nahm sie deshalb nicht bewusst wahr, dass sich ihr Körper am Abend, wenn das Licht ausging, nicht von der Vergangenheit lösen konnte, sodass sie die Überlebensreaktionen dieser Augenblicke immer wieder durchlebte.

Durch unsere Arbeit gewann Lisa ein Gefühl von Präsenz und Sicherheit in ihrem Körper zurück, sodass sie die Erlebnisse endlich beherzt und mit Nachdruck somatisch verarbeiten konnte. Der Stress und die Überlebenshormone der Vergangenheit wurden endgültig abgebaut und vertrieben. Nach und nach verschwand die Triggerwirkung der Dunkelheit, genau wie Lisas Schlafstörung.

AUSFLIPPEN

Dan Siegel, Professor für Psychiatrie an der University of California in Los Angeles, hat ein anschauliches Modell namens »flipping your lid« (»ausrasten«) entwickelt, in dem wir unsere Hand benutzen, um zu zeigen, was im Gehirn geschieht, wenn wir getriggert werden. Die Finger stehen hier für das »Oberstübchen«, den Neocortex, während Daumen (Amygdala), Handfläche (Säugetierhirn) und Handgelenk (Reptilienhirn) zusammen den unteren Teil des Gehirns bilden. Das Modell verdeutlicht dreierlei:

1. Das Gehirn arbeitet am besten, wenn obere und untere Etage – also kognitiver und emotionaler Bereich – zusammenwirken.
2. Wenn wir getriggert werden und unserem oberen, denkenden Gehirn bildlich gesprochen »der Hut hochgeht«, übernimmt die untere Gehirnetage die Führung. Wir werden »irrational«, weil das obere Gehirn nicht mehr beruhigend auf die unteren Hirnanteile einwirken kann.
3. Wenn es so weit gekommen ist, müssen wir erreichen, dass die beiden Gehirnteile wieder am gleichen Strang ziehen und das obere Gehirn dem unteren Rückhalt bietet. Dazu müssen unsere Gefühle und Impulse im ganzen Körper beruhigt werden, damit das denkende/rationale Gehirn wieder sinnvoll einbezogen werden kann.

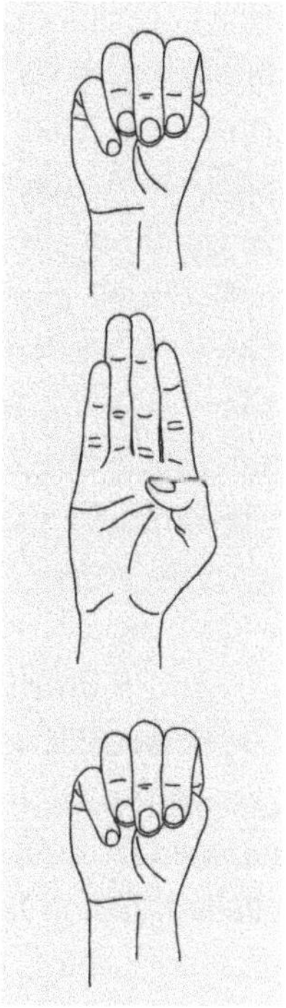

Ein fehlreguliertes Sicherheitssystem

Wenn wir von Situationen getriggert werden, die alte Verletzungen wachrufen, können wir das als Rauchzeichen aus der Vergangenheit ansehen. Die Signale sind da, aber vielleicht brennt da nicht wirklich etwas. Wahrscheinlich kommt es aber zu den gleichen körperlichen und geistigen Reaktionen wie beim ursprünglichen Trauma. Aus dem Unterbewusstsein dringen laute Warnrufe, als drohten genau in dem Moment Gefahren, während es sich in Wirklichkeit einfach um Anklänge an die nicht mehr bestehende Ursprungssituation handelt.

Stellen Sie sich Ihr Nervensystem wieder als eingebautes Überwachungssystem vor, das immer eingeschaltet bleibt und im Hintergrund unauffällig alles scannt, um Sie auf mögliche Gefahren aufmerksam zu machen, während Sie Ihren Vorhaben nachgehen. Wenn Gefahren auftreten, ob real oder nicht – Hundegebell, ein lautes Geräusch, ein weinendes Baby, Ihr schreiender Chef, ein tiefes schwarzes Wasserloch während einer Bergwanderung –, reagiert Ihr Nervensystem. Wenn Sie eine solche Gefahr schon einmal erlebt oder sogar überlebt haben, übernimmt das Nervensystem eine weitere Rolle. Es sucht nicht nur nach typischen Auslösern, vor denen es Sie zu bewahren gilt, sondern gibt alles, damit bereits erlebte Traumata nicht noch einmal passieren. Stellen Sie es sich so vor: Wenn bei Ihnen durch ein Fenster eingebrochen wurde, werden Sie sich ein Sicherheitssystem wünschen, das nicht nur die Türen, sondern auch die Fenster überwacht. Ihr Schutzbedürfnis hat sich erweitert. Andererseits können Sie auch ein Sicherheitssystem haben, das zu falschem Alarm neigt, weil ein nicht geheiltes Trauma vorausging. Es schrillt dann vielleicht ständig, auch wenn keine Gefahr besteht, oder bleibt stumm, obwohl etwas Bedrohliches vor sich geht – da stimmen dann Wahrnehmung und Realität nicht überein. Wir sprechen hier von einem fehlregulierten Nervensystem, das aus seinem chronischen Überlebensmodus nicht herauskommt.

Was ist wirklich sicher?

Einerseits wissen wir, was sicher ist und was nicht. Doch dem gegenüber steht die Frage, ob unser Nervensystem es auch als sicher *empfindet*. Das klafft in manchen Fällen ziemlich weit auseinander. Hier muss man wissen, dass unser Nervensystem immer das Vertraute vorzieht, auch wenn es nicht wirklich gut für uns ist. Das Nervensystem sieht das Gleichbleibende als sicherer an, einfach weil es absehbar ist. Es denkt nicht und kann sich kein rationales Bild von sicher und unsicher machen (wie bei dieser missbräuchlichen Beziehung, diesem vergifteten Arbeitsumfeld oder bei dieser chronischen Aufschieberei, die Sie Ihren Job kosten könnte).

Ihr Nervensystem möchte, dass die Dinge vertraut und dadurch überschaubar sind. Deshalb kommt es so oft zu diesen dysfunktionalen Zyklen der Selbstsabotage, in denen Ihr Nervensystem die immer gleichen Selbstschutzmaßnahmen beharrlich wiederholt, weil sie sich bisher als nützlich erwiesen haben. Aber Ihr Nervensystem wüsste nicht einmal, wie es Sie sabotieren sollte. Es neigt einfach zu dem, was es schon kennt und erlebt und überlebt hat. Wenn Sie Ihrem Nervensystem immer wieder kleine Augenblicke echter Sicherheit verschaffen, erweitert sich der Fundus an Vertrautem, den Ihr Nervensystem braucht, um sicher zu sein, dass Veränderungen möglich sind.

Hierarchie: Die Wissenschaft der Regulation

Das dritte Ordnungsprinzip der PVT besteht darin, dass das Nervensystem hierarchisch funktioniert und Sicherheit und Verbundenheit stets obenan stellt. Das bedeutet zugleich, dass die Reaktionen Ihres Körpers und Nervensystems absehbar sind.

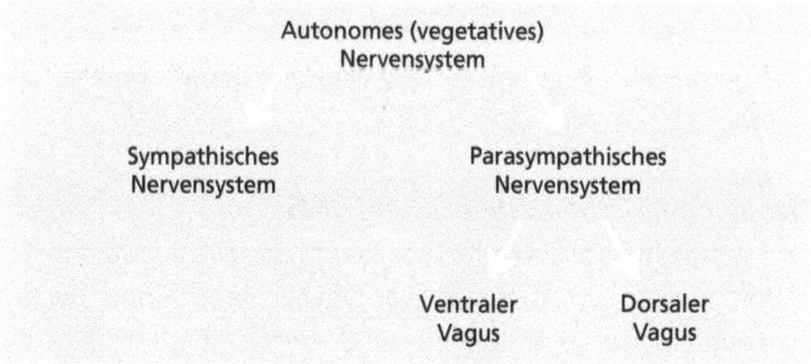

Das autonome oder vegetative Nervensystem hat zwei Äste, nämlich das parasympathische Nervensystem (PNS) und das sympathische Nervensystem (SNS). Es reagiert auf drei hierarchischen Wegen auf unser Erleben. Dabei handelt es sich um den ventralen (bauchseitigen) Vaguskomplex, das sympathische Nervensystem und den dorsalen (rückwärtigen) Vaguskomplex.

Das parasympathische Nervensystem (PNS)

Das parasympatische Nervensystem hat zwei Wirkrichtungen oder Zustände, die an den Vagusnerv gebunden sind:

1. Der ventrale Vaguskomplex steht für Ruhe und Verdauung. In diesem Zustand fühlen wir uns eher sicher und verbunden – mit anderen, uns selbst und der Welt. Wir fühlen uns wohl in unserer Haut und trauen uns zu, mit allem eventuellem Stress zurechtzukommen. Wir lassen uns auf die Welt ringsum ein.
2. Der dorsale Vaguskomplex steht für den abgeschalteten Zustand, in dem Sie ausgestiegen sind. Wenn Sie sich einer extremen Bedrohung gegenübersehen, aber Gegenwehr oder Flucht nicht möglich ist, übernimmt der älteste Teil des Nervensystems, der dorsale, das Ruder und versetzt Sie (wie beim Winterschlaf) in die Bewegungslosigkeit, um Ihr Überleben zu sichern. In dieser Situation der völligen Überforderung trennt der dorsale Vaguskomplex Sie von sich selbst, von anderen und von der Welt ringsum. Sie sind empfindungslos, wie nicht da, wie in einem Nichts.

Das sympathische Nervensystem (SNS)

Das sympathische Nervensystem steuert die Flucht-Abwehr-Reaktion, und zwar sowohl über die spinalen als auch über die peripheren Nerven. Es stimmt Sie auf Aktion ein und reguliert die Stresshormone Adrenalin und Cortisol, sodass Sie sich schützen, spielen oder eine Leistung vollbringen können. Besonders aktiv ist es, wenn Sie wach und auf etwas aus oder bereits körperlich aktiv sind, und zwar ganz besonders dann, wenn ein Notfall eintritt oder sich etwas Bedrohliches zeigt.

Denken Sie sich Ihr Nervensystem als ein Auto, in dem das PNS das Bremspedal und das SNS das Gaspedal ist:

- Im ventralen Zustand können Sie das Bremspedal zur allmählichen Verlangsamung nutzen und sich dabei entspannen und dem zuwenden, was aktuell geschieht.
- Im sympathischen Zustand bringt das Gaspedal Sie in Fahrt und gibt Ihnen die Energie, um etwas zu unternehmen.
- Im dorsalen Zustand fungiert das Bremspedal als Notbremse, wenn das Gaspedal den Flucht-Abwehr-Reflex des sympathischen Nervensystems überborden lässt.

Lange Zeit galt, dass das Nervensystem nur zwei Anteile hat, den parasympathischen des Ausruhens und Verdauens und den sympathischen von Kampf oder Flucht. Durch die PVT wird jetzt jedoch deutlich, dass der parasympathische Anteil des Nervensystems wiederum aus zwei gesonderten Anteilen besteht, die wir oben erklärt haben. Das hat zu einer neuen Sicht des gesamten Nervensystems geführt. Damit haben wir nicht mehr nur zwei Zustände oder Verfassungen, sondern drei, nämlich ventral, sympathisch und dorsal. Stephen Porges hat einen Großteil seiner Arbeit der Erforschung der beiden Vaguskomplexe (ventral und dorsal) gewidmet. Die beiden Äste gehen von unterschiedlichen Arealen des Stammhirns aus. Ventral bedeutet zur Vorderseite des Körpers oder eines Körperteils beziehungsweise Organs hin orientiert. Dorsal bedeutet zur Rückseite des Körpers oder eines Körperteils beziehungsweise Organs hin orientiert.

Der ventrale Anteil des Vagus ist für alles oberhalb des Zwerchfells Gelegene zuständig, insbesondere für Lunge, Kehle und Herz. Er hat auch Auswirkungen auf den Gesichtsausdruck, den Sprechrhythmus und das Gefühl für unsere Umgebung. (Denken Sie wieder an die Gesicht-Herz-Verbindung in unserem System der Kontaktaufnahme, die dafür sorgt, dass wir uns im ventralen Zustand eher verbunden fühlen.) Dieser Vagus-Ast ist an der Regulierung der Herzschlagfrequenz und des Blutdrucks beteiligt und vermittelt ein Gefühl von Sicherheit, Kommunikation und Lernen. Über den ventralen Vagus haben wir Zugang zu unserem Neocortex, in dem sich unser Denken, Lernen und Sprechen abspielen.

Der dorsale oder rückwärtige Anteil des Vagus steuert vor allem die unterhalb des Zwerchfells gelegenen Organe, nämlich Magen, Leber, Nieren, Milz, Dickdarm und Dünndarm, und reguliert überhaupt die Verdauung. Der dorsale Zustand, könnte man sagen, steht für das Bestreben unseres Körpers, in Gefahrensituationen das Bewegungsgeschehen herunterzufahren, um Kräfte zu sparen. Dann wird Blut aus den Gliedmaßen in die inneren Organe geleitet, während sich zugleich die Pulsfrequenz und der Atem verlangsamen. Das kann als Bewusstseinsverlust, Dissoziation oder Notabschaltung angesichts lebensbedrohender Umstände erlebt werden. In weniger extremen Situationen kann sich dieser Zustand auch einfach in sozialem Rückzug oder verminderter emotionaler Ansprechbarkeit äußern.

Eric und die autonome Schleife

Eric kam mit extremem Burnout zu mir. Er hatte sich gerade eine Auszeit genommen und die Führung seiner global agierenden Firmen einem Gesellschafter anvertraut. Es war nicht das erste Mal, dass Eric eine Pause benötigte, weil er wieder mal auf dem Zahnfleisch ging. Es war ein ewiger Kreislauf, ein Muster, das seit seinen Schultagen bestand. Erst tat er sich durch außergewöhnliche Leistungen hervor, und dann folgte der Zusammenbruch, wobei der Fall jedes Mal ein wenig tiefer ging.

Dieses Muster erlebe ich immer wieder bei besonders leistungsorientierten Klienten, deren beruflicher Werdegang, Titel und

Auszeichnungen sie aus der Masse hervorheben. Das zwanghafte Leistungsstreben – sei es geerbt, ein Fluchtmittel oder Zeichen des eigenen Wertes – zermürbt diese Menschen. Sie arbeiten mit Vollgas und leben immer im sympathischen Zustand der Produktivität und Umtriebigkeit – bis der Tank eines Tages leer ist und sie im Burnout des dorsalen Zustands landen, wo es dann nur noch um Ruhe, sparsamen Umgang mit den Mitteln und »Reparatur« geht. Und da sie sich Arbeitsbedingungen geschaffen haben, die verlangen, dass sie immer in Bewegung sind, und weil sie nichts unternommen haben, um sich zu einem vernünftigen Tempo zu erziehen, fallen sie immer wieder in das alte Muster zurück. Porges und Dana bezeichnen das als »autonome Schleife«, ein Pendeln zwischen zwei Zuständen.

Durch die somatische Arbeit mit Eric zur Heilung des unbewussten Musters in seinem Nervensystem – was in seiner Kindheit entstanden war, wo er begann, Leistung mit Liebe gleichzusetzen, weil sein emotional distanzierter Vater ihm nur Aufmerksamkeit und Lob schenkte, wenn er gute Leistungen erbrachte – konnte sich Eric, was seine Leistungen anging, besser abgrenzen. Er brachte es so weit, dass er schließlich überhaupt nicht mehr auf Lob aus war, sondern sich nur noch an seinen eigenen inneren Wertvorstellungen orientierte.

EVOLUTION DES AUTONOMEN NERVENSYSTEMS

Das Nervensystem hat sich wie unser Gehirn über Jahrmillionen entwickelt, es hat sich angepasst und erweitert, um für unser Grundbedürfnis des Überlebens gerüstet zu sein. Evolutionär betrachtet ist die dorsale parasympathische Nervenbahn der älteste Zweig des autonomen oder vegetativen Nervensystems, den man bei allen Wirbeltieren der letzten 500 Millionen Jahre findet, während das sympathische Nervensystem sich vor 400 Millionen Jahren mit der Evolution der Reptilien herausbildete. Der ventrale Zweig ist der jüngste. Er entwickelte sich vor 200 Millionen Jahren und brachte das System der Kontaktaufnahme (Social Engagement System) mit sich.

Hierarchie: Die Polyvagal-Leiter

Es gibt eine festgelegte Reihenfolge, in der das Nervensystem reagiert, wenn es um Sicherheit und Gefahr geht. Um diese Reihenfolge zu veranschaulichen, hat Porges das Modell der Polyvagal-Leiter entwickelt. Unsere Wegbeschreibung der körperorientierten Traumaheilung dient als Vorlage für Ihre eigene Polyvagal-Leiter, die Ihnen das Verständnis Ihres eigenen Nervensystems erleichtert.

Die Funktionsweise der Polyvagal-Leiter

Jeden Tag bewegen Sie sich auf der Leiter Ihres Nervensystems, Ihrer ganz persönlichen Polyvagal-Leiter, auf und ab. Werfen Sie immer mal einen Blick auf die folgende Illustration, während Sie die anschließenden Punkte durchgehen:

- Sie stehen »mit dem richtigen Fuß«, also in ventraler Verfassung auf. Hier am oberen Ende der Leiter fühlen Sie sich sicher genug für die Begegnung mit Ihrer Innenwelt und Ihrer Umgebung.
- Stellen Sie sich jetzt vor, Sie stünden mit einem leeren Rucksack auf dieser Leiter. Alles, was Sie im weiteren Verlauf des Tages an Stresssituationen, Triggern und neurozeptiven Gefahrenhinweisen erhalten, kommt in den Rucksack. Der wird immer schwerer, was Sie irgendwann zwingt abzusteigen. Die hierarchische Anlage Ihres Nervensystems präsentiert Ihnen über den sympathischen Ast die erste naheliegende Lösung: Kampf oder Flucht.

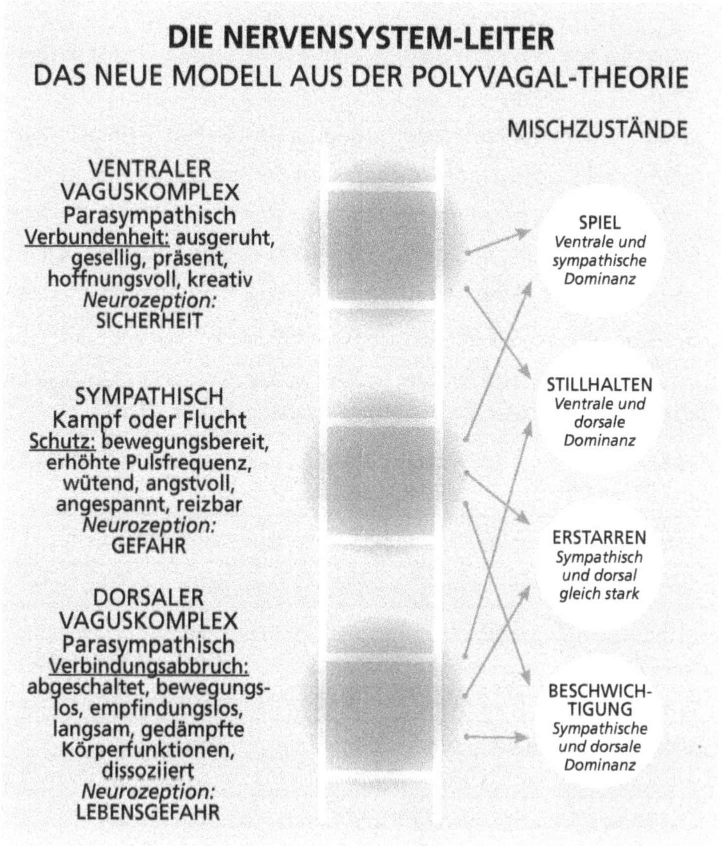

- Wenn das jedoch keine echte Lösung für die empfundene Bedrohung bietet oder aus irgendeinem Grund nicht geht – etwa bei Kindern, die sich mit Gegenwehr erst recht in Gefahr bringen oder nach dem Weglaufen keine Unterkunft mehr haben würden –, wird das Gewicht des Rucksacks, Ihr Nervensystem, Sie schließlich in den dorsalen Zustand versetzen, der Regungslosigkeit und Abschalten bedeutet.
- Da wüsste man gern, wie man wieder nach oben kommt. Die Schrittfolge, die einen nach unten gebracht hat, wird einfach um-

gekehrt, um wieder nach oben zu gelangen. Wenn Sie unten am Fuß der Leiter im dorsalen Zustand sind, können Sie sich nicht einfach wie Spiderman nach oben katapultieren (so nett das auch wäre). Im abgeschalteten Zustand ist immer noch all das Adrenalin und Cortisol im Körper, das bei der sympathischen Kampf- oder Flucht-Reaktion freigesetzt wurde. Wenn Sie sich also aufwärts in Richtung einer ventralen Verfassung bewegen möchten, müssen diese Hormone erst einmal abgebaut werden. Im Anhang A können Sie nachlesen, wie man das im Einzelnen macht.

Wie man sich auf der Polyvagal-Leiter fühlt

OBEN	EMOTIONALE VERFASSUNG	SCHLÜSSELWORT
Zustand: ventral-vagal	Sicher und verbunden	Verbundenheit
• So fühlen Sie sich: Es geht mir gut, die Welt steht mir offen und ist voller Chancen.		
MITTE	**EMOTIONALE VERFASSUNG**	**SCHLÜSSELWORT**
Zustand: sympathisch	Ärgerlich oder beklommen	Schutz
• So fühlen Sie sich: Ich kenne mich nicht mehr, bin unzurechnungsfähig und ungenießbar. Die Welt ist unfreundlich, beängstigend und geht in die Brüche.		
UNTEN	**EMOTIONALE VERFASSUNG**	**SCHLÜSSELWORT**
Zustand: dorsal-vagal	Abgeschaltet	Verbindungslosigkeit
• So fühlen Sie sich: Ich bin nicht liebenswert, ich bin unsichtbar, verloren und allein. Die Welt ist kalt, leer und unwohnlich.		

Mein bestürzendes Wanderabenteuer in den Bergen ist ein anschauliches Beispiel für die natürliche Fähigkeit unseres Nervensystems, für unsere Sicherheit zu sorgen. Nach einem zunächst extremen Bedrohungsgefühl und dem darauffolgenden schieren Entsetzen war mein Nervensystem in der Lage, mich in einen abgeschalteten Zustand zu versetzen. Anschließend hob mich die Koregulation, die ich mit meinem Mann und Sohn erlebte, die Leiter hinauf in Richtung einer ventralen Verfassung. Dann zitterten und zuckten meine Muskeln, um all das freigesetzte Adrenalin und Cortisol abzubauen. Es waren lauter Wellen der Aktivierung, von denen ich mich zurück in eine geborgene, verbundene und regulierte Verfassung tragen ließ.

Wir können nicht immer in einer ventralen Verfassung sein

Gemeinhin wird angenommen, dass der Zweck eines regulierten Nervensystems der ist, dass wir durchgängig an der Spitze der Leiter im ventralen Zustand bleiben. Das ist ein Irrglaube. Denn auch Menschen mit gesundem und reguliertem Nervensystem gehen normalerweise hundertmal am Tag die Leiter auf und ab. Wir sprechen hier von einem flexiblen, widerstandsfähigen oder regulierten Nervensystem, das sich mühelos auf und ab über alle Stufen bewegt und nicht so leicht irgendwo hängen bleibt. Ein nicht flexibles Nervensystem dagegen, das vielleicht überwiegend in einer sympathischen oder dorsalen Verfassung ist, muss als rigide oder fehlreguliert betrachtet werden.

Mischzustände auf der Polyvagal-Leiter

Porges benennt nicht nur die drei Zustände des Nervensystems, sondern ist auch der Meinung, dass es Mischzustände gibt, wie sie auf Seite 129 in der rechten Spalte der abgebildeten Polyvagal-Leiter beschrieben sind. In diesen Zuständen ist jeweils mehr als eine physiologische Reaktionsweise aktiv.

Spiel

Beim Spielen sind Sie in ventraler und sympathischer Verfassung. Dadurch können Sie die Energie und das Adrenalin des sympathischen Anteils Ihres Nervensystems bei sportlicher Betätigung oder auch bei Spiel und Tanz nutzen. Eigentlich dient dieser Anteil der Kampf- oder Fluchtreaktion, aber bei den genannten Betätigungen gibt es keine neurozeptive Gefahrenwahrnehmung und daher auch keine Wut- oder Angstreaktion. Alles deutet für Sie darauf hin, dass Sie sich sicher fühlen können und emotional in Ihrer parasympathisch-ventralen Verfassung verankert sind, in der Sie sich eingebunden, abenteuerlustig und verspielt fühlen oder einfach voller Begeisterung sind.

Beschwichtigung

Diese Verhaltensweise wird gemeinhin als Neigung, es allen recht zu machen, aufgefasst. Es ist kein eigener Zustand des Nervensystems, auch wenn viele das annehmen. Das Beschwichtigen ist eine ganz bestimmte Mischreaktion aus sympathischem Fluchtreflex und dorsalem Abschalten oder Zumachen. Beim Beschwichtigen steigen wir aus jenem Teil unserer selbst aus, der eigentlich gehört werden möchte. Wir gehen Konfrontationen aus dem Weg und wagen es nicht, für unsere Wünsche und Bedürfnisse einzustehen und Grenzen zu ziehen. Das geschieht aus der Furcht und Sorge, dass wir mit dem entschiedenen Eintreten für unsere eigenen Interessen auf Ablehnung und Verurteilung stoßen werden und man uns womöglich fallen lässt. Letzten Endes handeln wir lieber im Interesse anderer und stellen ihre Bedürfnisse über unsere, um mögliche Bedrohungen gar nicht erst aufkommen zu lassen.

Erstarren

Auch das ist ein Mischzustand aus sehr starken Kampf- oder Fluchtimpulsen und dorsalem Abschalten. Zur Verdeutlichung spricht man hier gern von gleichzeitigem Gasgeben (sympathisch) und Bremsen (dorsal). Zu dieser Reaktion kommt es in lebensbedrohlichen Situationen, in Schockmomenten oder bei schierem Entsetzen, wenn unser Nervensystem derart durch die Flut von Alarmhormonen überfordert ist, dass wir wie der Hirsch im Scheinwerferkegel des Autos regungslos stehen bleiben.

ERSTARREN	ABSCHALTEN / AUFGEBEN
Muskeln und Wirbelsäule werden starr und steif.	Muskeln und Wirbelsäule sacken zusammen und regen sich nicht mehr.
Herzfrequenz und Blutdruck steigen.	Herzfrequenz-, Blutdruck- und Temperaturabfall
Augen und Pupillen sind geweitet, Hyperwachsamkeit, Gefühle von Panik, Überforderung, tiefem Erschrecken und Todesangst.	Leerer Blick, wie entrückt von Körper, Geist und Gegenwart.
Reh im Scheinwerferlicht: Hohe Bewegungsenergie, die aber nicht mobilisiert werden kann.	Wie ein Tier, das sich tot stellt, völlig bewegungslos, müde, alles wie in Zeitlupe oder im Stillstand.
Gespanntes Abwarten, auf Schlag oder Anprall eingestellt, aber auch kampf- und fluchtbereit.	Wie in einer Art Nichts, hoffnungslos, kein Schmerz, wie betäubt, völliger Rückzug, keine Verausgabung von Kräften

Wir müssen hier zwischen Erstarrungsreaktion und dorsalem Abschalten unterscheiden. Lange haben wir gedacht, die Reaktionen unseres Nervensystems auf wahrgenommene Gefahren beschränken sich auf Kampf, Flucht oder Erstarren. Jetzt benennt die PVT jedoch Kampf, Flucht und Abschalten als unsere Reaktionsmöglichkeiten. Auf den ersten Blick scheint hier kein großer Unterschied zu bestehen, aber wie Sie der Aufstellung oben entnehmen können, sind die Unterschiede bei näherer Betrachtung sehr erheblich. Diese beiden Reaktionen können in Gehirn, Körper und Nervensystem ziemlich unterschiedlich ablaufen, aber am Verhalten kaum zu unterscheiden sein. Verhaltensbilder sind beispielsweise Rückzug, Aufschub, Verzögern, Abdriften, Fernsehen und Dissoziation.

Funktionelles Erstarren

Eine weitere Abschaltreaktion, die zur Unterscheidung genannt werden muss, ist das sogenannte *funktionelle Erstarren*. Das ist ebenfalls ein Mischzustand, der zugleich etwas »Automatisches« hat. Es ist jedoch kein Schock-Erstarren, sondern gleichsam eine Form des Abschaltens in Bewegung. Nach außen hin wirken wir ziemlich normal, weil wir in Bewegung sind, aber wir haben eigentlich keinen Bezug zu unserem Körper oder unseren Gefühlen und überhaupt unserer inneren Landschaft. Auch wenn wir nach außen hin normal erscheinen, innerlich leiden wir. Wir erledigen alles, was zu tun ist, haben jedoch keinen Gefühlsbezug dazu. Möglich ist auch, dass wir einfach durchpowern und auf andere vollkommen gelassen wirken. Dafür bekommt man in dieser Gesellschaft Applaus, auch wenn man keinen echten Bezug zu den Dingen oder zu seinem körperlichen Erleben hat. Man kann davon ausgehen, dass sich viele von uns in dieser gemischten Reaktionsform aufhalten. Sie ist gleichzusetzen mit einem von fünf im Stillstand verharrenden Persönlichkeitstypen, zu denen wir später noch kommen werden.

Wenn man aus solchen abgeschalteten Zuständen der Erstarrung oder funktionellen Erstarrung wieder herauskommt, kann das ziemlich desorientierend wirken, weil alles Betäubte oder Unterdrückte wieder lebendig wird und an die Oberfläche kommt. Man neigt dann zu der Annahme, dass man in alte Reaktionsmuster und Verhaltensweisen zurückfällt. »Wieso habe ich jetzt solche Angst?« »Wieso kommen jetzt diese Gefühle hoch?« Wir werfen uns das geradezu vor und erkennen nicht, dass es eigentlich gute Zeichen sind, nämlich dafür, dass wir auftauen und die Leiter hinauf in Richtung Kampf oder Flucht steigen, wo unser Nervensystem früher einmal ausgestiegen war.

Die Verbindung zwischen Polyvagal-Theorie und Somatic Experiencing

Die PVT zeigt einen klar erkennbaren Weg der Regulation auf, bei dem man auf Sicherheit, Verbundenheit und Entladung der ins Stocken geratenen Überlebensenergie setzt und sich dabei an der Hierarchie des Nervensystems orientiert. Porges ist ein langjähriger Freund von Peter Levine, und seine PVT bestätigt dessen bereits beschriebene ursprüngliche Forschungen. Im Gegensatz zu wild lebenden Tieren sind Menschen meist nicht fähig, Stress- und Angstrückstände abzuschütteln. Die Überreste der Kampf- oder-Fluchtenergie bleiben dann irgendwo im Körper hängen. Wenn sie nicht auf therapeutische oder irgendeine andere Art gelöst werden, kann es zu einer Fehlregulierung des Nervensystems kommen, sodass man sich dann ständig getriggert fühlt, auch wenn keine realen Bedrohungen gegeben sind. Menschen sind eben sehr viel komplizierte Wesen, und ein ernstes Trauma wird man nicht durch schlichtes Schütteln wieder los.

Levine legt den Fokus beim Somatic Experiencing auf die Regulierung des Nervensystems, was bedeutet, dass es zunächst um eine sichere Basis geht. Innerhalb des Somatic Experiencing sind das unsere »Ressourcen« und in der PVT die Glimmer. Erst wenn wir uns innerlich, äußerlich und im Umgang mit anderen sicher fühlen, kann Regulation geschehen, sodass wir auf der Polyvagal-Leiter aufsteigen. Wenn der sichere Rahmen geschaffen ist, beginnen wir mit dem Ausleben und Verarbeiten dessen, was immer noch im Körper festhängt und gespeichert ist, sei es Wut, Angst, Kummer oder irgendetwas anderes. Wenn das Nervensystem Gelegenheit bekommt, etwas zum Ausdruck zu bringen, dem es früher keinen Ausdruck geben konnte, steigt es auf natürliche Art die Leiter hinauf in Richtung ventraler Sicherheit und Verbundenheit.

Somit gelingt es uns immer besser, mit den Schmerzen der Aufarbeitung der Vergangenheit zurechtzukommen. Unser Nervensystem wird dabei flexibler und widerstandsfähiger, sodass es den alltäglichen Stressauslösern und Triggern immer gelassener zu begegnen vermag, jetzt und in der Zukunft.

6

Die Auswirkungen kindlicher Bindungserfahrungen auf spätere Beziehungen

Wir sind hier, um Erinnerungen für unsere Kinder zu sein. Sobald du ein Elternteil bist, bist du der Geist der Zukunft deiner Kinder.

Matthew McConaughey, *Interstellar*

Ich hatte eine ganz normale Kindheit«, sagen viele Klienten. »Ich weiß, dass meine Eltern mich geliebt haben.« So oft habe ich das schon in meiner somatischen Praxis gehört und, um ehrlich zu sein, auch selber gesagt.

Meine Antwort ist im Wesentlichen immer die gleiche: »Wir müssen die Dinge, die wir wissen, von denen, die wir fühlen, unterscheiden, denn mitunter passen sie nicht zusammen. So können Sie vom erkennenden Verstand her wissen, dass Ihre Eltern Sie geliebt haben, aber haben Sie sich damals auch von Ihren Eltern geliebt *gefühlt*?«

Blicken wir nicht gern durch die rosarote Brille auf unsere Kindheit zurück und reden uns ein, man habe sich fürsorglich um uns gekümmert und wir seien wirklich angenommen und geliebt gewesen? Es mag wirklich so gewesen sein: Wir hatten ein Dach über dem Kopf und immer genug zu essen und mussten keine Gewalttätigkeit befürchten und können deshalb sagen, wir hätten uns ganz normal entwickelt. Dennoch müssen wir uns darüber bewusst sein, dass zwei unterschiedliche Dinge beide wahr sein können. Der Eindruck, wir hätten eine normale Kindheit gehabt, kann ebenso existieren wie die Tatsache, dass wir uns vielleicht manchmal ungeborgen gefühlt haben, insbesondere in den allerersten Jahren, als wir noch nicht sprechen konnten. Vielleicht gab es keine sichere Bindung zwischen uns und unseren primären Bezugspersonen, kein liebevolles Einfühlen, oder wir waren nicht ausreichend vor bedrohlichen Umständen oder Menschen geschützt oder mussten Vernachlässigung, Chaos und Ängste ertragen, wie zum Beispiel die Angst, verlassen zu werden.

Unsere früheren Leiden können sich in heutigen Beziehungen fortsetzen – es sind Verletzungen, die uns verfolgen und die so sehr zu unserem Leben dazugehören, dass sie völlig normal und nicht vorhanden zu sein scheinen. Bindungswunden können ganz unauffällig auftreten, sie stechen nicht grell und laut heraus. Sie färben aber unsere instinktiven Entscheidungen, Reaktionen und Gefühle und lassen Überzeugungen und Verhaltensweisen entstehen, die lieblos und ungesund sein können und auch in unserem gegenwärtigen Leben auftreten. Es sind die Impulse und Reaktionen des verletzten Kindes, das wir einmal waren, die auch heute noch unser Nervensystem im Griff haben und es in Stress- oder Notsituationen samt unserem Erwachsenenverstand außer Kraft setzen können. Wenn wir uns schmollend verkriechen oder an anderen geradezu kleben oder einen Wutanfall bekommen, reagieren wir wie das Kind, das wir einmal waren. Anschließend schämen wir uns für unser »irrationales Verhalten« oder spotten sogar über uns selbst, merken jedoch nicht, dass wir hier eigentlich die Chance erhalten, das Kind in uns endlich die Geborgenheit und tröstliche Empathie erleben zu lassen, die in den frühen Jahren fehlte.

Dazu passt Peter Levines berühmter Ausspruch: »Es ist nie zu spät, dich die Kindheit erleben zu lassen, die dir zusteht.«

In diesem Kapitel geht es um Ihren Weg zurück zu sich selbst. Wenn Sie sich selbst akzeptieren und mit sich im Einklang sind, entsteht das Gefühl, dass Sie endlich gehört und gesehen werden, dass jemand hinter Ihnen steht. Von da aus entwickeln Sie Ihre eigentlich angeborene Fähigkeit, Grenzen zu ziehen, beherzt Ihren Weg zu gehen und in Ihre wahre Kraft hineinzuwachsen – und daraus wiederum wird eine gesündere Beziehung zu sich selbst, zu anderen und zur Welt insgesamt entstehen.

Die Ursprünge der Bindungstheorie

Der angesehene britische Kinderarzt und Psychiater John Bowlby, auch als Vater der Bindungstheorie bekannt, untersuchte in den 1930er-Jahren den Einfluss der Mutterbindung auf die soziale, emotionale und intellektuelle Entwicklung des Kindes. In dieser Zeit war das psychologische Denken noch stark von den Theorien Sigmund Freuds geprägt, und es bestand die Neigung, Verhalten und Entwicklung eines Kindes auf innere Antriebe wie Aggression, Hunger und Sexualität zurückzuführen, wobei äußere Einflüsse weitgehend unbeachtet blieben. Bowlby stellte diese Sicht der Dinge infrage, weil er an psychisch gestörten Kindern beobachtete, dass sie einen Mangel an Zuwendung und liebevoller Fürsorge erlebt hatten. In seinem ganzen Werk hob er die Bedeutung von Beziehungserlebnissen von frühester Kindheit an hervor.

Die klinische Erfahrung brachte Bowlby dazu, seine grundlegend neue Bindungstheorie zu entwickeln, die uns vermittelt, dass die frühe Bindung eine entscheidende Weichenstellung für das ganze Leben darstellt. Für ihn war die primäre Bezugsperson, im Allgemeinen die Mutter, die entscheidende »psychische Ordnungsinstanz« für die intellektuelle, seelische und soziale Entwicklung des Kindes und seines Verhaltens. Er sprach sich entschieden für herzliche, verlässliche und enge Beziehungen zwischen Kind und primären Bezugspersonen aus. Das sichere die bestmögliche Entwicklung und sei Voraussetzung für optimale Gesundheit. Bindung besitzt aus seiner Sicht vier charakteristische Merkmale:

- Wunsch nach Nähe: Wir möchten denen nahe sein, an denen wir hängen.
- Sicherer Hafen: Wenn wir uns fürchten oder bedroht fühlen, möchten wir bei unseren primären Bezugspersonen zuverlässig Trost und Geborgenheit finden.
- Sichere Basis: Die primäre Bezugsperson ist für das Kind die sichere Ausgangsbasis, von der aus es seine Welt unbekümmert erkunden kann.
- Bedrängnis: Die normale Angstspannung, wenn keine primäre Bezugsperson anwesend ist.

Bowlby beobachtete nicht nur den Bindungsaufbau zwischen Mutter und Kind, sondern erforschte auch ganz allgemein das Fürsorgeverhalten von Säugetieren und wies auf den hohen Übereinstimmungsgrad bei den Überlebensinstinkten verschiedener Spezies hin. Insbesondere beobachtete er bei den uns am nächsten verwandten Primaten wie Schimpansen und Gorillas, dass die Jungen bei den Erwachsenen Schutz suchen, wenn sie verängstigt sind. Aus dieser und vielen anderen Beobachtungen leitete Bowlby ab, dass Menschen ebenso wie Primaten von Natur aus auf tiefe emotionale Beziehungen zur Sicherung des Überlebens setzen.

Mary Ainsworth, eine Psychologin und Kollegin Bowlbys, setzte diese Forschungen fort und stellte 1969 ein Experiment vor, mit dem sich Unterschiede in der Bindungsqualität bei Kindern feststellen lassen. Sie brachte ein Kind zusammen mit seiner Mutter in ein ihm fremdes Zimmer und beobachtete die Reaktionen des Kindes auf verschiedene Geschehnisse und Situationen, etwa wenn die

Mutter das Zimmer verließ oder Fremde kamen und gingen und so weiter. Daraus ergab sich, dass dieses frühe Interaktionsverhalten zwischen Mutter und Kind zu vorhersehbaren Beziehungsreaktionen seitens des Kindes führte. Sie benannte drei primäre Bindungstypen, auf die wir in diesem Kapitel zu sprechen kommen werden: sicher, unsicher-vermeidend und unsicher-ambivalent. 1986 kam ein vierter Bindungstyp hinzu, nämlich die desorganisierte Bindung, die von Mary Main und Judith Solomon ins Gespräch gebracht wurde. Aufgrund dieser tiefgehenden Forschungen wissen wir jetzt, dass die Bindung zu unseren primären Bezugspersonen wahrscheinlich in den Bindungen wiederauftauchen, die wir als Erwachsene eingehen.

Bowlbys Bindungstheorie ist in den vergangenen gut achtzig Jahren in verschiedenen Wissenschaftsdisziplinen untersucht, bestätigt und etabliert worden, darunter Psychologie, Soziologie, Neurowissenschaft und Entwicklungstheorie. Es gibt Abertausende Forschungsberichte, wissenschaftliche Artikel, Bücher und Dissertationen zu allen möglichen Aspekten der Bindungstheorie, die sich mit Themen wie den Bindungstypen, den damit verbundenen Verhaltensweisen und Störungen sowie möglichen Interventionen beschäftigen. Vielen dieser Themen werden wir uns auch in diesem Kapitel widmen, wenn wir uns in unsere Bindungsbiografie vertiefen und der Frage nachgehen, welche Rolle sie für unsere Beziehungen und insgesamt für unser heutiges Wohlergehen spielt.

Grundsätzliches zum Thema Bindung

Das Thema Bindung kann unter zwei Aspekten betrachtet werden: unsere Bindung in der Kindheit und die Bindungstypen, zu denen wir im Erwachsenenalter neigen. Wir werden hier beide betrachten und mit der kindlichen Bindung beginnen, wohl wissend, dass unsere persönlichen Herausforderungen und möglichen Bindungsschwierigkeiten auf unsere frühesten Bindungserfahrungen zurückzuführen sind.

Unter Bindung verstehen wir eine emotionale Beziehung, die sich im Säuglingsalter und früher Kindheit zwischen uns und unseren primären Bezugspersonen bildet. Sie spielt eine außerordentlich wichtige Rolle für die frühe Phase unserer Entwicklung und wirkt in die Bindungsmuster hinein, die unsere Beziehungen im Erwachsenenalter ausmachen. Je nach Art dieser Beziehung entstehen unterbewusste Beziehungsmuster oder Bindungstypen, die sich bis zum Alter von zwei Jahren fest etablieren, aber nicht in Stein gemeißelt sind. Mittlerweile gilt als gesichert, dass bis zu acht von zehn Erwachsenen zu jenem Bindungstyp neigen, den sie bereits mit eineinhalb Jahren hatten. Die Entstehung solcher vorherrschenden Muster hängt davon ab, ob wir uns in unserer Beziehung zu uns selbst und anderen sicher oder unsicher fühlen.

Unser Bindungstyp bildet sich in den ersten drei Lebensjahren, in denen es vor allem auf Sicherheit und Geborgenheit in der Beziehung zu unseren Eltern beziehungsweise primären Bezugspersonen ankommt. Das ist die Grundlage für eine gesunde Selbst- und Weltwahrnehmung, die sich wiederum in unseren wichtigen Beziehungen im Erwachsenenalter fortsetzt. Annähernd ein Jahrhundert des Forschens auf diesem Gebiet lässt erkennen, dass sichere Bindung in der Kindheit eine Voraussetzung für anhaltende physische und psychische Gesundheit im weiteren Leben ist. Sehr viel hängt von der Art unserer Bindungsmuster ab, beispielsweise die Haltbarkeit unserer Beziehungen, unsere generelle Widerstandsfähigkeit und unsere Selbstständigkeit. Darüber hinaus sind unsere frühen Bindungserfahrungen sehr wichtig für die Entwicklung unseres Nervensystems und geben vor, wie gut wir für Selbstregulation und Koregulation gerüstet sind.

Sichere Bindung in der Kindheit hat drei wesentliche Vorteile:

- Sie gibt dem Kind ein Gefühl von Geborgenheit, auf das es immer zurückgreifen kann.
- Sie unterstützt das Kind beim Erlernen der emotionalen Regulation, wenn es bekümmert oder verstört ist. Sie wirkt beruhigend und macht fröhlich.
- Sie gibt ihm einen sicheren Ausgangspunkt, von dem aus es die Welt erkunden und selbstständig werden kann.

Das Gegenteil trifft ebenfalls zu. Wenn ein Kind keine sichere Bindung aufbauen konnte, kann es zu Entwicklungsbrüchen und in der Folge zu Lernschwierigkeiten, psychischen Problemen, Verhaltensstörungen und Schwierigkeiten beim Beziehungsaufbau kommen, die sich ins Erwachsenenalter hinein fortsetzen. Grundsätzlich soll uns eine sichere Bindung vor Traumatisierung schützen, während unsichere Bindung uns geradezu für Traumata prädestiniert.

Bindung im Kindesalter

Anschließend an das, was wir in einem früheren Kapitel über Koregulation gesagt haben, müssen wir uns bewusst machen, dass die Verbundenheit mit anderen eine biologische Notwendigkeit für uns ist – notwendig zum Überleben. Deshalb achtet unser Nervensystem streng darauf, dass zwischenmenschliche Beziehungen immer ganz obenan gestellt werden. Evolutionär betrachtet sichern stabile Bindungen sowohl unser Überleben als auch die Erhaltung unserer Art. Denken wir beispielsweise an die Rolle des Oxytocins, eines Botenstoffs, der auch als »Liebeshormon« bezeichnet wird. Oxytocin bringt den Milchfluss in Gang, was für das Kind nicht nur Ernährung bedeutet, sondern die Beziehung zur Mutter festigt und vertieft. Oxytocin wird außerdem bei sexueller Erregung und in der Phase des Verliebtseins im Körper gebildet und ausgeschüttet.

Von dieser wissenschaftlichen Betrachtung abgesehen, braucht man sich ja nur in den tiefen Blick eines Neugeborenen zu verlieren, um zu wissen, dass Menschen auf Verbundenheit gepolt sind. Von der Geburt an, und sogar vorher schon, baut das heranwachsende Kind Beziehungen zu Eltern und Geschwistern auf. Der angesehene Psychotherapeut David Wallin schreibt in seinem Buch *Bindung und Veränderung in der psychotherapeutischen Beziehung*, dass Neugeborene schon vierzig Minuten nach der Geburt den Gesichtsausdruck der Eltern nachzuahmen beginnen – ein deutlicher Hinweis darauf, dass Verbundenheit zu unseren Grundantrieben gehört. Einer der Gründe ist darin zu sehen, dass es unsere Entwicklung fördert.

Die liebevollen und Rückhalt gebenden Gesten der Eltern, beispielsweise Umarmungen, das Singen von Schlafliedern und das Lächeln, können für das Kind von dauerhaftem seelischem Nutzen sein und es vor den Folgen schwerer Enttäuschungen bis in die Pubertät hinein schützen und sich schließlich sogar auf die schulischen und späteren akademischen Leistungen und Erfolge auswirken. Mit seinen über hundert Milliarden Zellen ist das menschliche Gehirn ein wirklich erstaunliches Organ. Es übertrifft an Komplexität alles andere im Universum, auch Supercomputer. Die entscheidende Phase der Gehirnentwicklung setzt bereits im Mutterleib ein und erstreckt sich auf das ganze erste Lebensjahr. Mit drei Jahren erreicht das kindliche Gehirn an die 90 Prozent seiner ausgewachsenen Größe. Dabei wachsen Gehirn und Nervenverschaltungen mit der wirklich erstaunlichen Geschwindigkeit von 700 bis 1000 neuen Synapsenverbindungen pro Sekunde. Deshalb spricht man bis zu einem Alter von drei Jahren von einem Kleinkind. Es ist also kein Wunder, dass der Austausch mit den primären Bezugspersonen in dieser Zeit entscheidend für die Anlage der Nervenschaltkreise im Gehirn ist. Durch Interaktion und Kommunikation werden Nervenbahnen angelegt, die für die Entwicklung des Gedächtnisses, des

Impulsverhaltens, der Annahmen und Überzeugungen sowie der intellektuellen Fähigkeiten wichtig sind. Man darf das Gehirn des Kindes in dieser Entwicklungszeit als besonders vielschichtig und empfänglich, aber auch als besonders anfällig bezeichnen.

Eine sichere Bindung ist nicht nur für die Entwicklung der kognitiven Funktionen wichtig, sondern sie bietet dem kleinen Menschlein auch seelischen Rückhalt und gibt ihm die Fähigkeit der Selbstregulation. Bei der Geburt sind Gehirn und Nervensystem noch nicht voll ausgereift. Damit das Kind seine starken Reaktionen auf diese so anregende Welt regulieren und besänftigen kann, braucht das junge Nervensystem unbedingt die Eltern oder sonstige primäre Bezugspersonen, um wieder in ein Gefühl der Ruhe und Geborgenheit zurückzufinden.

Das wurde anhand einer über dreißig Jahre fortgeführten Langzeitstudie des Duke Global Health Institute deutlich, bei der unter anderem festgestellt wurde, dass Mutterliebe im Kleinkindalter Rückschlüsse auf die zu erwartende psychische Stabilität im Erwachsenenalter zulässt. In dieser Studie, an der 482 Personen teilnahmen, untersuchten die Forscher die Menge an Zuneigung, die Kinder im Alter von acht Monaten von ihren Müttern bekamen. Später dann, als diese Kinder erwachsen waren (Durchschnittsalter 34 Jahre), untersuchten die Forscher ihre psychische Gesundheit, speziell Anfälligkeit für Ängste, Feindseligkeit und Stress. Wie sich zeigte, hatten die Studienteilnehmer, die bei der ersten Einstufung besonders viel liebevolle Zuneigung von ihren Müttern erfuhren, als Erwachsene am wenigsten Probleme mit Stress, Angst und feindseligem Verhalten. Besonders deutlich zeigte sich diese Korrelation in der Kategorie Angst. Dieser Trend zog sich durch die gesamte Untersuchung, und die Wissenschaftler schlossen daraus, dass die psychische Stabilität im Erwachsenenalter umso größer ist, je mehr herzliche Zuwendung die Teilnehmer als Kleinkinder von der Mutter erfahren haben.

Trägt man die Forschungen zum Thema Bindungstheorie zusammen, so ist völlig klar, dass der überlieferte Glaube, man »verziehe« die Kinder durch allzu viel Zuwendung, nicht nur zweifelhaft, sondern schlichtweg falsch ist. Weder »kleben« diese Kinder dann an ihren Eltern, noch werden sie allzu fordernd. Die Datenlage lässt vielmehr genau die gegenteilige Schlussfolgerung zu, und zwar dass wir unsere Kinder gar nicht zu sehr lieben können und dass sie umso selbstständiger werden, je mehr wir auf sie eingehen. Dann haben sie nämlich immer eine sichere Ausgangsbasis für die Erforschung der Welt. Der kanadische Entwicklungspsychologe Gordon Neufeld sagt dazu: »Bindung ist der wichtigste Impuls im Leben eines Kindes. Sie hat den Zweck, ein Gefühl von Verlässlichkeit entstehen zu lassen, ein Vertrauensverhältnis.«[1] Darüber hinaus gibt es bei Kleinkindern instinktive Verhaltensweisen wie Weinen, Lächeln und Krabbelbewegungen, die Nähe und Kontakt zur Mutter oder einer anderen primären Bezugsperson herstellen. Letztlich ist es für Säuglinge und Kleinkinder völlig angemessen, sehr emotional zu werden, zu weinen, zu schreien und ihre Körperkraft einzusetzen, um die Aufmerksamkeit der Bezugspersonen zu bekommen – all das, was man unter »Wutanfall«, »Trotzreaktion« und Ähnlichem versteht. Wenn wir meinen, kleine Kinder sollten »gut zu haben« sein, machen wir Vorgaben, die daran scheitern, dass sie den entsprechenden Entwicklungsstand einfach noch nicht erreicht haben. Im Gegenteil, wenn ein Kind brav ist und keine Scherereien macht, sollten wir eher besorgt sein, weil es auf mangelnde Bindung, wenn nicht auf Dissoziation hindeutet.

Von der Art der Bindung hängt außerdem ab, wie sich die Selbstwahrnehmung des Kindes entwickelt, die ja von den Reaktionen der Eltern und dem Umgang mit ihnen geprägt ist. Als Kinder nehmen wir uns selbst so wahr, wie die Eltern uns sehen, und wenn uns da Liebe und Respekt entgegengebracht werden, können wir sie selbst auch leichter bekunden. Von der sicheren Basis aus entwickeln wir mehr Selbstachtung, trauen uns mehr zu, werden selbstständiger und haben mehr Mut zur Erkundung der Welt. Das Verhalten unserer Eltern bedingt, wie wir uns selbst einschätzen, und unsere spätere Beziehungsfähigkeit ist ebenfalls von unseren früheren Bindungserfahrungen geprägt. Liebevoller Rückhalt und Verständnis seitens der Eltern lassen das Kind ähnliches Verhalten auch in anderen Beziehungen erwarten. Werden wir andererseits von den Eltern mit Drohungen traktiert, erwarten wir auch hier Ähnliches in späteren Beziehungen. Von den Eltern hängt es weitgehend ab, wie ihre Kinder sich selbst und andere sehen und ob die Überzeugungen, die sie sich auf diesem Wege zu eigen machen, ihnen im weiteren Verlauf ihres Lebens Antrieb geben oder sie ausbremsen.

Alan Sroufe, Entwicklungspsychologe am Institute of Child Development der University of Minnesota, merkt dazu ergänzend an: »Bindung ist eine Beziehungsform, die der emotionalen Regulierung des Kindes dient und sein Erkundungsverhalten unterstützt, weil es sich darauf verlassen kann, dass seine Bezugsperson erreichbar ist und reagiert.«[2] Sichere Bindung erweist sich als unglaublich vorteilhaft, wie aus der Minnesota Longitudinal Study of Parents and Children hervorgeht, die Bindungsmuster untersucht und seit 1975 läuft. Sie kommt zu dem Schluss, dass Kinder in sicherer Bindung folgende Vorteile genießen:

- Ein starkes Gefühl von Handlungsfähigkeit
- Bessere emotionale Regulation
- Mehr Selbstachtung
- Bessere Bewältigung von Stress
- Besseres Einlassen auf Gleichaltrige in der Vorschulzeit
- Engere Freundschaften im mittleren Kindesalter
- Mehr Augenmaß bei der Wahl von Freundschaften und sonstigen Gruppierungen in der Zeit des Heranwachsens

- Vertrauensvolle Liebesbeziehungen ohne Animositäten als Erwachsene
- Mehr Sozialkompetenz
- Mehr Führungsqualitäten
- Entspannte und gute Beziehung zu Eltern und Geschwistern
- Mehr Vertrauen ins Leben

Nun fragen Sie sich vielleicht, wie bereits Kleinkinder solche wichtigen Entwicklungsschritte bewältigen, obwohl die Hirnareale des Denkens und Sprechens noch nicht voll ausgereift sind. Die Antwort lautet: Wir sind von Natur aus soziale Wesen, und deswegen läuft ein Großteil unserer Kommunikation über nichtsprachliche Ausdrucksformen wie Körpersprache, Tonfall, Blicke und so weiter. Im ersten Lebensjahr leben wir vorwiegend nach den Vorgaben unseres Reptilien- oder Stammhirns, wo die Sprache, mit der wir die Welt um uns herum interpretieren, sensorischer Natur ist und noch keine Worte hat. So schließen wir als Kleinkinder aus allen möglichen Anhaltspunkten, ob wir uns sicher fühlen können oder Bedrohungen von unserer Umwelt und bestimmten Menschen ausgehen. Besonders Kleinkinder sind empfänglich für solche somatischen Auslösereize und legen so etwas wie eine unterbewusste Sammelbox für Signale an, die als freundliche Aufnahme oder Gefahr gedeutet werden. Solche Signale lassen Bindungsmuster entstehen, die wir dann mit hoher Wahrscheinlichkeit ins Erwachsenenalter mitnehmen. Ein Beispiel ist die Vermeidung von Blickkontakt, wenn man in der Kindheit von einer wichtigen Bezugsperson immer wieder wütend angeschaut wurde. Ein anderes Beispiel ist die Unterdrückung von Gefühlen, wenn sie in der Kindheit bei wichtigen Bezugspersonen erkennbar Angst auslösten.

KRISTINS SCHEU VOR BLICKKONTAKT

Unsere Augen sind von Kindheit an sehr mitteilsam. Beim therapeutischen Umgang mit dem Blickkontakt ist mir bewusst, dass ich bei meinen Klienten Beziehungsmuster wachrufe.

Bei Kristin ist mir in unserer Zusammenarbeit ziemlich bald aufgefallen, dass sie ein Bindungstrauma hat. Sie mied den Augenkontakt und senkte bei unseren Sitzungen meist den Blick. Das waren für mich erste Hinweise.

Kleine Kinder bauen eine Beziehung der Gegenseitigkeit auf, indem sie dem anderen zuerst in die Augen schauen, dann wegschauen und dann wieder hinschauen. So lernen sie auch, ihr eigenes Verhalten mit dem Verhalten von anderen zu synchronisieren (oder zu spiegeln, indem sie zum Beispiel zurücklächeln, wenn der Erwachsene lächelt). Wenn kleine Kinder keine solchen ermunternden Erfahrungen mit dem Augenkontakt machen, kann es sein, dass der Blick in die Augen anderer mit Furcht und Gefahr assoziiert wird. Zum Glück kann so etwas in späteren Beziehungen wieder in Ordnung gebracht werden.

Kristin und ich konnten ein Beziehungsumfeld aufbauen, das sich für sie sicher und verlässlich anfühlte, sodass wir schließlich in die bewusste Arbeit mit dem Blickkontakt einsteigen konnten, die Kristin befähigen sollte, andere mit dem Blick willkommen zu heißen, statt sie abzuweisen oder ihnen auszuweichen.

Wir widmeten uns auch der Frage der Grenzen. Dabei verfolgte Kristin, welche Empfindungen sich einstellten, wenn sie Augenkontakt zulassen konnte, und wie es war, wenn das nicht ging. Im letzteren Fall bat sie mich, den Blick abzuwenden, damit ihre Grenze gewahrt blieb. Sie bestimmte selbst, was sie sehen mochte und was nicht, und das vermittelte ihr eine ganz neue Erfahrung der einfühlsamen zwischenmenschlichen Abstimmung. Manchmal schnitten wir uns gegenseitig Gesichter, die die jeweils andere dann zurückspiegelte. Wir griffen Szenen aus ihrer Vergangenheit auf, in denen es zu Zerwürfnissen oder Beziehungsabbrüchen gekommen war, und jedes Mal senkte sie dann den Blick oder wandte ihn ab. Sie gab sich Mühe, ihren Blick weicher werden zu lassen, sodass sie es schließlich aushielt, ihn zu heben. Dann sah sie mir manchmal zwar auf die Schulter statt in die Augen, doch das war der Türöffner für eine echte Kontaktaufnahme.

Im Laufe etlicher Monate nahm Kristins Fähigkeit, mit den Augen Kontakt aufzunehmen und Gegenseitigkeit herzustellen, immer weiter zu. So erzeugten wir bei unseren Sitzungen immer mehr Resonanz, und ihre Fähigkeit, mit anderen in Verbindung zu treten, wurde ebenfalls deutlich besser.

Es braucht ein ganzes Dorf

Im Zuge seiner Bindungsforschung wurde Bowlby darauf aufmerksam, dass es nicht unbedingt Sache der Mutter sein muss, ein Kind großzuziehen. Er stellte nämlich fest, dass Säuglinge sich instinktiv einen kleinen Kreis von nach Wichtigkeit gestaffelten Bindungen schaffen, die ihre emotionalen Bedürfnisse abdecken und zusätzlichen Rückhalt bieten. Die primäre Bezugsperson ist in den meisten Fällen ein Elternteil, aber Kinder können, wie Bowlby herausfand, auch zu anderen Menschen sichere Bindungen aufbauen – das können ältere Geschwister, der Vater, die Großeltern, ja sogar Babysitter sein. Der Traumaforscher Gabor Maté sagt: »Es braucht ein ganzes Bindungsdorf, um ein Kind großzuziehen.«

Um uns den großen Herausforderungen unserer Zeit zu stellen, brauchen wir gesunde menschliche Nähe und Verbundenheit, und doch herrscht in der heutigen Welt tiefe Beziehungslosigkeit. Die moderne Lebensweise hat uns nicht nur der Natur, sondern auch dem traditionellen Gemeinschaftsleben entfremdet. Bei den indigenen Völkern können wir uns heute noch kundig machen, wie naturgemäßes menschliches Miteinander aussehen kann. Bei den Jägern und Sammlern war Gemeinschaft das Allerwichtigste, der ganze Stamm kümmerte sich um die neugeborenen Kinder, und immer auch waren andere Mütter zur Stelle, um Neugeborene zu stillen. In diesen Gesellschaften beherrschte die in die übergreifende Gemeinschaft eingebettete Großfamilie das Bild, nicht die Kernfamilie, die heute das Grundmodell bildet (und auch schon wieder Auflösungserscheinungen zeigt).

Es ist noch gar nicht so lange her, dass auch wir unsere Kinder in einer Art Dorfgemeinschaft großgezogen haben, zumindest in einem größeren Familienverbund. In unserer heutigen postindustriellen Gesellschaft dagegen scheinen die wirtschaftlichen und sozialen Verhältnisse nicht mehr viel Spielraum für die Beziehungen zwischen Kindern und ihren primären Bezugspersonen zu bieten. Für frühere Generationen waren gemeinsame Mahlzeiten am Familientisch sowie Familienspaziergänge und Spiele im Familienkreis (ohne Computer und Smartphones) gang und gäbe, genauso wie gehaltvolle Gespräche. Man könnte meinen, dass sich unsere moderne Hightech-Welt mit ihren vielen Anforderungen eher ins Gegenteil verkehrt. Dadurch gerät die wichtigste Voraussetzung für die kindliche Entwicklung, nämlich die Beziehung zu den Eltern oder vergleichbaren Bezugspersonen und die Bindung an sie, zunehmend ins Hintertreffen. Wir erkennen das auch daran, dass Kinder immer häufiger ohne Eltern auskommen müssen, da beide arbeiten, damit sie die zunehmenden Lebenshaltungskosten bestreiten können. Auch die Kleinstfamilie mit nur einem alleinerziehenden Elternteil wird mehr und mehr zur Regel, dazu die gesellschaftliche Entfremdung durch wahllosen Medienkonsum und Videospiele.

Heutige Kinder zeigen mehr Verhaltensauffälligkeiten und Krankheiten, auch psychischer Art, als je zuvor – und wir geben ihnen Medikamente und meinen, sie bräuchten einfach mehr Struktur und klare Regeln. Doch tatsächlich brauchen sie verlässliche Beziehungen und sichere Bindung. Glücklicherweise ist es nie zu spät, all das, was in puncto Bindung ganz unglücklich gelaufen ist, wieder in Ordnung zu bringen. Mit klarer Ausrichtung können wir diese Grundvoraussetzung für uns selbst und unsere Kinder wiederherstellen.

Bindungsformen im Kindesalter

Sichere Bindung

Bowlby ging davon aus, dass Bindungsverhalten angeboren ist und aktiviert wird, sobald sich das Kind einer bedrohlichen Situation gegenübersieht. Wenn ein erschrecktes oder durch irgendetwas beunruhigtes Kind von den Eltern oder anderen Bezugspersonen getröstet werden möchte, macht es sich über Gehirn und Körper ein Bild von diesen drei Dingen:

1. Ist die Bezugsperson in der Nähe? Spüre ich sie? Nah? Oder sind meine Eltern getrennt, geschieden, gestorben, im Krankenhaus, eingesperrt oder meistens bei der Arbeit?
2. Bekomme ich von meiner Bezugsperson Zuwendung? Schenkt sie mir Aufmerksamkeit, wenn sie da ist? Oder ist sie ganz mit sich selbst und ihrem Stress, ihren psychischen Problemen, ihrem Trauma, ihrer Arbeit, ihrer Sucht beschäftigt?

3. Ist meine Bezugsperson ansprechbar? Wenn ich Bedrängnis oder irgendeine Not empfinde, reagiert sie dann so, dass ich mich gemeint fühle und beruhigt und getröstet werde? Oder wird sie ärgerlich? Oder angstvoll? Oder distanziert?

Erlebt das Kind verlässlich, dass diese Fragen mit Ja beantwortet werden, entsteht in ihm die unbewusste Überzeugung, dass auf die Bezugsperson Verlass ist, weshalb sich eine sichere Bindung bildet.

Unsichere Bindung

Ist diese verlässliche Bejahung der Fragen nicht gegeben, entsteht eine unsichere Bindung, die sich in drei Unterformen einteilen lässt: unsicher-widerstrebend (auch unsicher-ambivalent genannt), unsicher-vermeidend und desorganisiert.

Unsicher-widerstrebend

Wenn das Ja auf die oben genannten Fragen nicht verlässlich ausfällt, wenn also die Bezugsperson manchmal nicht in der Nähe, nicht zugewandt und nicht ansprechbar ist, lernt das Kind, bei dieser wankelmütigen Bezugsperson besonders wachsam zu sein. Es neigt dazu, sich an diesen Menschen zu klammern. Das geschieht aus dem Gefühl, dass dieser Mensch zuverlässig da sein könnte, aber nicht immer zur Verfügung steht. Das Kind weiß von dieser Bezugsperson, dass sie im Prinzip eine zuverlässige Basis sein könnte, denn das hat es immer mal wieder erlebt. Wenn die Bezugsperson nun versucht, das Kind zu beruhigen oder zu trösten, reagiert es wütend oder angstvoll. Es beruhigt sich nicht, weil es ihm eigentlich darum geht, mit dieser Person so lange wie möglich verbunden zu sein, da es nicht sicher sein kann, ob es vielleicht das letzte Mal ist, dass es Geborgenheit erfährt.

Unsicher-vermeidend

Werden die Fragen in der Regel verneint, weil die Bezugsperson nie wirklich nah, zugewandt und ansprechbar ist, lernt das Kind, die so wenig verlässliche Person zu meiden, weil es mit der Zeit herausfindet, dass es sich am besten selbst reguliert, wenn es diesen Menschen erst gar nicht in Anspruch nimmt. Es erlebt immer wieder, dass diese Bezugsperson die Not nicht ernst nimmt und damit die Angst noch verschlimmert. So entsteht weder Vertrauen noch eine Bindung, weshalb das Kind dieser Beziehung gegenüber zunehmend gleichgültig wird, seine emotionalen Bedürfnisse unterdrückt und schließlich zu der Überzeugung gelangt, dass es sich nur auf sich selbst verlassen kann.

Desorganisiert

Werden die Fragen in der Regel verneint, weil die Bezugsperson nie wirklich nah, zugewandt und ansprechbar ist und das Kind auch zunehmend ängstlich wird, da dieser Mensch zu missbräuchlichem Verhalten, Chaos oder Vernachlässigung neigt, kann das Kind keine durchgängige Reaktion zur Befriedigung seiner emotionalen Bedürfnisse entwickeln. Das sieht dann häufig so aus, dass sich das Kind unberechenbar verhält. Manchmal klammert es sich an die Bezugsperson, dann wieder meidet es sie, und so entsteht ein Hin und Her in der Weise, dass es sich zwar Nähe wünscht, aber sie auch fürchtet. Das geschieht häufig dann, wenn die Bezugsperson etwas Beängstigendes hat, selbst tief verängstigt ist oder gleichgültig erscheint. Ein Kleinkind ist immer auf Verbundenheit und Kontakt aus und neigt dazu, die Bezugsperson in der Not aufzusuchen. Geht die Not oder Bedrohung jedoch von diesem Menschen aus, wird sich das Kind instinktiv von ihm fernhalten, wodurch die Dynamik des Hin und Her entsteht. Dieses Muster hat etwas Chaotisches und für das Kind äußerst Verstörendes.

Im Hinblick auf das Nervensystem können wir uns die Korrelation zwischen Zuständen und Typen ansehen: Jeder Bindungstyp kann die Gefühlsregungen, Gedanken und Verhaltensmuster widerspiegeln, die oft zusammen mit Zuständen des Nervensystems auftreten. Sichere Bindung erleben wir in unserer ventralen Vagus-Reaktion, unsichere-widerstrebende Bindung in der sympathischen Kampf- oder Fluchtreaktion, und unsicher-vermeidende Bindung wird in der dorsalen Vagus-Reaktion erlebt, während desorganisierte Bindung sowohl in der sympathischen Flucht-Abwehr-Reaktion als auch in der dorsalen Vagus-Reaktion erlebt wird. Diese Überlebensreaktionen können sich bis ins Erwachsenenalter fortsetzen und zu Mustern unserer Beziehung zu anderen und unserer Selbstregulation oder Koregulation werden.

DIE VIER KENNZEICHEN DER SICHEREN BINDUNG

Ein weiteres Konzept, das auf Bowlbys Bindungsforschung basiert, sind Dan Siegels vier Kennzeichen der sicheren Bindung (die sogenannten vier »S«). Diese vier Grundbedürfnisse stehen für »safe« (sicher), »seen« (gesehen), »soothed« (getröstet) und damit letztendlich »secure« (sicher gebunden).

1. **Safe (sicher):** Wir bieten dem Kind einen sicheren Raum, in dem es sich frei von Ängsten entwickeln und seine Gefühle zum Ausdruck bringen kann und in dem man nach Konflikten wieder zueinander findet.
2. **Seen (gesehen):** Wir bestätigen das Kind in seinem Erleben und Fühlen.
3. **Soothed (getröstet):** Wir trösten das Kind sowohl in schwierigen als auch in guten Zeiten.

4. **Secure (sicher gebunden):** Wenn das alles gegeben ist, fühlt sich das Kind sicher gebunden, es entsteht also eine sichere Bindung.

Konsequente statt perfekte Elternschaft

Die Bindungstheorie hebt hervor, dass Eltern auch unvollkommen sein können und Fehler machen dürfen. Bei der bindungsorientierten Erziehung geht es darum, die Beziehung zum Kind zu pflegen, statt an starren Vorgaben festzuhalten. Kinder brauchen keine perfekten Eltern, was ohnehin eine unrealistische Erwartung wäre. Missverständnisse und entfremdende Augenblicke treten in allen Beziehungen auf. Eltern, die ihre Sache »ganz gut« machen, können solche Missverständnisse bereinigen und vorübergehende Entfremdung abfangen. Dadurch ermöglichen sie dem Kind, diesen Stress auszuhalten und abzubauen.

Donald Winnicott, ein bekannter Kinderarzt und Therapeut insbesondere für die Eltern-Kind-Beziehung, führte 1953 nach gründlichen Beobachtungsstudien an Müttern mit ihren Kleinkindern den Begriff der »ausreichend guten Mutter« ein. Im Rahmen seiner Untersuchungen fand er heraus, dass ein gelegentliches Versagen der Erwachsenen für Säuglinge und Kleinkinder eher nützlich ist, weil sie dadurch resilienter werden. Darüber hinaus stellte er fest, dass die Befriedigung der kindlichen Bedürfnisse nur in etwa einem Drittel der Zeit gegeben sein muss, um bei den Kindern eine sichere Bindung zu erzeugen. Spätere Forschungen von Edward Tronick kamen zu dem Schluss, dass Eltern und Kinder ohnehin nur in 20 bis 30 Prozent ihrer Zeit aufeinander eingestimmt sind.

Diese Konzepte veranschaulichen also, dass Einklang – also Verständnis und Durchhaltevermögen – das ist, was in der Elternschaft das größte Gewicht hat. Besonders gut ist das zu erkennen, wenn ein Baby weint und die Bezugsperson alles Mögliche ausprobiert, um es zu beruhigen. Vielleicht wechselt sie erst einmal die Windel, dann probiert sie es mit der Flasche und kleidet das Kind neu ein, und wenn das alles nichts nützt, bricht sie schließlich zu einem Spaziergang auf, und siehe da, das Kind beruhigt sich. Wichtiger, als alles immer perfekt zu machen, ist es, dem Kind zu vermitteln, dass man für es da ist und sich um Verständnis bemüht, um es ihm so erträglich wie möglich zu machen.

Wenn die Eltern es also einmal »vermasseln« und die Verbundenheit mit ihren Kindern unterbrochen wird – sei es, weil sie die Geduld verlieren und laut werden oder andere Fehler machen –, kann das alles wieder in Ordnung gebracht werden. Wenn man nach dem Prinzip agiert, dass die Verbindung nach einer Unterbrechung wiederhergestellt werden kann, bieten sich lauter Entwicklungschancen, weil die Kinder dadurch lernen, dass menschliche Beziehungen so etwas aushalten und menschliche Gefühlsregungen ihre Berechtigung haben und akzeptiert werden können.

Wie sich der Bindungstyp im Erwachsenenalter zeigt

Sichere Bindung, ängstlich-abhängige Bindung (bei Kindern unsicher-widerstrebende Bindung), abweisend-vermeidende Bindung (bei Kindern unsicher-vermeidende Bindung) und ängstlich-vermeidende Bindung (bei Kindern desorganisierte Bindung) sind die vier Bindungstypen, die aus den Erlebnissen der Kindheit resultieren und dann kennzeichnend für Beziehungen im Erwachsenenalter sind. Wie wir gesehen haben, wurzeln diese Beziehungsmuster in der Art der Zuwendung in den frühen Phasen der Entwicklung.

Sichere Bindung

Dieser Bindungstyp resultiert aus kindlichen Beziehungen, die sich durch Verlässlichkeit, Absehbarkeit und Vertrauenswürdigkeit auszeichneten. Im Erwachsenenalter zeigen so geprägte Menschen eine gut entwickelte Fähigkeit zu sinnhaltigen Beziehungen und guter Konfliktbewältigung. Sie sind in der Regel selbstbewusst, mit sich im Reinen und zugänglich, während sie zugleich auf gesunde Art Grenzen zu ziehen vermögen. In den meisten Fällen haben sie ein positives Bild von sich selbst und anderen. Sie sprechen nicht leicht auf Trigger an.

Ängstlich-abhängige Bindung

Dieser Beziehungsstil entsteht, wenn die Bezugsperson in der Kindheit widersprüchlich oder auch unberechenbar war, die frühere Beziehung also als verunsichernd und angstauslösend empfunden wurde und eine Tendenz zur Co-Abhängigkeit hatte. In diesem Bindungsmuster ist man wahrscheinlich emotional instabil, fürchtet Zurückweisung und hat große Verlassenheitsängste. In der Folge kann man schlecht allein sein, klammert, neigt zu Beschwichtigung, braucht Zuspruch und sieht andere schwärmerisch verklärt. Solche Menschen sehen sich selbst eher negativ und andere dafür positiv und bezeichnen ihre Partner als ihre bessere Hälfte. Oft können sie sich schlecht abgrenzen und leiden darunter. Auf Trigger reagieren sie gern mit Abschalten oder Beschwichtigung.

Abweisend-vermeidende Bindung

Hier muss man von einer primären Bezugsperson ausgehen, die sich desinteressiert, distanziert und schwer erreichbar zeigte. Menschen dieses Bindungstyps fassen schlecht Vertrauen, bauen sich Schutzmauern und können fern und unnahbar wirken. Selbstständigkeit und Unabhängigkeit bedeuten ihnen viel, und sie fühlen sich leicht von anderen »bedrängt und erdrückt«. Sich selbst sehen sie im besten Licht und andere dafür in schlechtem, was ebenfalls ihr überzogenes Unabhängigkeitsstreben unterstreicht. Auf Trigger reagieren sie mit Flucht oder Abschalten.

Ängstlich-vermeidende Bindung

Bei diesem Bindungstyp muss man davon ausgehen, dass eine wichtige Bezugsperson chaotisch oder missbräuchlich war oder das Kind vernachlässigte. Im Erwachsenenalter können daraus Beziehungen entstehen, in denen man keinerlei Klarheit findet und sich abwechselnd hilflos und hoffnungslos fühlt. Das kann sich in ausdrucksstarken Gefühlsregungen wie Angst, Reizbarkeit oder Wut, aber auch in eher gedämpften Gefühlsregungen wie Niedergeschlagenheit, Verzweiflung oder Depression äußern. Auch wiederholt man später oft diese Beziehungsmuster, indem man zu Missbrauch neigende Partner sucht oder selbst in dieses Muster verfällt. Der innere Konflikt zwischen dem Wunsch nach Nähe und der Furcht davor kann solche Menschen unberechenbar machen. Oft haben sie weder ein positives Bild von sich selbst noch von anderen. Auf Trigger reagieren sie wechselhaft mit Kampf, Flucht, Abschalten oder Beschwichtigung.

Erworbene sichere Bindung

Der Begriff »Bindung« umfasst das ganze Spektrum, das heißt jeder hat seine ganz eigene Mischung von Bindungstypen. Alle Typen sind in jedem von uns angelegt. Ihr Nervensystem bevorzugt bestimmte Schutzstrategien (Kämpfen? Flüchten? Zumachen?), und Ähnliches gilt für Ihren Bindungstyp.

Vielleicht ist Ihnen schon aufgefallen, dass sichere und unsichere Bindung bei Ihnen als Mischung vorliegen und es eigentlich nur darauf ankommt, welche Form überwiegt. Wenn es ein unsicherer

Bindungstyp ist, sind Sie zumindest nicht allein, denn das ist bei über 50 Prozent der Menschen so.

Bei der Heilung auf diesem Gebiet kann es nicht darum gehen, die unsicheren Formen auszumerzen, sondern den sicheren Anteil der Bindung dominant zu machen, damit der unsichere Anteil zumindest nicht überwiegt. Mein Bindungstyp ist heute zu 80 Prozent sicher, und der Rest besteht aus ängstlich-abhängigen, abweisend-vermeidenden und ängstlich-vermeidenden Anteilen. Das war nicht immer so, es handelt sich um einen erworbenen Bindungstyp.

Unser Bindungstyp ist zunächst weitgehend vorhersehbar, doch wenn wir uns bewusst für Veränderung einsetzen, bleibt der Bindungstyp formbar und kann sich mit der Zeit ändern. Folglich entsteht erworbene sichere Bindung, wenn ein Mensch die unsichere Bindung der Kindheit überwunden hat und sich eine andere Bindungsform erarbeitet.

Es gibt auch die Möglichkeit, sich innerhalb einer neuen Bindung oder Beziehung von alten Mustern zu befreien. Sie brauchen sich also nicht in die Vergangenheit zurückzuquälen, um all die Bindungswunden zu heilen. Letztlich ist es so, dass aktuelle Beziehungen neue Bindungstypen ermöglichen oder alte neu werden lassen.

Sichere Bindung lässt sich durch eine tiefe und dauerhafte Beziehung zu einer neuen Bezugsperson aufbauen. Die Kraft zur Verwandlung oder Erneuerung der Bindungsform kann in einer Liebesbeziehung, aber auch in anderen Beziehungsformen liegen. Anders gesagt, sichere Bindung kann in der Beziehung zu einem Partner, Freund, Mentor oder auch zu einem Therapeuten entstehen. Allerdings nicht von heute auf morgen: Wie Untersuchungen zeigen, können drei oder sogar fünf Jahre in einer neuen sicheren Beziehung vergehen, bis sich das Muster auf andere Beziehungen überträgt. Allerdings wird auch deutlich, dass eine einzige sichere Beziehung zur Veränderung des Bindungstyps ausreicht. Erworbene sichere Bindung hängt außerdem davon ab, was für eine Beziehung man zu sich selbst und anderen hat. Diese Beziehungen müssen in Ordnung gebracht werden, wenn sichere Bindung – nach innen oder außen – angestrebt wird.

Von der angstbesetzten zur sicheren Bindung

Mein Bindungstrauma sitzt tief und reicht weiter zurück als der Beginn meines Lebens. (Da geht es um generationenübergreifende Bindungsmuster; dazu mehr im nächsten Kapitel.) Die Erlebnisse meiner ersten Jahre haben ebenfalls deutliche Spuren hinterlassen und die Beziehung zu mir selbst und anderen nachteilig geprägt. Schon vorgeburtlich war ich traumatischen Einflüssen ausgesetzt und musste mich in einer Umgebung entwickeln, in der sich Drogen und die Überlebenshormone meiner Mutter zu einer Giftbrühe vermengten. Dann wurde ich gleich nach der Geburt von meiner Mutter getrennt und die ersten Monate in Pflege gegeben. Dort gab es keinen Bindungsaufbau zwischen Mutter und Neugeborenem, kein Stillen, kein Gehaltenwerden, keine beruhigende Atmosphäre. Auch als wir wieder zusammenkamen, blieb ich den Großteil der prägenden frühen Jahre äußerlich und innerlich von ihr getrennt, da sie ganz und gar in ihrer Karriere aufging.

Äußerlich wirkte meine Kindheit relativ normal, sogar für mich. Erst in meinen späten Teenagerjahren und mit Anfang zwanzig wurde mir bewusst, dass meine Unsicherheit, die Neigung zur Co-Abhängigkeit, die Angst vor Ablehnung und Verlassenheit alles andere als normal waren. Als ich mich weiter in das Thema Nervensystem und Trauma vertiefte, stieß ich auf wissenschaftliche Befunde, die mir die raue Wirklichkeit vor Augen führten, nämlich dass meine Unfähigkeit, mich zu lieben und für mich selbst zu sorgen, ein genaues Abbild meiner Lage als Kind war. Ich war in eine Welt der Verletzungen hineingeboren worden, Kind eines Vaters, der nicht da war, und einer überforderten jungen Mutter, die als Alleinerziehende auf kaum etwas zurückgreifen konnte, womit sie mir die seelische und körperliche Geborgenheit hätte geben können, die ich als Kleinkind brauchte. Als ich älter wurde, begann ich zu spüren, dass meine Mutter ihre Kinder zum Teil einfach als Last empfand. Das fand seinen Ausdruck in ihren gelegentlichen Bemerkungen, dass sie Kinder nicht mehr so früh bekommen würde, wenn sie noch einmal von vorn anfangen könnte, und dass sie nie erleben konnte, wie es ist, frei und einfach nur für sich selbst da zu sein. Sie räumte sogar ein, Mutter zu sein, sei ihr nie überragend wichtig gewesen – nicht so wichtig wie der Beruf. Als Erwachsene kann ich ihre Sichtweise heute verstehen, aber für ein Kind waren ihre Worte schwer zu ertragen. Später fand ich heraus, dass ihre Mutter ähnlich dachte. Meine Mutter und meine Tante sagten sogar, sie hätten oft das Gefühl gehabt, meine Großmutter habe eigentlich nicht Mutter sein wollen oder es sogar gehasst.

Selbst Mutter zu werden war anfangs durchaus eine Herausforderung für mich, aber dann auch erleichternd und tröstlich. Durch meine Kinder habe ich viel mehr Verständnis für meine Mom entwickelt; sie war noch sehr jung, als sie meinen Bruder und mich bekam, und die Schwierigkeiten waren schier unüberwindlich. Ich dagegen bekam meine Kinder erst, als ich schon über dreißig und erwachsen war und schon einiges von meinen Verletzungen geheilt hatte. Ich hielt diese winzigen Wesen im Arm und wusste, was sie brauchten, und zugleich auch, dass meine Mutter mir das nicht hatte bieten können. Heute bin ich mit der Vergangenheit im Reinen – und ebenso mit der Vergangenheit meiner Mutter, die so viel über sie aussagt –, auch wenn das nichts von meinem Leid ungeschehen macht.

Wo Heilung geschieht, treffen scheinbar unvereinbare Dinge aufeinander: Ein Teil von mir war bestürzt und bekümmert, während der andere Teil mitfühlend nachvollziehen konnte, was meine Mutter durchgemacht hat. Die eine Seite hebt die andere nicht auf. Sie können nebeneinander existieren.

Als ich erwachsen wurde, haben meine Mutter und ich es schließlich geschafft, unsere Beziehung zu normalisieren. Die Bindungsdefizite, unter denen ich als Kind gelitten hatte, konnten durch Zuwendung in sicheren Beziehungen, also nicht allein in der Beziehung zu ihr, ausgeglichen werden. Beziehungsverletzungen erfordern beziehungsorientierte Heilungsansätze. Ich musste meinem Nervensystem andere Erfahrungen von Verbundenheit verschaffen – solche, die sicher, tröstlich und verlässlich waren. Das geschah in diesem Fall hauptsächlich über die Beziehung zu David, meinem Mann. Auch das war anfangs kein leichter Weg. Es heißt ja, dass sich Gegensätze anziehen, und das kann man auch von Bindungstypen sagen. David neigt von Natur aus zu einer abweisenden oder distanzierten Haltung, während ich von Natur aus eher besorgt und ängstlich bin. Während er auf seine Unabhängigkeit pochte, gab es bei mir ausgeprägte Tendenzen zur Co-Abhängigkeit. Das ist eine häufig anzutreffende Dynamik, weil wir uns vielfach Partner suchen, die unsere vorherrschende Neigung triggern. David hatte sich unbewusst jemanden gesucht, der ihm »die Luft zum Atmen« nehmen und ihn ins innere Exil treiben würde. Ich dagegen hatte mir unbewusst einen Partner gesucht, den ich als distanziert und desinteressiert empfinden würde, was wiederum meine Verlassenheitsängste schürte und meine Neigung zum Klammern verstärkte. Wir liebten einander wirklich sehr, aber die ersten Kapitel unserer Beziehung verliefen nicht gerade harmonisch.

Zu dieser Zeit hatte ich eine starke Tendenz zur Co-Abhängigkeit entwickelt und sprang von einer ernsten Beziehung zur nächsten, immer auf der Flucht vor dem Alleinsein. Beziehungen laugten mich aus, weil meine Unsicherheit und Ängstlichkeit aus großen Verlassenheitsängsten resultierten. Da überrascht es nicht, dass ich Leute anzog, die mich darin festhielten, egal, ob sie emotional übergriffig oder unerreichbar waren oder von mir gerettet oder versorgt werden wollten. Jedes Mal entstand eine Dynamik, die sie entweder in ihrer Bedürftigkeit festhielt und endlos in der Beziehung bleiben ließ oder andererseits mich durch betont distanziertes und desinteressiertes Verhalten veranlasste, zu klammern und keine Ruhe zu geben. David war jemand, der auf Unabhängigkeit bestand und eher ausweichend agierte, und das war es, was mich anfangs besonders anzog, aber es dauerte nicht lange, bis sich herausstellte, dass er manches von sich einfach nicht zeigte. Er war als Einzelkind aufgewachsen und hatte einen emotional und auch äußerlich unerreichbaren Vater, der seine Mutter und ihn verließ, als er dreizehn war – nachdem sie ihn vor die Wahl gestellt hatte: wir oder der Alkohol.

Obwohl wir mit unseren gegensätzlichen Grundhaltungen oft aneinandergerieten, schafften wir es mit der Zeit doch, uns gegenseitig Erlebnisse zu verschaffen, die unsere Formen der unsicheren Bindung weicher und anpassungsfähiger werden ließen, sodass wir uns schließlich auf halbem Wege begegnen konnten. So bildete sich ganz langsam das, was man erworbene sichere Bindung nennt. Ich konnte ihm nach und nach plausibel machen, dass er sich verletzlich zeigen durfte und gegenseitige Abhängigkeit akzeptieren konnte. Schließlich ließ er sich darauf ein, mit Einfühlsamkeit und Loyalität zu rechnen. David wiederum machte mir mit der Zeit plausibel, dass er in guten wie in schlechten Zeiten zu mir halten würde und dass ich liebenswert war. Einmal spielte ich mit dem Gedanken, eine Position im Ausland anzunehmen, was bedeutete, dass ich fast ein halbes Jahr von David getrennt sein würde. Diese Aussicht war erst einmal beängstigend, aber unser Zusammenhalt und der Rückhalt, den er mir in den ersten drei Jahren gegeben hatte, bestärkten mich schließlich in dem Entschluss, ein wenig

Eigenständigkeit zu wagen. Ich erinnere mich noch genau an seine Worte, mit denen er auf mein Zögern antwortete: »Du weißt, dass ich hier sein werde, wenn du zurückkommst. Du bist es dir schuldig, auch außerhalb dieser Beziehung zu leben, denn letzten Endes ist es so, dass ich zwar dein Leben vervollständigen kann, aber nicht dich. Das kannst nur du. Du musst lernen, vor allem dich zu lieben und dann erst mich.« Ich glaube, ohne das Zugewandte und Aufbauende unserer Beziehung hätte ich niemals solche Karrieresprünge gewagt. Seine Verlässlichkeit ließ mein Nervensystem wissen, dass es in Ordnung war, Neues zu wagen, und dass ich mit der Beständigkeit dieser Sicherheit und inneren Übereinstimmung rechnen durfte. Seine wirklich herzliche und beständige Liebe wurden mir zur neuen Normalität.

WERDEN SIE SELBST IHRE MUTTER, IHR VATER

Als ich Mutter wurde, gab mir das die gewaltige Chance, meine früheren Bindungsverletzungen weiter zu heilen. Unser Gehirn bleibt plastisch und kann ein Leben lang neue Nervenverbindungen anlegen. In der Kindheit ist es besonders formbar, und bis zum Alter von drei oder vier Jahren haben sich 90 Prozent des Gehirns entwickelt. Der zweite große Anlass für vermehrte Plastizität ist dann gegeben, wenn man selbst zum ersten Mal Mutter oder Vater wird, einfach weil Ihr Gehirn durch das Erleben Ihres Kindes in Schwung gebracht, aber auch von ihm widergespiegelt wird. Das ist so, als erlebte man die eigene Kindheit noch einmal. Sie lernen und spielen und leben Verbundenheit so, wie es damals vielleicht nicht möglich war. Diese Heilung gehört zu den tiefgründigsten Erfahrungen meiner Mutterschaft. Durch die Blicke der Kleinen konnte ich kindliches Staunen erleben und bekam all die Liebe und herzliche Zuneigung, nach der ich mich in meiner Kindheit so oft gesehnt hatte. Die kleine Brittany begleitet mich auch jetzt noch und kann dieses Kapitel des Lebens zusammen mit meinen Kindern und der erwachsenen Brittany erleben. Peter Levine hat recht, es ist wirklich nie zu spät, sich die Kindheit erleben zu lassen, die einem zusteht.

Die Wunde unter somatischen Gesichtspunkten

Aus einem Bindungstrauma in der Kindheit kann die tiefsitzende und ins Erwachsenenalter hineinwirkende Überzeugung resultieren, man sei irgendwie beschädigt und nicht liebenswert und könne anderen, ja sogar sich selbst nicht vertrauen. Da schließen sich gern Gefühle von Scham, Wertlosigkeit und Machtlosigkeit an, ganz abgesehen von Ängsten und dem Glauben, nirgendwo dazuzugehören. Irgendwann werden diese Verunsicherung und der Glaube an die eigene Unzulänglichkeit zu einem festen Bestandteil der eigenen Identität und prägen alle Beziehungen und sogar die Fähigkeit, sich in der eigenen Haut wohlzufühlen.

Eine Bindungsverletzung wird sowohl als Entwicklungstrauma als auch als Beziehungstrauma aufgefasst. Dieses Beziehungstrauma entsteht in der Entwicklungsphase und wirkt sich auch auf die Bewältigungsmechanismen des Kindes aus. Oft kommt es zu einem körperlichen, geistigen und seelischen Entwicklungsstillstand. Will man ein Beziehungstrauma körperorientiert heilen, muss der Fokus auf Regulation und Heilung der Verletzung liegen. So schaffen wir eine bessere innere Beziehung zu unseren Gefühlen und bekommen dadurch neue Gelegenheiten, Kontakt mit uns selbst und anderen aufzunehmen. Hier ist zu beachten, dass man sanft und in wohldosierten Schritten vorgeht. Das werden wir im zweiten Teil dieses Buchs näher betrachten; im Moment verschaffen wir uns erst einmal einen Überblick.

Bei der Regulation geht es darum, das autonome oder vegetative Nervensystem und das emotionale Ich aufzubauen. Bindung hat etwas mit unserem Gefühlsleben zu tun, und die Art unserer Bindung in der Kindheit wirkt sich direkt auf unsere Gemütsverfassung im späteren Leben aus. Unsere Gefühlsregungen können sehr heftig bis unerträglich sein, oder es gibt gar keine, weil sie dissoziiert sind oder verleugnet werden. Wenn wir in der Kindheit immer wieder ohne Verbindung sind, vernachlässigt oder misshandelt werden, bleiben im Körper mit hoher Wahrscheinlichkeit Kummer, Enttäuschung, Wut und Scham zurück, die womöglich eine große Scheu vor dem Thema Liebe zur Folge haben und uns nicht mehr erlauben, eigene Wünsche und Bedürfnisse zu bekunden. Gab es in der Kindheit Misshandlungen oder Missbrauch durch einen geliebten Menschen, wurden auch unsere unwillkürlichen Überlebensreaktionen in der Form von Flucht oder Abwehrversuchen wahrscheinlich verhindert, denn diese Reaktionen hätten möglicherweise noch mehr Schaden und Verletzungen angerichtet. Das kann unsere innere Landschaft so umgestalten, dass unsere vereitelte Abwehr oder Flucht in die Gegenwart übertragen wird oder so stark dissoziiert ist, dass wir nicht mehr an sie herankommen.

In solchen Fällen müssen wir unsere Aufmerksamkeit auf all das richten, was uns an unterstützenden Möglichkeiten zur Verfügung steht, um von da die Fähigkeit zu entwickeln, bei solchen Gefühlen zu bleiben, und zwar zunächst nur wahrnehmend und ohne sie zum Ausdruck zu bringen. Zuerst bemühen wir uns also darum, unsere Gefühle wirklich zu fühlen und vielleicht auch zu benennen. So wird uns die Sprache unseres Körpers nach und nach vertraut, sodass wir unsere Gefühle angemessen reflektieren und zum

Ausdruck bringen können, damit ihnen schließlich doch noch mit Verständnis und Mitgefühl begegnet werden kann, sei es von uns selbst oder von anderen. Hier können Heilung und Wiederherstellung einsetzen.

Durch Einstimmung auf uns selbst und andere können unsere Beziehungsmuster umgebaut werden, entsteht Zutrauen zu uns selbst und anderen, sodass wir schließlich das Gefühl haben, uns selbst helfen zu können, das heißt Grenzen setzen und selbst für Wunscherfüllung und Bedürfnisbefriedigung sorgen.

Im zweiten Teil dieses Buchs werden Sie erfahren, wie man mit Somatic Experiencing an die Empfindungsqualitäten von Gefühlen herankommt und auf diese Weise die dort festgehaltenen Überlebensenergien wieder in Fluss bringt. Darüber hinaus wird es um Maßnahmen gehen, mit denen man die Kapazität und Widerstandsfähigkeit des Nervensystems stärken kann. Und schließlich wird auch die Rede von gesunder Aggression sein, von der in Ihnen angelegten Kampfreaktion, die vielleicht in Ihren frühen Jahren ausgeschaltet wurde.

Mit sich selbst im Einklang sein

Mit sich selbst im Einklang zu sein, bedeutet, unsere eigenen emotionalen Zustände, Bedürfnisse und Anschauungen zu verstehen und ihnen Raum zu geben. Es ist der erste Schritt zur Neuausrichtung unserer Selbstwahrnehmung, was sich durch Achtsamkeit, Mitgefühl uns selbst gegenüber sowie durch therapeutische Interventionen, wie dem von Richard Schwartz entwickelten Modell der inneren Familiensysteme (engl. Internal Family Systems Model, IFS) erreichen lässt. Mithilfe dieses Modells können wir uns auf die Anteile unserer selbst einstimmen, in denen unsere Bindungsgeschichte hinterlegt ist. Ein ungelöstes Bindungstrauma bleibt vielfach an die jüngeren verletzten Anteile unserer selbst gebunden, die auch als das »innere Kind« bezeichnet werden. Dabei handelt es sich um irrationale Anteile, die wieder an die Oberfläche kommen, wenn wir getriggert werden oder Schmerzen haben. Manchmal fühlen Sie sich vielleicht diesen verletzlichen Anteilen Ihrer selbst besonders nah, und manchmal steht Ihr reguliertes erwachsenes Ich Ihnen näher, das Ihnen Stärke und Selbstbewusstsein vermittelt.

Sie können erreichen, dass diese jüngeren Anteile Ihrer selbst sich verstanden, getröstet und von Ihrem regulierten und widerstandsfähigen erwachsenen Ich mitgetragen fühlen. Als Erwachsener haben Sie Wahlmöglichkeiten, die Ihnen als Kind nicht zur Verfügung standen. Sie können Ihre Gefühle zum Ausdruck bringen, Grenzen ziehen oder auch einfach weggehen. Ihr erwachsenes Ich kann Ihr jüngeres Ich Dinge fühlen lassen, die es in der Kindheit nie bekam, zum Beispiel Augenblicke des Mitgefühls, des Interesses, der Klarheit, kreative Augenblicke der Ruhe und Zuversicht, des Muts und der Verbundenheit. So lassen Sie diese Anteile Ihrer selbst wissen, dass Sie wirklich bereit sind, sie kennenzulernen. Wenn schmerzliche Gefühle aufkommen, können Sie sich auch immer in Erinnerung rufen, dass die damit verbundenen Erlebnisse vorbei und vergangen sind. So können Sie sich einfühlsam den Bedürfnissen und Gefühlen Ihres inneren Kindes annähern.

Im Folgenden finden Sie Anregungen, die dabei helfen sollen, in Einklang mit sich selbst zu kommen.

1. Erinnern Sie sich an sich selbst als Kind. Vielleicht geht das leichter, wenn Sie sich ein altes Foto von sich ansehen. Können Sie sich vorstellen, wie es wäre, diesem Kind gegenüberzusitzen und sich mit ihm verbunden zu fühlen und zusammen mit ihm ein paarmal tief durchzuatmen?
2. Wenn Sie Mühe haben, Ihrem jüngeren Ich freundlich oder herzlich zu begegnen, können Sie jemanden visualisieren, der

das stellvertretend für Sie tut. Dieser Verbündete Ihres inneren Kindes ist entweder jemand, den Sie kennen, eine fiktive Gestalt oder jemand, den Sie bewundern und zu dem Sie aufblicken. Sehen Sie den liebevollen oder mitfühlenden Blick dieses Menschen auf diesen schutzbedürftigen Teil Ihrer selbst gerichtet.

3. Können Sie sich jetzt vorstellen, wie Sie als Erwachsener oder dieser Verbündete Freundschaft mit Ihrem jüngeren Ich schließen und mit ihm sprechen? Sind da tröstende Worte zu hören oder rückhaltlose Bejahung? Ist herauszuhören, dass Ihr inneres Kind mit Schutz und Bestärkung rechnen kann?

Wenn Ihnen diese Begegnung im Moment Schwierigkeiten bereitet, können Sie ein andermal darauf zurückkommen.

Woran man Verbundenheit erkennt

Wenn jemand ein Bindungstrauma hat, wird es wahrscheinlich leichter sein, sich an die Fehler und Schwächen der Bezugsperson zu erinnern als an Augenblicke der Verbundenheit. Auch das ist ein Aspekt unseres Überlebenswillens: Verletzungen erkennen und erinnern wir leichter, damit wir uns künftig vor ähnlichen Unannehmlichkeiten schützen können. Wichtig ist aber auch, Verbundenheit zu erkennen, schließlich ist sie ein Teil dessen, was uns trägt und guttut.

Das ist vor allem deshalb wichtig, weil unser Nervensystem Verbundenheit und menschliches Miteinander als Mittel der Selbstregulation schätzt. Wie Sie bereits erfahren haben, steht die ventrale Verfassung für Sicherheit und Verbundenheit. Je besser wir uns mit anderen verbinden können, desto besser reguliert sich unser Nervensystem. Das ist aber keine Aufforderung, alte Verletzungen und Traumata unbeachtet zu lassen – wir können beiden Anteilen Raum geben, den Verletzungen ebenso wie der Verbundenheit. Wir erwecken Bilder und Erinnerungen in uns zum Leben, die uns damals schon dienlich waren und es jetzt wieder sein können. Wenn wir Erlebnisse der Koregulation lange genug auf uns wirken lassen, können alte Nervenbahnen und Schaltkreise so umgebaut werden, dass wir aus dem Überlebensmodus herauskommen und uns immer besser auf sichere Bindung einlassen.

Erinnern Sie sich: Wie war das, wenn Sie sich unterstützt, liebevoll versorgt und verbunden fühlten? Wie sah das im Einzelnen aus? Wer kümmerte sich da um sie, ein Elternteil, ein Geschwisterkind, jemand aus der weiteren Familie, ein Freund, ein Lehrer, eine Kollegin …? Während Sie diesen Augenblick noch einmal aufleben lassen, was geht da in Ihnen vor? Sind es Glimmer von Gefühlen, Empfindungen oder Impulsen, die zu dieser aufbauenden Erinnerung passen?

Praktischer Teil: Grenzen und Berührungen

Wenn es sich um wirklich tiefe Verletzungen handelt, kann es schwierig sein, beruhigende und tröstende Berührungen anzunehmen, egal, ob sie von uns selbst oder von anderen ausgehen. Mit der folgenden Übung können Sie sich ein Bild davon machen, wie Sie auf Berührungen reagieren.

Wenn es Ihnen mühelos möglich ist, schließen Sie die Augen. Stellen Sie sich einen etwas problematischen Augenblick in letzter Zeit vor. Vielleicht kamen Sie etwas zu spät zu einer Besprechung oder hatten Meinungsverschiedenheiten mit jemandem. Gibt es jetzt, da Sie sich erinnern, eine Stelle an Ihrem Körper, die nach Ihrer tröstenden Berührung verlangt? Vielleicht möchten Sie eine Hand aufs Herz legen oder die Hände falten oder sich selbst umarmen oder die Beine hinunterstreichen. Geht das? Wenn die Hand ihren Platz gefunden hat, bemerken Sie dann, wie Sie das empfinden? Fühlen Sie sich davon unterstützt, oder ist es Ihnen unangenehm? Wenn es unangenehm sein sollte, wie wäre es dann, die Hand wegzuziehen?

Wie wäre es jetzt, wenn Sie an jemanden denken, mit dem Sie sich sicher und verbunden fühlen, und sich vorstellen, wie diese Person ihre Hand nimmt? Atmen Sie erleichtert auf? Fühlen Sie sich erst recht überfordert? Wenn Letzteres der Fall ist, wie würden Sie empfinden, wenn Sie sich vorstellen, dass diese Hand weggezogen wird?

Wenn Sie die andere Hand als wohlig und unterstützend empfunden haben, wie wäre es dann, sich vorzustellen, dass diese Person Sie auch an anderen für Sie wichtigen Stellen berührt und Ihnen beispielsweise eine Hand auf die Schulter legt, Sie in die Arme nimmt oder eben Ihre Hand hält? Lassen Sie sich Zeit, die Antwort Ihres Körpers zu fühlen. Sie wissen ja, es gibt keine richtige oder falsche Antwort. Und wenn der andere jetzt seine Hand wegzieht, wie wäre das? Geschieht es zu bald, zu langsam, zu unvermittelt? Wie zeigt Ihr Körper das an? Machen Sie sich klar, dass es wichtig ist, wie wir einen solchen Augenblick der Verbundenheit und Beziehung verlassen – genauso wichtig wie sein Beginn.

Und jetzt stellen Sie sich vor, wie Sie diesen Menschen, bei dem Sie sich sicher fühlen, von sich aus berühren, indem Sie beispielsweise mit offenen Armen auf ihn zugehen und dann Ihren Kopf an seine Schulter legen und nach seiner Hand greifen?

Gibt es während dieser Übung von Ihrem Körper ausgehende Muster und Impulse, die mal Ja und mal Nein flüstern? Manchmal fühlt man so etwas als Muskelspannung oder als angehaltenen Atem, als Hitzewallung, als Herzjagen. Es kann aber auch sein, dass sich alles ganz wohlig entspannt anfühlt, dass der Atem tiefer wird und das Herz ruhig. Und können Sie jetzt sagen: »Danke, lieber Körper, dass du mir sagst, wie du berührt werden möchtest und wie nicht. Entspricht es nicht genau dem, was du erlebt hast?«

BINDUNGS-FRAGEBOGEN

Möchten Sie herausfinden, welcher Bindungstyp Sie sind? Füllen Sie einfach den kostenlosen Fragebogen der Spezialistin und Therapeutin Diane Poole Heller aus: traumasolutions.com/attachment-styles-quiz. (Dieser Fragebogen ist nur auf Englisch verfügbar.)

7

Der Trauma-Panzer und die fünf Persönlichkeitssackgassen

Jeder Mensch hat ein wahres, authentisches Ich. Trauma ist die Abkopplung davon und Heilung die Wiederanbindung.
Gabor Maté

In diesem Buch sind Sie Begriffen wie »Rüstung«, »Panzer« und »Harnisch« bereits etliche Male begegnet. Mit diesen Wörtern umschreiben wir, dass unser wohlmeinendes Nervensystem in Abwehrstellung geht. Zur Veranschaulichung stellen wir uns diesen physiologischen Schutzschild am besten als richtige mittelalterliche Ritterrüstung vor. Wenn Sie traumatischen Umständen ausgesetzt sind, reagiert Ihr Nervensystem automatisch darauf. Es wittert Gefahr und sagt zu Ihrem Schutz: »Wir legen jetzt für die Schlacht die Rüstung an, damit du hoffentlich überlebst.« Wenn Sie nach der Schlacht jedoch keine Sicherheit im Körper oder in der Umgebung fühlen, können Sie die Rüstung nicht ablegen, was bedeutet, dass auch der Zyklus der Bedrohungsreaktion nicht unterbrochen bzw. abgeschlossen wird. Grund dafür kann zum Beispiel sein, dass Ihre unangenehme Erfahrung abgetan, ignoriert oder für nichtig erklärt wird.

Viele erhalten ihre Panzerung als Erbstück früherer Generationen oder legen sie sich in den ersten Lebensjahren zu, bevor sie die Erfahrung machen konnten, wie es ist, ohne Rüstung zu sein. Dann kennen wir nur dieses gepanzerte Leben. Bei anderen entsteht diese Rüstung aufgrund von traumatischen Erlebnissen. Wer sich jedoch immer im Überlebensmodus befindet, wird möglicherweise den Kontakt zu sich selbst verlieren, zu der authentischen Person, die Gabor Maté meint. In dieser Kampfzone werden wir unkenntlich für andere und sogar für uns selbst, da wir uns eine Persönlichkeit zulegen, die sich unnatürlich anfühlt. Mit der Zeit wird der Panzer, der einmal unser Überleben sicherte, immer mehr zu einer Last, und unsere nicht mehr gar so blitzende Rüstung verwandelt sich vom Selbstschutz zu etwas Zerstörerischem.

Noch schlimmer ist es, wenn die Rüstung als Störung diagnostiziert und nicht als das gesehen und behandelt wird, was sie ist, nämlich als ganz natürliche Reaktion, mit deren Hilfe wir unnatürliche überwältigende Erlebnisse überleben können. Es wäre vielleicht besser, eine posttraumatische Belastungs*störung*, Zwangs*störung* oder bipolare *Störung* als posttraumatische Stress*reaktion*, zwanghafte *Reaktion* oder bipolare *Reaktion* zu bezeichnen. Die diagnostischen Handbücher verzeichnen noch viele weitere »Störungen« dieser Art, bei denen es sich häufig um Anpassungs- und Bewältigungsmechanismen handelt, die Körper und Gehirn mit geradezu genialem Erfindungsreichtum erschufen, damit wir mit Dingen zurechtkommen, die über unsere Kräfte hinausgehen. Ich muss hier ergänzen, dass die so bezeichneten Zustände sehr real und sehr hinderlich sein können, aber wenn wir sie als Panzer erkennen, als natürliche Reaktionen auf Traumata, haben wir mehr Bewegungsfreiheit und mehr Möglichkeiten, uns selbst zu helfen.

Beim Somatic Experiencing bauen wir den (physiologischen) Schutzpanzer der Vergangenheit ganz behutsam ab, um dann herauszufinden, wer wir waren, bevor das Trauma uns zu jemand anderem machte. Dafür müssen wir uns zunächst in der Gegenwart einfinden, um von da aus zu lernen, sowohl in guten wie auch in schlechten Zeiten bei unserem Körper zu bleiben, sodass das Nervensystem schließlich in die Lage versetzt wird, all das, was damals zu viel für uns war, im Hier und Jetzt zu verarbeiten – und so den Kreis zu schließen. So legen wir den Panzer behutsam ab und kehren in die ventrale Verbundenheit und Geborgenheit an der Spitze der Leiter zurück.

Um wahrhaft somatisch zu verfahren, müssen wir beim Ablegen des Panzers titriert, also mit allmählicher Steigerung, vorgehen. Nehmen Sie nicht sofort die ganze Rüstung ab. Sie erinnern sich vielleicht, dass Ihr Nervensystem aus dem Glauben agiert, dass »gleich« so viel wie »sicher« bedeutet. Es wird also immer das Vertraute vorziehen und sich Veränderungen widersetzen, auch wenn diese aus rationaler Sicht (die nicht die unseres Nervensystems ist) noch so gut für uns sein mögen. Wenn also die Rüstung das Vertraute ist, wird man das Nervensystem mit dem Versuch, sie auf einen Schlag abzulegen, noch weiter überfordern. Um das zu verhindern, entfernen Sie die Rüstung ganz langsam Stück für Stück, um die darunterliegenden Teile Ihrer selbst daran zu gewöhnen, sich trotz der schwindenden Panzerung sicher zu fühlen. Gehen Sie also mitfühlend vor und verabschieden Sie den Panzer mit Dankbarkeit und in dem Wissen, dass die Schlacht vorbei ist.

Die fünf festgefahrenen Persönlichkeitstypen

Noch einmal: Solange wir noch ein unverarbeitetes Trauma mit uns herumtragen, sind unsere Schutzeinrichtungen eher hinderlich als nützlich. Die anhaltende Belastung mit Stresshormonen und die nicht abgeschlossene Reaktion des Nervensystems können uns in einem Überlebensmechanismus festhalten, der sich selbst immer wieder erneuert. Dabei handelt es sich um unbewusste Muster im Zusammenspiel mit einem ebenfalls nicht durchschauten Körpergedächtnis, die uns immer wieder die gleichen Wege einschlagen lassen: Wir spielen die Dinge herunter, laufen weg, katastrophisieren, gehen in die Luft oder weichen aus. Irgendwann fühlen sich diese Impulsmuster, die unser Leben beherrschen, so an, als bildeten sie einen eigenen Persönlichkeitstyp, in den wir gleichsam hineingewachsen sind.

Um den Unterschied zwischen Persönlichkeit und Individualität zu definieren, ist bereits eine Menge an Forschungsarbeit geleistet worden. Unter Individualität verstehen wir das, was wir im Innersten sind. Die Persönlichkeit, die sich in den ersten Jahren herausbildet, bezeichnet das, was wir als Mensch werden mussten, um überleben zu können und in unseren »Stamm« eingebunden zu sein – die Masken und die Rüstung, die wir von da an tragen. Vielleicht gehört schon das Abschalten und Unterdrücken von Gefühlen im Kleinkindalter dazu, weil unsere Bezugspersonen aus irgendeinem Grund nicht damit umgehen konnten, mit der Folge, dass es zu einem Verlust der lebenswichtigen Verbindung zu unserer wichtigsten Bezugsperson kam, also dem Menschen, zu dem unsere emotionale Bindung am tiefsten war. Gabor Maté spricht hier von zwei Bedürfnissen, nämlich Bindung und Wahrhaftigkeit. Wenn unsere Wahrhaftigkeit – oder Echtheit oder Ehrlichkeit – die Bindung gefährdet, setzt sich das Bindungsbedürfnis durch, und die Wahrhaftigkeit muss dahinter zurücktreten.[1] Wenn also die Treue zu unserem wahren Ich in diesen allerersten Jahren die Verbundenheit zu unserer wichtigsten Bezugsperson gefährdet, werden wir die Treue zu uns selbst in den allermeisten Fällen opfern.

In den Arbeiten zur Unterscheidung von Persönlichkeit und Individualität klingt auch die alte Erbe-Umwelt-Debatte an: Unser wahres Ich ist unsere Natur, und das spätere konditionierte Ich ist das, was Erziehung und Umwelt daraus machen. Wenn wir unseren Panzer nicht mehr abzulegen vermögen, bleiben wir zwischen diesen beiden hilflos hängen. Dann steht Natur gegen Erziehung, Persönlichkeit gegen Individualität, das Leben vor dem Trauma gegen das Leben nach dem Trauma. Und für diejenigen unter uns, für die es vielleicht nie ein Leben vor dem Trauma gegeben hat, bleibt nur die Frage an unseren Panzer: »Wer sollte ich denn wohl sein, bevor du kamst?«

Vergessen wir dabei aber nicht, dass unser Panzer auch einen Nutzen hat und deshalb nicht einfach nur wegsoll. Stellen Sie sich lieber vor, wie Sie Ihre Rüstung einschmelzen, um einen Schutzschild daraus zu schmieden, den Sie einsetzen können, falls Sie einmal wieder einer ähnlichen Bedrohung ausgesetzt sind. Wenn Sie also irgendwann mit einer Rüstung dastehen, die eigentlich Ihre Kampfreaktion repräsentiert, genügt es nicht, das Kämpfen einfach sein zu lassen, denn Sie brauchen diese Energie ja für die alltäglichen Herausforderungen und Aktivitäten. Insgesamt ist es so, dass jeder Zustand des Nervensystems auch Reaktionsformen mit sich bringt, die uns im Alltag unterstützen. So ist es keine schlechte Sache, jemandem Grenzen zu setzen, der einen in irgendeiner Weise schädigt (Kampf), vor einem wichtigen Termin Überstunden zu machen (Flucht), Zeit allein zu verbringen, um genüsslich fernzusehen (Abschalten/Zumachen) oder sich selbst hintanzustellen, um anderen zu helfen (Beschwichtigen/Rechtmachen). Diese Anteile unserer selbst sollen ja nicht beseitigt werden, sondern nur etwas in den Hintergrund treten, damit unser reguliertes Ich die Zügel wieder in die Hand bekommt. Unsere Rüstung soll uns dienen, aber nicht erdrücken. Manchmal ist es einfach so, dass unsere in Wirklichkeit ziemlich gewitzten Überlebensstrategien auf den neuesten Stand gebracht werden müssen.

Eines unserer Hauptziele beim Somatic Experiencing besteht darin, die Leute beim Abschluss unvollständig gebliebener Traumareaktionen zu unterstützen, damit sie endlich da weiterkommen, wo sie stecken geblieben sind. Hier ist wichtig zu betonen, dass jeder sein Nervensystem zwar als einzigartig empfindet (und Sie werden Ihr eigenes bald nach dem Polyvagal-Persönlichkeitsprofil einstufen können), es jedoch ein paar Gemeinsamkeiten gibt, die erfahrungsgemäß bei den fünf festgefahrenen Persönlichkeitstypen zu beobachten sind.

1. Kampf

Hier herrschen Wut, Aggression und Kontrolle vor.

Verhaltensmerkmale

Diese Menschen sind oft aufbrausend, nachtragend, reizbar, narzisstisch oder einschüchternd. Außerdem haben sie eine starke Anspruchshaltung und denken zuerst an sich selbst. Sie können kontrollsüchtig, herablassend, streitsüchtig, manipulativ, fordernd, defensiv oder abschätzig sein und dazu neigen, andere zu kritisieren, sich aufzuregen und hitzig zu reagieren.

Typische sprachliche Äußerungen

»Ich hab recht und du liegst falsch, und zwar weil …«
»Ich hab gern alles unter Kontrolle.«
»Das ist nicht fair!«
»Wenn ich wütend werde, dann weil du mich dazu bringst.«

Wie sich das in Beziehungen zeigt

Der Kommunikationsstil ist dadurch gekennzeichnet, dass man dem anderen ins Wort fällt, die Wahrnehmung des anderen in Abrede stellt, dass man ablenkt, zurückschießt, manipuliert oder auf aggressive Art die Oberhand zu behalten versucht. Man übernimmt ungern Verantwortung, entschuldigt sich nicht und gibt dem anderen das Gefühl, er müsse auf Zehenspitzen gehen und dürfe keinen Mucks machen.

Körperliche Auswirkungen

Erkennungsmerkmale der sympathischen Abwehrreaktion sind extreme Wachsamkeit, aufgeblasene Haltung, Drang nach vorne, also zur Verteidigung oder zum Angriff, starre Wirbelsäule sowie eine Abwehrspannung der Muskulatur aufgrund der vermehrten Ausschüttung von Adrenalin und Cortisol. Ebenfalls charakteristisch ist das aufmerksame Wahrnehmen der Umgebung (erweitere Pupillen und aktivierte Ohrmuskeln), um potenziellen Bedrohungen begegnen zu können. Das emotionale Ausdrucksverhalten (Tränen oder stimmlicher Ausdruck) wirkt verstärkt. Herz- und Atemfrequenz sowie Blutdruck sind erhöht, ebenso wie die Schweißdrüsentätigkeit. Die Spannung der Blase ist erniedrigt, die Aktivität der Fortpflanzungsorgane, des Immunsystems und des Verdauungssystems sowie die Insulinausschüttung sind ebenfalls erniedrigt. Übelkeit oder Bauchkribbeln, weil der Blutfluss vom Magen weg in die Muskulatur geleitet wird, wo eine erhöhte Reaktionsbereitschaft entsteht. Leichte Benommenheit oder Schwindel durch Beschleunigung des Atems.

Reaktion oder Störung?

Gängige Diagnosen (oder Fehldiagnosen) sind: narzisstische Persönlichkeitsstörung, oppositionelle Verhaltensstörung, soziale Verhaltensstörung oder Impulskontrollstörung.

Wie diese Kampfbereitschaft bei mir aussah

Die Rede ist jetzt von der Zeit nach meiner überfallartigen Vergewaltigung. In den zwei Jahren zwischen dem Vorfall und dem Prozess trank ich viel, um mich irgendwie stabil zu halten. Ich hatte mich von einer sanften und gutmütigen jungen Frau in eine verwandelt, die stets wütend und verbittert war. Ich wusste nicht, was ich mit dieser Wut anfangen sollte, bis dann der Alkohol die Hemmschwelle durchbrach und aggressive Ausbrüche folgten. Sicher hätte ich das auf gesündere Weise ausleben können, aber die Wut hatte durchaus ihre Berechtigung.

Wie ich bereits erzählt habe, wurde ich trotz meiner Gegenwehr überwältigt, weshalb die Kampfreaktion unvollendet in meinem Nervensystem stecken blieb und eine von Adrenalin vergiftete Atmosphäre der Wut zurückließ, die sich auch in meinem Alltag niederschlug. Dazu kamen die Schuldzuweisungen von Menschen, denen ich mich nahe fühlte. Sie hinterließen ein anhaltendes Misstrauen sowie das Gefühl, mich ausgerechnet gegen die Menschen wappnen zu müssen, die mir am liebsten waren. Und schließlich war der Gerichtsprozess aus mehreren Gründen sehr belastend und schmerzlich, auch deshalb, weil er in diesen zwei Jahren neunmal unterbrochen beziehungsweise verschoben wurde. Dazu kommt es häufig, wenn die Beweislast erdrückend ist und die Verteidigung deshalb den Fortgang des Prozesses zu verzögern versucht, um das Opfer zu zermürben und zu einer Abmachung zu bewegen, die schließlich dazu führt, dass die Anklage fallen gelassen wird. In der Folge musste ich mich in dieser Zeit neunmal mit meinen Anwälten treffen, um den Fortgang des Verfahrens mit ihnen zu »proben«. Jedes Mal musste ich meine bisherigen Aussagen und eidesstattlichen Versicherungen noch einmal durchgehen, um dann mein Verhalten im Zeugenstand durchzuspielen. Neunmal musste ich also diese Nacht in allen Einzelheiten noch einmal durchleben. Neunmal legte ich meine Rüstung für die Generalprobe an, um endlich mein Leben zurückzubekommen – nur um am Tag vor der Fortsetzung des Prozesses zu erfahren, dass ich mich erneut auf einen Kampf eingestellt hatte, dessen Ende noch längst nicht in Sicht war. All das wirkte, gelinde gesagt, retraumatisierend, aber ich sagte mir immer wieder, dass mir wohler sein würde, wenn mein Peiniger endlich hinter Gittern war.

So kam es aber nicht. Wie Sie schon erfahren haben, brachte mich die Kampfbereitschaft kaum einen Monat nach der Urteilsverkündung selbst ins Gefängnis.

2. Flucht

Hier herrschen Furcht, Angst, Panik und Überwachsamkeit vor.

Verhaltensmerkmale

In diesem Zustand wird auf fast allen Gebieten überkompensiert, um die Flut der zur Flucht nötigen Hormone einzudämmen. Man leistet zu viel und analysiert zu viel. Hier heißt es, immer weiter, weiter, weiter, weil man in Aktion bleiben muss, um sich abzulenken. Man hält sich in Atem, sei es mit Arbeit, Hobbys oder sonst etwas. Es kann zu Substanzmissbrauch, Zwangsverhalten wie Glücksspiel, Shopping oder auch Sex kommen, um zumindest zeitweilig Ruhe zu finden. Unbewusst hat Stress etwas Anziehendes für diese Menschen, jedenfalls kommt für sie nur Perfektion infrage. Sie scheuen Orte, Situationen und Leute, die ihnen irgendwie Unbehagen bereiten, und laufen vor der Realität davon. Sie sind ruhelos und deshalb kaum in der Lage, Tempo wegzunehmen und präsent und aufmerksam zu sein.

Typische sprachliche Äußerungen

»Ich möchte mich damit nicht befassen.«
»Reden wir lieber von was anderem.«
»Ich will hier nur noch weg.«
»Ich habe halt eine Typ-A-Persönlichkeit.«

Wie sich das in Beziehungen zeigt

Der Kommunikationsstil ist dadurch gekennzeichnet, dass Beziehungen gemieden werden, dass man von unbequemen Themen ablenkt oder sogar das Weite sucht, dass man den Leuten das Wort abschneidet oder mauert, dass man mit Konflikten nicht umgehen kann, sich nicht gern einlässt und das Gefühl hat, in die Enge getrieben zu werden.

Körperliche Auswirkungen

Erkennungsmerkmale der sympathischen Fluchtreaktion sind das Abwenden, der Impuls, sich zu verdrücken, eine starre Wirbelsäule sowie eine Abwehrspannung der Muskulatur aufgrund der vermehrten Ausschüttung von Adrenalin und Cortisol. Ebenfalls charakteristisch ist das aufmerksame Wahrnehmen der Umgebung (erweiterte Pupillen und aktivierte Ohrmuskeln), um immer fluchtbereit zu sein. Das emotionale Ausdrucksverhalten (Tränen und stimmlicher Ausdruck) wird verstärkt. Herz- und Atemfrequenz sowie Blutdruck sind erhöht, ebenso wie die Schweißdrüsentätigkeit. Die Spannung der Blase ist erniedrigt, die Aktivität der Fortpflanzungsorgane, des Immunsystems und des Verdauungssystems sowie die Insulinausschüttung sind ebenfalls erniedrigt. Übelkeit oder Bauchkribbeln, weil der Blutfluss vom Magen weg in die Muskulatur geleitet wird, wo eine erhöhte Reaktionsbereitschaft entsteht. Leichte Benommenheit oder Schwindel durch Beschleunigung des Atems.

Reaktion oder Störung?

Gängige Diagnosen (oder Fehldiagnosen) sind: Angststörung, Zwangsstörung, bipolare Störung, ADHS oder Panikstörung.

Wie diese Fluchtbereitschaft bei mir aussah

In den schwierigsten Jahren meiner Genesung war die Flucht meine »Ersatzheimat«. Das ist auch heute noch so, und zwar in den seltener werdenden Augenblicken, in denen ich nicht in meiner ventralen Verfassung verankert bin. Dann flüchte ich mich in Ablenkungen und Beschäftigungen aller Art – ich plane Projekte, vergrabe mich in Ideen, muss unbedingt eine Menge leisten, wobei die Ergebnisse alle perfekt sein müssen. Fluchthelfer waren dabei früher auch Substanzen. Die Ursache dieser dominanten Reaktion ist in der weiblichen Ahnenreihe des mütterlichen Zweigs meiner Familie zu finden – das »erbliche« Verlassenheitstrauma, das wir offenbar alle erlebt haben.

Beginnend mit meiner Ururgroßmutter, legten wir Frauen uns alle die schwere Rüstung der Flucht an, und mit der ging eine Reihe unterbewusster Überzeugungen einher. »Wir mussten lernen, allein zurechtzukommen« – so klang das bei meiner Großmutter. Wir legten großen Wert auf unsere Unabhängigkeit, denn jede von uns kam schließlich zu der Überzeugung, dass wir uns nur auf uns selbst verlassen konnten. Andere verließen uns irgendwann oder ließen uns im Stich. Angesichts der Umstände ergab dieser Persönlichkeitstyp durchaus Sinn.

Nicht nur meine Ururgroßmutter wurde jung zur Witwe, sondern auch meine Urgroßmutter, die ihren Mann 1944 bei der Ardennenoffensive verlor. Da war meine Großmutter gerade vier Jahre alt. Obwohl meine Urgroßmutter schon bald nach dem Tod ihres Mannes wieder heiratete, und zwar einen Mann, der sie misshandelte, nahm sie ihr Leben selbst in die Hand. Sie trat etliche Arbeitsstellen an, in einer Zeit, in der Frauen sich um das Heim und die Kinder zu kümmern hatten. Schließlich wurde sie eine enorm erfolgreiche Immobilienmaklerin, ein »Machertyp«, wie die Leute in ihrer Umgebung sagten. Doch zu Hause zog sie sich von ihren Kindern zurück und wurde zur Gewohnheitsraucherin, was ihrer Gesundheit auf Dauer sehr schadete und schließlich zu ihrem Tod führte.

Meine Großmutter erbte den Panzer nicht nur, sondern er wurde ihr durch ihre eigenen Enttäuschungen und Verlassenheitserfahrungen auch nochmals bestätigt. Sie verlor ihren Vater, wurde von ihrem Stiefvater missbraucht und geriet schließlich in die Falle einer Ehe, in der sie jahrzehntelang mit Betrug und Untreue konfrontiert war. Zur Sicherung ihres Überlebens war auch sie gezwungen, aus dem Klischee der »normalen Frau« auszubrechen. Sie studierte Jura und erwarb einen Doktortitel mit der Note magna cum laude als Jahrgangsbeste. Später wurde sie Investorin im Immobilienbereich und verdiente damit ihr eigenes Geld. Außerdem war sie eine entschiedene Verfechterin der Frauenrechte und schloss sich der feministischen Bewegung in der Zeit von Gloria Steinem an. Hinter dieser Fassade war sie jedoch so zerrissen, dass sie depressiv wurde und sogar Selbstmordgedanken hatte, gegen die sie sich selbst Mittel (nämlich Alkohol) verordnete. Als Mutter war sie oft unerreichbar, verkroch sich tagsüber in ihrem Schlafzimmer und trank dann die ganze Nacht. Sie fühlte sich in ihrer Ehe gefangen und suchte anderswo Antworten und Lösungen.

Es ist nicht überraschend, dass bei meiner Mutter der Lebensweg ganz ähnlich verlief. Von Kindheit an galt sie als begabt, wurde in höhere Klassen oder Kurse versetzt und für höhere Bildungsprogramme ausgewählt. Sie brillierte im Sportbereich und lernte schon bald, dass Leistung ihr das Lob eintrug, das sie von der häufig abwesenden Mutter nicht bekam, geschweige denn von einem Vater, der zu beschäftigt mit seiner hohen Stellung bei der Navy und seiner eigenen Anwaltskanzlei war. Schon zu Beginn ihrer Highschool-Jahre war sie eine der besten Softball-Spielerinnen in ganz Kalifornien. Sie hatte zwei Geschwister, unter denen sie das »Goldkind« war – und dann lernte sie meinen Vater kennen.

Mit siebzehn wurde sie schwanger mit meinem Bruder, brach die Highschool ab und zog zu ihrem Freund. Zwei Jahre später, als sie mit mir schwanger war, fand sie heraus, dass mein Vater eine andere Frau hatte – eine Frau, derentwegen er sie schließlich verließ. Als schwangere und alleinerziehende Mutter ohne Bleibe kam sie mit meinem Bruder entweder bei Freunden unter oder übernachtete mit ihm in ihrem Wagen, während sich beide von Lebensmittelmarken ernährten. Es war der größtmögliche Betrug. Sie hatte für diesen Mann alles aufgegeben, und dann verließ er sie. Sie war eine sehr junge Mutter, fast selbst noch ein Kind, und stand jetzt völlig allein da mit einem Schmerz, den sie nicht tragen konnte.

Und sie hatte nichts, womit sie diesen Schmerz hätte verarbeiten können. Als sie den Panzer anlegte, den ihre Mutter ihr vermacht hatte, erlag sie schließlich dem Verlangen nach »Stoff«, um ihrer düsteren Wirklichkeit zu entkommen. Was dann folgte, wissen Sie bereits, meine Geburt, nach der ich ihr sofort weggenommen und in Pflege gegeben wurde, als man Methamphetamin in meinem Blut fand.

Nach meiner Geburt brauchte meine Mutter nicht lange, um ihre Fehler zu berichtigen und ihr Leben wieder in den Griff zu bekommen. Sie besaß ja bereits ein vererbtes fest installiertes Programm, nämlich den Entschluss, sich nie wieder von irgendjemandem abhängig zu machen. Sie arbeitete geradezu verbissen, glänzte in ihrem Beruf und durchbrach jegliche Gender-Schranken. Am Ende jedoch stellte sie ihr Leben und alles, was dazugehörte – die Kinder, die Ehe und ihre Gesundheit –, hintan. Die Arbeit war ihr Fluchtweg, wenn das Leben ihr zu viel wurde. Die Arbeit verließ sie nicht, sie schenkte ihr Ablenkung und machte ihren Wert aus. Sie bot ihr auch unmittelbar Trost, als mein Bruder starb, und gab ihr die Möglichkeit, ihren Kummer schnell zu begraben. Und die Arbeit war nicht das Einzige, was sie auf Abstand zu ihren Gefühlen und den Schmerzen der Vergangenheit hielt. Die Betäubungsmittel hatten im Laufe der Zeit gewechselt, von Drogen, zum Essen, zum Alkohol. Diese Rüstung kam sie teuer zu stehen, da sie etliche medizinische Behandlungen notwendig machte. Dann kam die Krebsdiagnose und mit ihr der endgültige Weckruf, mit dem ihr Leben eine neue Wendung nahm. Ihr wurde klar, dass dieser dicke Panzer sie umbringen würde, und sie fing an, die Schmerzen der Vergangenheit Schicht für Schicht abzutragen. Das war für sie der Beginn eines erstaunlichen Heilungsweges. Wie meine Tante, die Schwester meiner Mutter, es so treffend formulierte: »Wir [die Frauen unserer Familie] können zwar alles Mögliche gut überspielen, aber manchmal sind wir einfach Mädchen, die sich Liebe und

Bestätigung wünschen.« Die Angst, verlassen, zurückgewiesen oder enttäuscht zu werden, hat in uns allen diese Fluchtreaktion erzeugt.

3. Zumachen/Abschalten

Hier herrschen Überforderung, Scham und Hoffnungslosigkeit vor.

Verhaltensmerkmale

Das ist die »Notbremse« des Nervensystems, wenn die Umstände uns total überfordern. Dieses Abschalten kann sich in Erschöpfung, Rückzug, Gefühlsarmut, Depression, mangelnder Selbstfürsorge und Motivation, Antriebslosigkeit, Dissoziation, Betäubung, Gehirnnebel, Verwirrung, Gedächtnisschwäche, Aufschieberei, wahllosem Konsum (Fernsehen, Internet, Essen oder diverse Substanzen) und vermehrtem Schlaf äußern. Wenn Menschen in dieser Verfassung enden, gibt es dafür meist zwei Gründe. Der eine liegt in den Lebensumständen, etwa wenn es in den frühen Jahren seitens der erwachsenen Bezugsperson zu Misshandlungen, Vernachlässigung oder mangelnder Emotionskontrolle kam und dadurch ein Panzer der Unterdrückung und Entfremdung entstand. Der andere liegt darin, dass man zu lange im Kampf-oder-Flucht-Modus verharrt und das Nervensystem erschöpft ist und zumacht, um Kräfte zu sparen.

Typische sprachliche Äußerungen

»Ist mir egal.«
»Hm …« (Kaum Reaktion oder Beteiligung)
»Das Leben wird immer so sein.«
»Geschieht mir ganz recht.«

Wie sich das in Beziehungen zeigt

Der Kommunikationsstil ist dadurch gekennzeichnet, dass kaum Gefühle zum Ausdruck gebracht werden, man irgendwie abwesend wirkt und dem Gespräch nicht richtig folgt. Man bestätigt nicht und reagiert kaum, als wäre einem alles egal. Man fühlt sich irgendwie fern und es gibt wenig Berührungen oder Blickkontakt.

Körperliche Auswirkungen

Erkennungsmerkmale der parasympathischen Abschaltreaktion sind ein gekrümmter Rücken, der einen verschwinden oder kleiner erscheinen lassen soll, und die schlaffe Muskulatur. Betroffene schauen nicht viel herum und halten kaum Ausschau nach Gefahren, sondern haben den Blick meist gesenkt oder schauen mit leerem Blick. Sinneseindrücke kommen nicht am Thalamus vorbei und sind dann quasi nicht vorhanden, während Schmerzen von Endorphinen gedämpft werden und Dynorphine zusätzlich dafür sorgen, dass man sich von der Innen- und Außenwelt abkoppeln kann. Herz- und Atemfrequenz, Blutdruck und Körpertemperatur sind erniedrigt. Haut und Gliedmaßen sind bleich und kalt, weil das Blut abgezogen und ins Körperinnere umgeleitet wird, damit die inneren Organe auf »Winterschlaf« umschalten können. Es gibt kaum noch Bewegung, da der Körper auf Energieerhaltung eingestellt ist, während das Insulin aktiv bleibt und immer mehr Brennstoff eingelagert wird. Fortpflanzungs- und Immunsystem werden heruntergefahren.

Reaktion oder Störung?

Gängige Diagnosen (oder Fehldiagnosen) sind: depressive Störung, Aufmerksamkeitsstörung, dissoziative Identitätsstörung, Schizophrenie.

Wie dieser abgeschaltete Zustand bei mir aussah

Im hektischen Treiben der modernen Welt sehen wir uns oft genötigt, alles gleichzeitig zu sein und zu tun – vor allem, wenn wir Frauen sind. Diesen Druck habe ich in allen Einzelheiten erfahren, und zwar insbesondere als »Einzelperson« in einer Gesellschaft, die grimmig entschlossene Selbstständigkeit glorifiziert. Wie bereits beschrieben ist das über Generationen von Frauen auf mich übergegangen und hat mich tief geprägt.

Ich bin dann aber daraufgekommen – und es ist mir sehr wichtig, das mitzuteilen –, dass Superwoman kein erstrebenswertes Vorbild ist, sie ist weder realistisch noch gesund. Uns Frauen wird oft suggeriert, wir könnten alles haben: beruflichen Erfolg, wunderbare Beziehungen, glückliche Ehe, perfekte Familie, finanzielle Unabhängigkeit und so weiter. Aber wenn wir uns irgendwo zu viel Druck machen, leiden erfahrungsgemäß andere Bereiche unseres Lebens darunter. Das hat die Fernsehproduzentin Shonda Rhimes 2014 in einer Ansprache am Dartmouth College deutlich gemacht, als sie erzählte: »Die Leute fragen mich: Shonda, wie schaffen Sie das alles? Und meine Antwort lautet: Ich schaffe es gar nicht. Wenn ich auf irgendeinem Gebiet etwas erreiche, können Sie sicher sein, dass ich auf einem anderen versage.«[2]

Das wurde mir persönlich schmerzlich klar, als mich ein unglaublicher Burnout erwischte. Ich war frischgebackene Mutter und versuchte, alle möglichen beruflichen Bälle in der Luft zu halten, um meine Familie zu versorgen, nachdem mein Mann während der Pandemie seinen Job verloren hatte. Mein Geschäft expandierte, aber es wuchs mir auch zunehmend über den Kopf.

Die Erfordernisse des Arbeitslebens wirkten sich negativ auf die Zeit und Energie aus, die mir für mich selbst, meine Ehe und meine Kinder blieben. Ich war fertig und hatte nichts mehr zu geben. In diesem abgeschalteten Zustand des Burnouts zog ich mich von mir selbst und anderen zurück. Schlaflosigkeit und anhaltende Erschöpfung nahmen mir die Lust auf die lebenbejahenden Dinge, die mich immer aufgemuntert hatten, vor allem Bewegung und Koregulation. Bald war ich ein Schatten meiner selbst und überstand nur noch mit Mühe den Arbeitstag.

Das war der Wendepunkt in meiner beruflichen Laufbahn. Ich zog mein Geschäft ganz neu auf, und zwar so, dass es dem Leben diente, das ich mir wünschte – ein Leben, in dem ich ganz bei mir und meiner Familie sein konnte, ohne mich von den Anforderungen des Berufs überwältigen zu lassen.

Priorität hatte jetzt Selbsterhaltung, die das ganze nächste Jahr zum Grundthema in meinem Business wurde. Meine Angestellten und das ganze Team wussten, dass das bei mir ganz oben auf der Tagesordnung stand. Ich setzte streng einzuhaltende Arbeitszeiten für uns alle fest (keine Erreichbarkeit mehr rund um die Uhr), gab bessere Grenzen vor, verringerte die Zahl meiner Kliententermine und verwarf den Gedanken, am Wochenende in den sozialen Medien zu posten. Ich überlegte mir ein neues Format für mein Heilprogramm, das Arbeits- und Freizeit für uns alle in ein besseres Verhältnis setzte. Ich vergab einen Teil meiner Arbeit an externe Kräfte, zum Beispiel eine Leitungsassistenz und eine Finanzverwaltung. Bei unserem wöchentlichen Teammeeting hatten alle Anwesenden die Aufgabe, etwas zu berichten, was sie in der vergangenen Woche zum Thema Selbsterhaltung und Selbstfürsorge getan hatten. Auch in den darauffolgenden Jahren habe ich immer wieder Veränderungen vorgenommen. Dazu zählten harte Einschnitte, Opfer und der Verzicht auf die Erwartungshaltung und den Druck, den ich mir auferlegt hatte. Heute bin ich endlich an dem Punkt, wo ich mich immer auf meine Drei-Tage-Woche freue, die mir erlaubt, mich so um meine Familie und mich selbst zu kümmern, wie ich es mir stets erträumt habe.

Wenn Sie also Menschen bewundern, die immer irgendwie alles schaffen, dann können Sie sich ruhig sagen, dass sich auch bei diesen Leuten erst alles einspielen muss und ihnen beileibe nicht immer alles auf Anhieb gelingt. Tatsächlich ist es möglich, sich das Leben so einzurichten, dass man am Morgen gern aufwacht und sich auf einen Tag freut, der einen nicht fertigmacht und durch die Erwartungen anderer vorgegeben ist, sondern der wirklich Ihr Tag ist.

4. Beschwichtigen

In dieser Verfassung sucht man Sicherheit, indem man es jemandem, den man als bedrohlich empfindet, recht zu machen versucht. Es handelt sich um einen Mischzustand aus sympathischer Fluchtreaktion und dorsaler Abschaltreaktion. Das heißt, wir erhalten durch Furcht einen Fluchtimpuls, während wir zugleich zumachen und uns von unseren eigenen Bedürfnissen und Wünschen, ja von uns selbst lösen und abwenden (dorsal).

Verhaltensmerkmale

Hier sind wir von Befürchtungen geleitet, während wir uns anderen gegenüber freundschaftlich verhalten, um allen Gefahren aus dem Weg zu gehen. Das ist Konfliktvermeidung durch Willfährigkeit, ja Unterwürfigkeit, das heißt, wir sind bestrebt, anderen immer entgegenzukommen. Wir versuchen es anderen recht zu machen, wir erklären alles bis ins Letzte, wir entschuldigen uns in übertriebener Weise und geben uns alle Mühe, vollkommen zu sein. Daraus kann Co-Abhängigkeit entstehen, indem man sich selbst zum Versorger und Retter macht, der alles in Ordnung bringt und schließlich in Selbstverleugnung abgleitet, weil er andere wichtiger nimmt als sich selbst. Hier verzichtet man auf seine Grenzen, meidet um des lieben Friedens willen jegliche Auseinandersetzung und wird zum Jasager, nur um akzeptiert zu werden – und das läuft dann oft auf Ausbeutung hinaus. Kommt es zu Meinungsverschiedenheiten, verzichtet man lieber auf seine Sicht der Dinge, damit es nur ja nicht zu einem ernsten Zerwürfnis kommt. Man wartet immer wieder ab, bis andere einem die anstehenden Entscheidungen abnehmen. In diesem Zustand reagiert man zudem extrem sensibel auf körperliche Gesten anderer und versucht deren emotionale Verfassung zu erspüren, um Anzeichen für mögliche Bedrohungen aufzuschnappen.

Typische sprachliche Äußerungen

»Ich möchte immer alle glücklich sehen.«
»Es war meine Schuld, tut mir leid.« (Auch wenn es nicht zutrifft.)
»Ich kann so schlecht Nein sagen.«
»Keiner wird mich noch mögen, wenn ich nicht tue, was sie möchten.«

Wie sich das in Beziehungen zeigt

Dieser Kommunikationsstil ist meist durch überfreundliches Entgegenkommen gekennzeichnet. Sie stimmen mit allem überein, weil Sie sich nicht überwinden können, Ihre Bedürfnisse geltend zu machen oder auch nur zu kennen. Sie ziehen keine Grenzen und entschuldigen sich, obwohl Sie keine Schuld trifft. Sie möchten es unbedingt anderen recht machen. Sie fühlen sich nicht liebenswert und irgendwie mit Mängeln behaftet und fürchten in Beziehungen immer, dass man Ihnen »draufkommt«. Häufig besteht extreme Verlassenheitsangst oder Furcht vor Zurückweisung, wenn Sie den anderen verärgern.

Körperliche Auswirkungen

Erkennungsmerkmal dieser Reaktionsform ist eine Entfremdung vom eigenen Körper, möglicherweise bis zur Dissoziation. Dieser Mischzustand aus nicht dominanter Abschaltreaktion und dominanter Fluchtreaktion ist dadurch gekennzeichnet, dass man sich dem anderen gegenüber freundlich und entgegenkommend zeigt. Die Muskulatur ist aufgrund der vermehrten Ausschüttung der Stresshormone Adrenalin und Cortisol angespannt. Darüber hinaus hat man seine Umgebung und andere Personen genau im Auge und verfolgt auch den Tonfall der anderen, um einschätzen zu können, ob Gefahr droht. Willkommensbekundungen wie Lächeln oder Lachen wirken übertrieben und bemüht. Herz- und Atemfrequenz sowie Blutdruck sind erhöht, ebenso wie die Schweißdrüsentätigkeit. Die Spannung der Blase ist erniedrigt, die Aktivität der

Fortpflanzungsorgane, des Immunsystems und des Verdauungssystems sowie die Insulinausschüttung sind ebenfalls erniedrigt. Übelkeit oder Bauchkribbeln, weil der Blutfluss vom Magen weg in die Muskulatur geleitet wird, wo eine erhöhte Reaktionsbereitschaft entsteht. Leichte Benommenheit oder Schwindel durch Beschleunigung des Atems.

Reaktion oder Störung?

Gängige Diagnosen (oder Fehldiagnosen) sind: Abhängigkeitsstörung, Co-Abhängigkeit, soziale Angststörung, ängstlich-vermeidende Persönlichkeitsstörung.

Wie die Beschwichtigung bei mir aussah

Meine dominante Überlebensreaktion ist die Flucht, weswegen es nicht weiter verwunderlich ist, dass Beschwichtigung meine zweithäufigste Überlebensreaktion ist, eine Mischform aus Flucht und Zumachen. Flucht war meine Rüstung gegen das Unbehagen, Beschwichtigung brauchte ich als Panzer, um die Reaktionen anderer zu überleben. Das Schutzmuster der Beschwichtigung wird häufig in der Kindheit aufgebaut, wenn eine primäre Bezugsperson gleichgültig, missbräuchlich oder unberechenbar ist. Hinter diesem Muster steckt oft eine tief sitzende Angst vor Verlassenheit, Zurückweisung oder anderem Unheil.

Der Ursprung dieser Verlassenheitswunde reicht bis zu meiner Zeit im Mutterleib zurück. Als Säugling fehlten mir dann Verbundenheit und sichere Bindung, in der ich mich hätte geborgen fühlen können. Meine allerersten Jahre brachten mich auf einen völlig falschen Kurs – auf einen Lebensweg, der durch Beschwichtigung, Selbstaufopferung und Co-Abhängigkeit gekennzeichnet war. Ich ging serielle monogame Beziehungen mit Männern ein, die ihr Leben auf die Reihe zu bekommen versuchten (bis ich 2012 David begegnete), und zog in meinem Berufs- und Privatleben ständig unbewusst Leute an, deren dominante Art mir erlaubte, in bequemer Unterwürfigkeit zu verharren – bis ich schließlich doch zu gesunder Aggression und Grenzziehung gelangte. Ich mied Konfrontationen und Konflikte, wo immer es möglich war, und spielte in Beziehungen gern die Rolle des nachgiebigen Schwächlings. Diese Ketten konnte ich erst abstreifen, als ich meine Kräfte und mein Ich-Gefühl entfaltete.

5. Funktionelle Erstarrung

Hier sind wir auf Automatik geschaltet und im Zustand der funktionellen Taubheit. Es ist ein Mischzustand aus unserer dominanten dorsalen Abschaltreaktion und unserer nicht dominanten sympathischen Fluchtreaktion. Dabei sind wir im Alltag funktionstüchtig, aber vom Empfinden und Fühlen abgekoppelt und dissoziiert. Von der dorsalen Abschaltreaktion unterscheidet sich dieser Zustand insofern, als wir dabei äußerlich nicht eingeschränkt, nicht stillgelegt, nicht depressiv und isoliert sind. Und vom normalen Erstarrungsreflex (Reh im Scheinwerferlicht) unterscheidet sich dieser Zustand dadurch, dass wir nicht im bewegungsunfähigen Schockzustand verharren. Vielmehr bleiben wir äußerlich funktionsfähig, sind aber apathisch und können nicht beurteilen, was sich gut oder schlecht anfühlt.

Verhaltensmerkmale

Hier fühlt man sich vom Körper abgekoppelt oder auch dissoziiert. Gefühlsregungen sind gedämpft, irgendwie farblos, wie betäubt und nicht greifbar. Sie absolvieren alles einfach nur und scheinen Gutes wie Schlechtes gefasst hinzunehmen. Äußerlich verlieren Sie nicht die Orientierung, aber weil Sie den Kontakt zu sich verloren haben, neigen Sie dazu, sich Ihrer Umgebung vollkommen anzupassen und sich einfach dem Lauf der Dinge zu überlassen. Ihre Gefühle sind unterdrückt, weshalb Ihnen eine gewisse emotionale

Durchschlagskraft fehlt, um sich zu behaupten oder sich selbst zu schützen – und das macht Sie anfällig für Missbrauch und allzu durchlässige Grenzen. Sie nehmen das Leben oft einfach hin und passen sich chamäleonartig an, um die Herausforderungen, vor die Sie sich gestellt sehen, irgendwie zu überstehen.

Typische sprachliche Äußerungen (ähnlich wie beim Abschalten)

»So ist das Leben nun mal.«
»Ich fühle nichts.«
»Das spielt für mich keine Rolle.«
»Machen wir einfach weiter.«

Wie sich das in Beziehungen zeigt

Der Kommunikationsstil ist dadurch gekennzeichnet, dass man wenig bis gar keine Emotionen zeigt. Sie bleiben in allen Zusammenhängen neutral. Sie sind umgänglich und schließen sich dem an, was der andere möchte, denn Sie sind von sich selbst und Ihren Wünschen abgekoppelt. Das kann distanziert oder sogar desinteressiert wirken, als wäre Ihnen alles egal. Es fällt Ihnen schwer, Ihre Verbundenheit zu zeigen oder andere wissen zu lassen, dass Sie sich angegriffen beziehungsweise gekränkt fühlen. In der Beziehung sind Sie anwesend und auch wieder nicht.

JENNIFERS GESCHICHTE

Ich war fünfundzwanzig Jahre in einer Beziehung, in der es viel Untreue gab, auch ein Kind von einer anderen Frau. Es fiel mir nicht leicht, aber ich blieb jahrelang in dieser Ehe, um sicherzugehen, dass für meine Kinder in bestmöglicher Weise gesorgt war. Aber die Turbulenzen wuchsen mir mit der Zeit über den

Kopf. Heute weiß ich, dass die Ursache für diese festgefahrene Situation eine jahrelange funktionelle Erstarrung war, die mich seinen psychischen und später auch körperlichen Misshandlungen aussetzte.

Der Wendepunkt ist mir noch deutlich bewusst. Ich hatte mit einer Freundin ein Konzert besucht und dabei mein Handy verloren. Als ich nach Hause kam, war mein Mann draußen und tigerte auf und ab. Er schlug auf die Karosserie, als ich in die Garage fuhr. Ich war entsetzt und traute mich kaum auszusteigen. Dann folgte eines der schlimmsten Erlebnisse, die ich je hatte. Am nächsten Morgen wachte ich ziemlich übel zugerichtet auf, aber mein erster Gedanke war: »Geschieht dir ganz recht.« Diese Worte ließen mich erschrocken innehalten. Sie waren so ungeheuerlich, und ich wusste auch sofort, dass sie nicht stimmten. Es geschah mir nicht recht, natürlich nicht.

Obwohl ich ein ganzes weiteres Jahr brauchte, um mich aus der Beziehung zu befreien, war dieses Ereignis der Auslöser für die Trennung von meinem Mann. Aber das Leben testete mich weiter. Nicht lange nach der Trennung bekam ich eine Krebsdiagnose. Wieder hatte ich das Gefühl, dass alles festgefahren war. Es war ganz ohne Zweifel die schwierigste Phase meines Lebens. Zu allem Überfluss warf mich jede SMS, jeder Anruf und jede andere Form der Mitteilung von meinem Mann noch weiter zurück. Monat für Monat verbrachte ich in tiefer Hoffnungslosigkeit.

Ich fand Brittany, als ich sie wirklich brauchte. Zusammen mit ein paar Freundinnen hatte ich mir zum Spaß einen Dating-Podcast angehört, in dem Brittany Piper als Gastrednerin zu hören war. Ihre Geschichte rührte mich zutiefst, aber es war gar nicht die Art ihrer Traumatisierung, die mich am meisten bewegte, sondern ihre verheerenden Erlebnisse in der Zeit danach. Sie vermittelten mir etwas, was für mich sehr glaubhaft klang, nämlich dass mit Trauma nicht ein bestimmtes Erlebnis gemeint ist, sondern die nachhaltigen Auswirkungen und Überlebensreaktionen, die wir nicht einmal erkennen.

Ich folgte Brittany auf Instagram und verschlang ihre nachvollziehbaren und lehrreichen Ausführungen über Trauma. Sie erzählte vom somatischen Heilen, vom Nervensystem und seinem Bezug zu Traumatisierungen, und das alles war ganz neu für mich. Als sie von ihrem Programm der körperorientierten Heilung sprach, sah ich mir das an und begann meine Bewerbung auszufüllen. Aber letztlich habe ich dann doch gekniffen. Rückblickend erkenne ich heute meine funktionelle Erstarrung und wie sie mein Leben beherrschte. Dieses Gefühl von »Das muss ich machen! Moment, ich kann es nicht« ließ sich nicht mehr leugnen.

Also folgte ich Brittany weiterhin in den sozialen Medien und beschloss mich selbst zu coachen. Ich habe beruflich mit Lernen und Entwicklung zu tun, und Coaching gehört zu meinem Job, dementsprechend lag es nahe, meine Techniken bei mir anzuwenden. Bald schon merkte ich jedoch, dass es so nicht funktionierte. Es ging mir einfach nicht besser, und jetzt wusste ich wirklich nicht mehr weiter. Ich fasste den Entschluss auszuprobieren, ob Brittany vielleicht helfen konnte.

In unserer ersten Sitzung fragte mich Brittany, was ich durch das Programm und unsere Zusammenarbeit gern erreichen würde. Ich erwiderte, ich wäre gern das Angstflattern in meinem Bauch los und hätte das Gefühl, in jeder Hinsicht festgefahren zu sein.

Sie sagte: »Ich kann Ihnen nicht versprechen, dass diese Gefühle oder Trigger jemals ganz weggehen, aber vielleicht können wir erreichen, dass Sie mehr Raum finden, um sie zum Ausdruck und vielleicht sogar hinter sich zu bringen.« Und dazu kam es dann tatsächlich. Ich wusste zwar noch nicht so recht, wie Somatic Experiencing funktioniert und wirkt, aber Brittany vermittelte mir alles, was ich brauchte, um zu erfassen, wie sich die besondere Anlage meines Nervensystems in allen meinen Reaktionen, Verhaltensweisen und Gedanken bekundet.

Zu der Zeit glaubte ich wirklich noch, ich könnte alles mit Denken bewältigen, mit Logik und Rationalität – die typische Annahme, dass der Körper eben nicht rational ist und kein Erkennen hat. Ich musste auf meinem Weg der somatischen Heilung ganz klein anfangen und verschiedene Erdungstechniken für das »Resourcing« ausprobieren, bis ich schließlich auf eine stieß, die richtig gut anschlug. Wenn ich mich auf meinen Körper fokussierte, konnte ich mich durch schwierige und unangenehme Situationen begleiten und dazu die Mittel einsetzen, die Brittany mir an die Hand gab.

Außerdem erfuhr ich, dass somatische Heilung ein längerer Prozess ist. Das Leben hat sowohl Höhen als auch Tiefen, und da kann man immer mal wieder stecken bleiben. Das ist mir erst vor ein paar Monaten passiert, als etwas nicht eintraf, wie ich es mir erhofft hatte, und ich wieder in die funktionelle Erstarrung zurückgeworfen wurde. Wenn so etwas heute geschieht, kann ich mir selbst viel mehr Langmut und Verständnis entgegenbringen. Außerdem habe ich immer meine Werkzeuge zur Hand, um mich gleich an die Verarbeitung von Rückschlägen zu machen, weshalb ich viel schneller als früher zu einem gesunden Umgang mit den Dingen zurückfinde. Auch meinen Kindern helfen diese Mittel. Bei der Trennung von meinem Mann waren sie Teenager und ziemlich überfordert mit der Frage, was da mit unserer Familie passiert. Damals wusste ich noch nicht, dass wir über diese in uns angelegten Mittel verfügen. Und jetzt kann ich zusammen mit meinen Kindern, die inzwischen fast junge Erwachsene sind, somatische Techniken anwenden, mit denen sie schwierige Phasen besser bewältigen können.

Vor allem aber habe ich auf diesem Weg gelernt, *sie* (also mich) wieder zu lieben. So lange hatte ich mein Gehirn überschätzt und meinem Körper eigentlich gar nichts zugetraut, diesem Körper, der so schrecklich misshandelt worden war, nicht nur physisch, sondern auch psychisch. Ich fing an, *sie* zu lieben, meinen Körper wirklich zu mögen und ihn nicht als etwas Fremdes und Feindliches zu sehen, oder als etwas, das man zähmen und beherrschen muss. Ich bin immer sehr sportlich gewesen und war auf dem College Langstreckenläuferin. Über viele Jahre hatte ich ein gestrenges Auge auf meine Ernährung und ihre Auswirkungen. Einerseits hatte ich einen Körper, der mir ermöglichte, richtig schnell zu laufen, andererseits ließ ich ihn im Stich, indem ich ihm Kalorien verwehrte und dem Alkohol zusprach, um in meiner Erstarrung zu verschwinden.

Durch meine Zusammenarbeit mit Brittany wurde mir klar, dass Körper und Geist nicht getrennt sind. Dadurch, dass ich ganz klein anfing und wirklich lernte, *sie* zu lieben, und außerdem verstand, dass es kein Kampf sein muss, sich Gefühle zu erlauben, hat sich in meinem Leben vieles zum Besseren gewendet. Mir ging auf, dass ich nicht kaputt und reparaturbedürftig war. Aber vor allem: Wenn ich mich wirklich gut um *sie* kümmere, bringt *sie* richtig gute Sachen zustande.

Körperliche Auswirkungen

Erkennungsmerkmal des Mischzustands der funktionellen Erstarrung ist die Abkopplung und mögliche Dissoziation vom Körper, wobei die mobilisierenden Hormone der sympathischen Reaktion weiterhin zur Verfügung stehen. Dieser Mischzustand aus dominanter Abschaltreaktion und nicht dominanter Kampf-oder-Flucht-Reaktion ist durch eine neutrale oder gebeugte Wirbelsäule sowie gelockerte und anschließend angespannte Muskulatur gekennzeichnet. Als weitere Merkmale können auftreten: geringes Bedrohungsgefühl mit wenig Umherschauen, gesenkter oder leerer Blick. Sinneseindrücke kommen nicht am Thalamus vorbei und sind dann quasi nicht vorhanden, während Schmerzen von Endorphinen gedämpft werden und Dynorphine zusätzlich dafür sorgen, dass man sich von der Innen- und Außenwelt abkoppeln kann. Herz- und Atemfrequenz, Blutdruck und Körpertemperatur sind erniedrigt. Haut und Gliedmaßen sind bleich und kalt, weil das Blut abgezogen und ins Körperinnere umgeleitet wird, damit die inneren Organe auf »Winterschlaf« umschalten können. Fortpflanzungs- und Immunsystem werden heruntergefahren.

Reaktion oder Störung?

Gängige Diagnosen (oder Fehldiagnosen) sind: schizoide Persönlichkeitsstörung, Autismus-Spektrum-Störung.

Wie die funktionelle Erstarrung bei mir aussah

In meiner Anfangszeit als Speakerin fühlte ich mich beim Erzählen meiner Geschichte vor Publikum wie von meinem Körper abgelöst. »Wie ein Roboter«, kritisierte ich mich selbst. Die ersten paar Jahre fragte ich mich ratlos, warum ich wenig bis gar nichts fühlte, wenn ich über so unglaublich schwierige Phasen meines Lebens sprach. Mit meinem heutigen Wissen verstehe ich diese Dinge natürlich: Mein Körper schützte mich auf wirklich umsichtige und schlaue Art vor allem, was nach seiner Wahrnehmung zu viel für mich war.

Ich wollte das ändern, ich wollte besser werden und meine Worte und Erlebnisse verkörpern können, also suchte ich mir einen Sprecher-Coach und trat sogar einem Club bei, der dem Sprechen vor Publikum gewidmet war. Erst mit dem Beginn meiner körperorientierten Heilung änderte sich hier wirklich etwas, sodass ich mich mit meinen Worten zum Ausdruck bringen konnte und auch Tränen nicht scheute, wenn sie kamen.

Ich hatte schon früher Zeiten funktioneller Erstarrung erlebt, beispielsweise in der Zeit des Prozesses. In diesen zwei Jahren fühlte ich mich meistens wie betäubt und gefühllos, außer wenn ich trank und die unterdrückte Wut ausbrach. Aber gerade in dieser Zeit hörte ich oft von meiner Umgebung, ich sei »so stark« und gehe mit der ganzen Sache »so gut« um.

Ich wickelte die Dinge irgendwie ab, um meine Gefühle unter Kontrolle zu halten, nur so konnte ich in dieser Zeit überhaupt überleben. Ich erinnere mich an einen Tag im Zeugenstand, ich fühlte absolut nichts und starrte nur meinen Peiniger auf der anderen Seite des Raums an. Ich war inzwischen völlig verhärtet und wie taub. Nach dem Prozess gab ich einem lokalen Nachrichtensender ein Interview. An jenem Abend, ich erinnere mich sehr deutlich, saß ich mit meinen Eltern vor dem Fernseher, und die Moderatoren unterhielten sich über den Prozessverlauf. Einer von ihnen sagte: »Vorhin erst habe ich zu Dave (sein Kollege) gesagt, ich hätte in meinen zwanzig Jahren als Prozessberichterstatter kaum je ein Vergewaltigungsopfer erlebt, das mit so viel Haltung und so gefasst in die Augen seines Peinigers blickte und dann sagte: ›Sie haben das getan, und Sie werden dafür bezahlen.‹«

Ich glaube, dass sehr viele von uns in dieser so beziehungslos gewordenen Welt mit tiefen Verletzungen herumlaufen. Wir funktionieren Tag für Tag wie automatisch und wirken dabei ruhig und gefasst. Aber wir sind wie von unserem wahren Wesen abgespalten, von unseren ganz realen Gefühlsregungen, die uns gern präsent halten würden, damit wir unseren Ausdruck finden und wieder die werden können, die wir sein sollten.

IHRE ZWEITE HEIMAT

Stellen Sie sich Ihre Persönlichkeitssackgasse als Ihre zweite Heimat vor. Ihre ursprüngliche wahre Heimat ist der ventrale Zustand ganz oben auf der Polyvagal-Leiter, da fühlen Sie sich geborgen und eingebunden, mit sich, der Welt und anderen verbunden. Jetzt geht es zwar darum, Sie wieder in Fluss zu bringen, aber Sie werden auch immer wieder in Richtung Panzer als dominantem Selbstschutz tendieren. Und das darf so sein. Regulation heißt nicht, dass man immer ganz oben auf der Leiter steht, sondern dass man sich leichtfüßig und flexibel aufwärts- und abwärtsbewegt, ohne irgendwo stecken zu bleiben.

DIE POLYVAGALEN PERSÖNLICHKEITSPROFILE

Basierend auf der Polyvagal-Theorie, haben Stephen Porges und Deb Dana eine Übersicht von Persönlichkeitsprofilen erstellt. Ansatz ist hier das Bemerken und Benennen von Gefühlsregungen, Gedanken, Verhaltensweisen und somatischen Anhaltspunkten, um danach den Zustand zu definieren, in dem man sich befindet. Das ist ein wichtiger erster Schritt zum Erlernen der Sprache Ihres Nervensystems und zur Überwindung des jeweiligen Zustands der Fehlregulation. Bevor wir im nächsten Teil dieses Kapitels zur Kernverletzung kommen, lege ich Ihnen das Ausfüllen des polyvagalen Persönlichkeitsprofils im Anhang A S. 336 ans Herz.

Wie Ihr Panzer entstand: Ihre Kernverletzung

Meine Hände umklammerten das Lenkrad und die Tränen kullerten mir über die Wangen. Brust und Schultern zuckten, während ich schluchzte und dabei nach Luft rang. Das war 2022, und ich war gerade unterwegs zum Flughafen und ließ meinen Mann und meinen zweijährigen Sohn zurück, um für einen Abend von Dallas nach San Francisco zu fliegen, wo ich als Speakerin an der Sonoma State University auftreten sollte. Da war ich wieder – ein heulendes Wrack. Solche Panikattacken hatte ich noch nicht lange; sie setzten kurz nach Noahs Geburt ein und befielen mich immer dann, wenn ich ihn allein lassen musste. Ich wusste nichts mit diesen Ausbrüchen anzufangen, schließlich war ich in meiner beruflichen Laufbahn immer viel unterwegs gewesen, manchmal monatelang von den Menschen getrennt, die mir etwas bedeuteten, aber ohne dass es mir je besonderen Stress bereitet hätte.

Diese Gefühlswallungen waren so heftig, dass ich mit meinem Mann ernsthaft erörtern musste, ob es nicht besser sei, die Speakertätigkeit aufzugeben, damit ich nicht mehr verreisen musste. Und das hieß schon etwas, denn das Sprechen vor Publikum war geradezu lebenswichtig für mich, eine Leidenschaft, von der ich niemals freiwillig lassen würde. Ich hatte mich an diese Panikattacken so gewöhnt, dass ich meine Trips strategisch plante. So benutzte ich kein Make-up mehr, bis ich am Zielort eintraf, denn sonst war es bis dahin völlig verschmiert. Ich trug immer eine Jacke oder ein Shirt mit Kapuze, damit ich meine verquollenen Augen am Flughafen irgendwie verdecken konnte. Ich buchte auch immer den frühestmöglichen Flug, damit ich im Flugzeug in der Dunkelheit des frühen Morgens weinen konnte, ohne gesehen zu werden.

Da wusste ich noch nicht, dass dieser Trip mir etwas bringen würde, was bei allen früheren ausgeblieben war, nämlich Klarheit.

Im Parkhaus von Terminal A fand ich gleich einen geeigneten Platz in diesem Meer von Autos. Da ich bis zum Boarding noch reichlich Zeit hatte, senkte ich die Rückenlehne ab, rollte mich ein und ließ den Tränen freien Lauf. Dann waren auf einmal weiche Gitarren-Riffs aus dem Song »I Hope You Dance« von Lee Ann Womack im Radio zu hören und ich fand mich augenblicklich in das Jahr 2000 zurückversetzt. Undeutlich tauchte die Silhouette meines elfjährigen Ichs vor mir auf, als wäre ich in einem alten Film aus meiner Kindheit gelandet. Es kam mir so vor, als würde es sich um die Erinnerung von jemand anderem handeln, während ich verfolgte, wie sie da auf ihrem Bett saß mit einem Geschenk ihrer Mutter in der Hand. Es war ein inspirierendes lyrisches Buch mit dem Titel *I Hope You Dance* – ein sentimentales Erinnerungsstück, das ihre Mutter ihr gegeben hatte, um sie zu ermutigen, »weiterzutanzen und weiterzuleben, auch wenn das Leben schwer ist«. Die innere Kamera zoomte weiter heran, bis ich das Gesicht klar erkennen konnte, in dem Traurigkeit, Einsamkeit und Sehnsucht standen. Sie wünschte sich, ihre Mutter wäre da.

Ich griff mir ans Herz wie damals auf der Behandlungsliege bei der somatischen Therapie, von der ich im 4. Kapitel erzählt habe. Die in mir herumwirbelnden Puzzleteile fielen sacht an ihren Platz und auf einmal wurde alles so klar. Was da an Ängsten hochkam, wenn ich Noah verließ, war ein Trauma-Überrest der Vergangenheit, der mich in die Zeit zurückversetzte, in der meine Mutter jede Woche von Montag bis Mittwoch in einem anderen Bundesstaat gewohnt und gearbeitet hatte, und das für elf Jahre während meiner Kindheit und Jugend. Das hatte ich noch nie bedacht. Nie war mir in den Sinn gekommen, dass damit Unbehagen und viel unverarbeiteter Schmerz verbunden sein musste. In dieses jüngere Ich regredierte ich immer dann, wenn ich mich von meinem Sohn verabschiedete. Und obwohl ich ganz klar weiß, dass der Gedanke vollkommen abwegig ist, hatte die junge Brittany das Gefühl, dass sie durch die Abwesenheit ihrer Mutter wieder einmal die im Stich Gelassene war, nicht liebenswert und allein. Auch da gab es noch so manches zu heilen.

Vier Stunden später landete ich nach diesem so emotionalen und therapeutischen Flug in San Francisco. Als ich meinen Leihwagen über die Golden Gate Bridge steuerte, telefonierte ich mit meiner Mutter und erzählte ihr haarklein von der Offenbarung dieses Morgens und Vormittags.

»Mir ist das damals gar nicht so aufgefallen«, erzählte ich unter Tränen, »aber jetzt weiß ich, dass du mir ganz einfach gefehlt hast.«

Es wurde ein liebevolles und offenes Gespräch. Sie begegnete meinem Schmerz und Kummer so verständnisvoll und zärtlich, sie sagte sogar, sie bedaure ihre häufige Abwesenheit, und erklärte mir, wie alles so gekommen war. Das gab mir die Chance, mitfühlend und verständnisvoll zu reagieren und sogar dankbare Anerkennung für die Frau zu empfinden, die sie damals gewesen war. Nach dieser Reise ließen sogar die Panikattacken nach, und auch die Angstzustände beim Verlassen meiner Kinder verloren ihre Schärfe. Diese Rüstung der Angst, die mich beinahe dazu gebracht hätte, meinen geliebten Beruf aufzugeben, war schließlich abgefallen.

Solche Geschichten erleben viele, die sich auf den Weg der Heilung machen. Wenn wir die Rüstung ablegen, die uns lange von unseren ungeheuren Schmerzen abgeschirmt hat, stellen wir häufig fest, dass unsere Kernverletzung, die dann eigentlich kristallklar hervortreten sollte, mitunter nur schwer zu erkennen ist. Jahrelang hatte ich mich auf Traumata konzentriert, die deutlich hervorstachen, zum Beispiel den Verlust meines Bruders und die Vergewaltigung, dabei waren mir aber manche der chronischen Anteile meines Traumas entgangen. Sie verharrten irgendwo in Körper und Geist in einer Art Schlafzustand.

Im nächsten Teil dieses Kapitels werden Sie selbst nach solchen Dingen Ausschau halten und dabei nach drei Gesichtspunkten vorgehen, die ich mit »Wissbegier«, »Zusammenhang« und »Mitgefühl« bezeichne. Wenn wir neugierig sind, was es mit unserem Panzer – unseren Schutzmustern – auf sich hat, bekommen wir Aufschluss über den Zusammenhang, dem sie entsprungen sind. Und das erlaubt uns schließlich eine mitfühlende Selbstwahrnehmung anstelle von Selbstverurteilung oder Selbstkritik.

Ich mache mich heute nicht mehr fertig, wenn auf Reisen doch wieder Ängste auftreten oder ich mich ratlos frage, warum ich so bin, wie ich bin. Ich gestatte mir Verständnis für die junge Brittany, wenn sie sich zeigt. Ich biete ihr liebevoll bergenden Raum, in dem Wissen, dass sie mich nur schützen möchte.

Bevor Sie in die Bearbeitung Ihrer Kernverletzung einsteigen

Ich wünsche mir, dass Sie bei dieser Arbeit behutsam mit sich umgehen. Ziehen Sie alle greifbaren Ressourcen heran und »titrieren« Sie die Sache so gut wie möglich. Nehmen Sie sich also immer nur ein Schutzmuster auf einmal vor und lassen Sie genügend Zwischenraum – bis zu einer Woche. Die intime Beschäftigung mit besonders unliebsamen Mustern kann schwierige Gefühle und Erinnerungen aufrühren. Deshalb rufe ich mir und anderen am Beginn dieser Arbeit immer wieder Folgendes geduldig in Erinnerung:

1. Halten Sie Ihre Ressourcen griffbereit. Forschen Sie nach geeigneten Mitteln, bevor Sie sich einer Kernverletzung zuwenden, nehmen Sie sich auch zwischendurch immer wieder Zeit dafür, und halten Sie sich auch zum Abschluss wieder an Ihre Ressource. Das kann ein Gegenstand sein, der Ihnen viel bedeutet, oder ein Mensch oder Haustier, mit dem Sie sich zur Koregulation verbinden können. Sie können auch einfach ins Freie gehen, um sich während der Arbeit über Ihre Sinne mit der Natur zu verbinden.

- Lesen Sie sich im zweiten Teil auf Seite 257 durch, was ich dort zum Thema *Resourcing* geschrieben habe, damit Sie sich schon auskennen, wenn Sie einsteigen.

2. Das Folgende kann ein wenig schwierig sein, vielleicht funktioniert es auch noch gar nicht, aber vielleicht können Sie es einfach mal versuchen.
   - Bedanken Sie sich bei sich selbst dafür, dass Sie sich den nötigen Panzer angelegt haben, um zu überleben.
   - Lassen Sie gelten, dass es einige Zeit gedauert hat, bis Sie gemerkt haben, dass der Kampf vorbei ist.
   - Sagen Sie sich, dass Sie sich so geschützt haben, wie es Ihnen damals möglich war.
3. Lassen Sie sich so viel Zeit, wie Sie brauchen. Wenn es Ihnen zu viel wird, können Sie auf diese Schritte zurückkommen, sobald Sie sich dazu bereit fühlen.

Ihre Schutzmuster

Denken Sie sich Ihren Panzer als Schutzvorkehrung oder Bewältigungsstrategie, die einmal Ihrer Sicherheit gedient haben, aber jetzt nur noch hinderlich oder sogar schädlich sind. Sehen Sie sie als Symptome eines nicht geheilten Traumas. Solche Schutzmuster äußern sich in vielerlei Hinsicht: es anderen recht machen, sich verkriechen, Substanzmissbrauch, Ablehnung von Liebe, Über- oder Unterernährung, alles vor sich herschieben, auf andere losgehen, den Beruf aufgeben, Co-Abhängigkeit, immer wieder in missbräuchliche Beziehungen hineingeraten und dergleichen mehr. Und ob Sie es glauben oder nicht, diese Verhaltensweisen sind damals entstanden, damit Sie unter Umständen, die Sie absolut überforderten, überleben konnten. Wie also geht es jetzt weiter?

Wenn Sie Ihr Verhalten einfach nur ändern, werden diese Muster nicht aufgelöst. Sie müssen herausfinden, wie diese Symptome entstanden sind. Wenn Sie beispielsweise zu viel trinken, um irgendwie klarzukommen, können Sie natürlich einfach aufhören. Aber vielleicht fangen Sie dann drei Wochen später an, Ihre Schmerzmittel zu häufig einzunehmen. Wir bezeichnen das als Symptomersatz, reines Symptommanagement oder einfach als Verhaltensänderung. Sie springen einfach von einem ungeeigneten Schutzmuster zum nächsten, weil die eigentliche Ursache, die Kernverletzung, nicht bereinigt oder verarbeitet wurde. Nicht ausgeheilte Kernverletzungen bringen Verhaltensmuster, Gedanken, Gefühle und hinderliche Überzeugungen hervor, die Sie letztlich in den Schutzmaßnahmen der Vergangenheit festhalten. Sie sehen diese Muster zwar und versuchen etwas gegen Ihre Reaktionen zu tun, aber irgendwie kommen Sie nicht davon los.

Ihre Kernverletzung ist wie eine Zwiebel mit vielen Schalen

Die Zwiebel wird gern als Sinnbild für den Heilungsprozess eingesetzt. Auch zum Verständnis von Kernverletzung liefert sie gute Hinweise.

Im Kern der Zwiebel sitzt das Trauma, das dann (von innen nach außen) diese weiteren Schalen ansetzt:

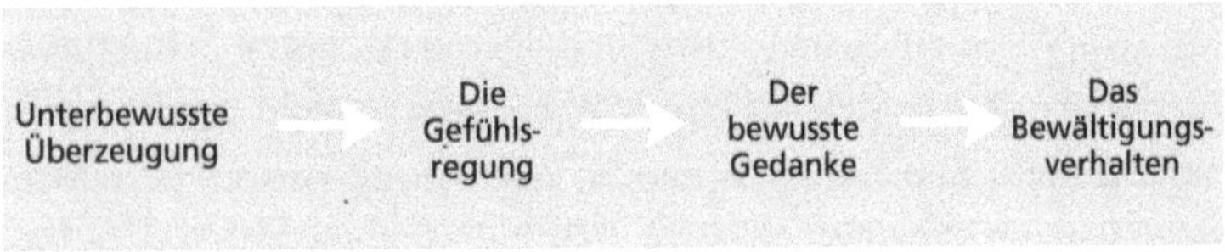

Wir können es auch so verdeutlichen:

- Kernverletzung: Ihr Trauma; es kann aus mehreren Ereignissen oder Erlebnissen bestehen.
- Hinderliche Überzeugung (unterbewusst): Ihre Kernverletzung bringt einen unbewussten Glaubenssatz über Sie selbst, über andere und die Welt hervor.

- Gefühlsregung: Dieser hinderliche unterbewusste Glaubenssatz erzeugt eine Gefühlsregung, die Sie im Körper spüren.
- Bewusster Gedanke: Die Gefühlsregung erzeugt einen bewussten Gedanken oder eine Geschichte.
- Bewältigungsverhalten: Der bewusste Gedanke oder die Geschichte erzeugt einen Verhaltensimpuls.

Hier möchte ich zwei Dinge festhalten, nämlich erstens, dass die Außenschale Ihrer Zwiebel Ihr Bewältigungsverhalten ist, also das, was an der Oberfläche zu sehen ist. Zweitens ist es so, dass sich Ihre bewussten Gedanken manchmal von Ihren unterbewussten Überzeugungen und Glaubenssätzen unterscheiden. Kurz gesagt, Sie glauben nicht immer das, was Sie denken, und Sie denken nicht immer das, was Sie glauben. Unterbewusst mögen Sie beispielsweise glauben, dass Sie immer scheitern werden, aber Ihr Bewusstsein sagt, dass Sie eigentlich alles können – dann treten Sie äußerlich selbstbewusst auf, aber sabotieren sich am Ende doch, weil die unterbewusste Überzeugung sich immer durchsetzt.

Sehen wir uns einmal an, wie so eine vollständige Zwiebel aussehen kann. Wenn Ihre Kernverletzung darin besteht, dass Sie als Kind vernachlässigt wurden, ist daraus die unterbewusste hinderliche Überzeugung entstanden, dass Sie nicht liebenswert sind, woraus dann vergiftende Scham sprießt, was wiederum den Gedanken zur Folge hat, dass Beziehungen eigentlich sinnlos sind. Das erzeugt letztendlich ein Bewältigungsverhalten des Meidens oder Beendens von Beziehungen.

Ihre fünf wichtigsten Schutzmuster

Welche fünf Schutzmuster können Sie benennen, die Ihnen zwar irgendwie weiterhelfen, aber gefühlt nicht mehr dienlich sind? Betrachten Sie sie als Management-Strategien. (Hinweis: Möglicherweise haben Sie einige dieser Verhaltensweisen schon bei der

Aufzählung Ihrer Reaktionen am Ende von Kapitel 4 genannt.) Notieren Sie diese Schutzmuster in der Reihenfolge ihres Stellenwerts in Ihrem Leben von 1 bis 5.

1. ______________________________

2. ______________________________

3. ______________________________

4. ______________________________

5. ______________________________

Um dosiert vorzugehen, fangen wir mit dem Bewältigungsmechanismus an, der am wenigsten im Vordergrund steht, und stellen ihn anschließend im Zusammenhang mit der Kernverletzung dar. Das dürfte der Bewältigungsmechanismus sein, der sich in Ihrem Leben am wenigsten störend auswirkt. Betrachten Sie mit diesem Schutzmuster im Sinn Ihre jüngere (nicht traumatische) Vergangenheit. Wann haben Sie diesen Mechanismus tatsächlich benutzt? Nehmen wir beispielsweise an, Sie neigten dazu, sich zurückzuziehen und unsichtbar zu machen. Reflektieren Sie über diese Erinnerung und versuchen Sie gleichzeitig eine Aussage dazu zu machen, indem Sie das Wörtchen »weil« einfügen, so lange, bis es nicht mehr weitergeht und Sie in einer Sackgasse landen. In der Sackgasse stecken wir fest, wenn uns keine weitere Reaktion mehr einfällt oder unsere Überzeugungen und Gedanken zu Tatsachen oder Erlebnissen werden.

Hier ein typisches Szenario:

> *Ich ziehe mich zurück,* weil *ich nicht möchte, dass man mich sieht.*

Ich will nicht gesehen werden, weil *ich nicht beurteilt werden möchte.*
Ich möchte nicht beurteilt werden, weil *meine Gefühle so peinlich sind.*
Meine Gefühle sind peinlich, weil *Gefühle zu zeigen ein Zeichen der Schwäche ist.*
Gefühle zu zeigen, ist eine Schwäche, weil *mir das in der Kindheit so beigebracht wurde.*
Es wurde mir in der Kindheit beigebracht, weil …

Dabei belassen wir es, denn jetzt sprechen wir über Fakten oder Erlebnisse und nicht mehr lediglich über Gedanken und Glaubenssätze.

Wenn wir an den Punkt kommen, wo es nicht mehr weitergeht, fragen wir: »Wie alt war ich da ungefähr?« Wenn Sie sich diese Frage stellen, können Sie sich vielleicht Ihre damaligen Lebensumstände vergegenwärtigen.

Setzen wir in diesem Sinne unsere Schilderung des Beispiels fort.

»Ich muss ungefähr sechs gewesen sein und hatte den Eindruck, dass ich meine Gefühle zurückhalten musste, weil meine Eltern sich gerade scheiden ließen und mich aufforderten, mich irgendwie zu beschäftigen, weil sie einfach keine Zeit für meine Anliegen hatten. Wenn sich also bei mir Gefühle regten, ging ich in mein Zimmer, um allein mit ihnen klarzukommen oder sie ganz unter Verschluss zu halten. Und wenn ich heute als Erwachsener solche Gefühle habe, mache ich es genauso, ich ziehe mich zurück und versuche, allein damit fertigzuwerden. Später hatte ich auch einen Partner, der sich abwandte und unerreichbar war, wenn ich Gefühle zeigte. Das bestätigte mir nur noch, dass meine Gefühle falsch oder unangebracht waren.«

Jetzt ist Ihre Kernverletzung benannt. Im nächsten Schritt werden alle Schalen (Aussagen) zur Hauptschicht Ihrer Zwiebel verdichtet.

Bis hierher haben wir Ihr Verhalten, die Kernverletzung oder das ursprüngliche Trauma (zu dem es mehrfach gekommen sein kann) und den unbewussten hinderlichen Glaubenssatz benannt. Bei diesem Glaubenssatz handelt es sich um die tiefste Aussage oder den tiefsten Gedanken vor dem Ende der Sackgasse. In diesem Fall war es »Gefühle zu zeigen ist eine Schwäche«. Jetzt fehlen uns noch die Gefühlsregung und der bewusste Gedanke.

Kommen wir zunächst zum bewussten Gedanken. Schauen Sie sich die anderen Schalen beziehungsweise die Aussagen der oben notierten »Weil«-Sätze an und überlegen Sie, welcher Teil der Geschichte besonders hervorsticht. Nehmen wir an, es wäre: »Ich will nicht gesehen werden.« Wenn wir nun noch das Gefühl erkunden wollen, können wir uns fragen, was wir gegenwärtig empfinden, wenn wir uns dieses Schutzmuster und diese Erinnerung ins Bewusstsein rufen. Was zeigt sich da? In diesem Fall ist es vielleicht Scham oder Verlegenheit. Im letzten Schritt fügen wir dann alle diese Schichten zusammen:

- Bewältigungsverhalten: Rückzug
- Gedanke: Ich möchte nicht, dass man mich (und meine Gefühle) sieht
- Gefühlsregung: Scham/Verlegenheit
- Hinderlicher Glaubenssatz: Gefühle zu zeigen, ist eine Schwäche oder nicht akzeptabel
- Kernverletzung: »Ich muss ungefähr sechs gewesen sein und hatte den Eindruck, dass ich meine Gefühle zurückhalten musste, weil meine Eltern sich gerade scheiden ließen und mich aufforderten, mich irgendwie zu beschäftigen, weil sie einfach keine Zeit für meine Anliegen hatten. Wenn sich also bei mir Gefühle regten, ging ich in mein Zimmer, um allein damit klarzukommen oder

sie ganz unter Verschluss zu halten. Und wenn ich heute als Erwachsener solche Gefühle habe, mache ich es genauso, ich ziehe mich zurück und versuche allein damit fertigzuwerden. Später hatte ich auch einen Partner, der sich abwandte und unerreichbar war, wenn ich Gefühle zeigte. Das bestätigte mir nur noch, dass meine Gefühle falsch oder unangebracht waren.«

Somit lautet die Aussage zur Kernverletzung auf den Punkt gebracht ungefähr so:

»Ich ziehe mich zurück, weil ich nicht möchte, dass die Leute mich (und meine Gefühle) sehen. Das möchte ich nicht, weil ich glaube, dass es eine Schwäche oder inakzeptabel ist, Gefühle zu zeigen. Das habe ich mit sechs Jahren gelernt, als meine Eltern sich scheiden ließen und meine Gefühle nicht weiter beachteten oder mich sogar wegschickten. Später hatte ich einen Partner, der es auch so machte. Wenn ich mich zurückziehe und verkrieche, empfinde ich Scham und Verlegenheit.«

Was sagt nun Ihre Beschreibung der Kernverletzung schlussendlich aus? Schreiben Sie es auf und überlegen Sie, ob Sie Ihr Schutzmuster inzwischen anders sehen. Gewinnen Sie Klarheit und Verständnis, weil Sie dieses Verhalten als sinnvoll und selbstverständlich empfinden und folglich richtigliegen? Ihre Überlebensstrategien sollten Ihnen von hier an ebenso sinnvoll erscheinen. Wenn Sie nun wieder einmal auf dieses Schutzmuster stoßen, können Sie sich an folgende dreifache Fragestellung halten:

1. Wissbegierig: Wenn Sie merken, dass Sie in dieses Verhalten zurückfallen, können Sie eruieren, was es damit auf sich hat. Welche Geschichten oder Gefühle zeigen sich da? Was fällt Ih-

nen an bestätigenden Gründen für diese Gedanken, Gefühle und Überzeugungen ein?

- Wie bereits erwähnt, sagt uns ein Trigger (der als emotionale Altersregression aufgefasst werden kann), dass wir jetzt im Moment in Gefahr sind, auch wenn es eigentlich bedeutet, dass wir damals in Gefahr waren. In unserem aktuellen Beispiel: Vielleicht fühlen Sie sich überfordert, wenn die Kinder um Sie sind, und verspüren den Impuls, sich im Schlafzimmer zu verkriechen. Wenn Sie dann (mit etwas Übung) innehalten, um sich zu fragen: »Was spricht eben jetzt dafür, dass meine Gefühle als Schwäche und unangebracht erlebt werden?«, können Sie vielleicht noch einmal nachforschen, ob das wirklich zutrifft, und stellen dann vielleicht fest, dass diese hinderlichen Glaubenssätze in Ihrem gegenwärtigen Leben eher selten zutreffen.

2. Zusammenhang: Dieses Nachforschen führt Sie zum Zusammenhang, das heißt zum Grund für Ihren Impuls. Sie werden erkennen, dass es sich einfach um ein altes Schutzmuster handelt, das unbewusst getriggert wird, um Ihnen beizuspringen.
3. Mitgefühl: Dieser Zusammenhang verschafft Ihnen Mitgefühl mit sich selbst anstelle von Selbstverurteilung.

Auf diesem Weg erleben wir Augenblicke der Bejahung solcher Impulse und können deshalb die jüngeren beschützenden Persönlichkeitsanteile von unseren derzeitigen regulierten Persönlichkeitsanteilen unterscheiden. Dann erkennen wir, dass diese Rüstung nicht immer notwendig ist und dass wir selbst in unbehaglichen Augenblicken eigentlich in der Lage sind, die Dinge anders zu erleben. So könnte es ja sein, dass Ihre Gefühle von Ihren Kindern ohne Weiteres akzeptiert werden. Das ändert sozusagen die »Beweislage«, weil unser Überlebensmuster nicht mehr bestärkt wird und wir im Gegenteil darin bestärkt werden, uns nicht zu wappnen.

So leiten Sie eine neue Dynamik im Umgang mit Ihrem Trauma ein. Die Beschäftigung mit Ihrer Kernverletzung erlaubt Ihnen, zwischen Vergangenheit und Gegenwart zu unterscheiden, und macht Ihnen klar, dass Sicherheit, Verbundenheit und Widerstandskraft wahrhaftig hier und jetzt gegeben sein können.

Der nächste Schritt auf diesem Weg wird darin bestehen, von der bewussten Wahrnehmung unserer Muster zu Ihrer unterbewussten und somatischen Verarbeitung weiterzugehen. Damit verschaffen wir dem Nervensystem ganz organisch die Möglichkeit, all das, was damals zu viel für uns war, im Hier und Jetzt zu verarbeiten und zu vervollständigen.

Bemerken und benennen

Machen Sie folgende Übung in der nächsten Woche einmal täglich:

1. Vermerken Sie, was Sie denken und fühlen und wie Sie sich körperlich fühlen.
2. Wo stehen Sie auf der Polyvagal-Leiter? In welcher Verfassung oder in welchem Zustand sind Sie?
3. Fragen Sie sich, was Ihr Nervensystem Sie gerade wissen lassen möchte. Wie geht die Geschichte, die es Ihnen erzählt?

8

Gesunde Aggression: In Ihre Kraft zurückfinden

Trauma kappt die Verbindung zu uns selbst,
weil es zu schmerzhaft wäre, sich so klein zu fühlen.
Peter Levine

Die winzigen Fingerchen krallten und kratzten über meine Brust und ich zuckte zurück. Shia war jetzt ein halbes Jahr alt, so alt wie Noah war, als er anfing, seine Selbstbehauptung, seine Aggression oder, wie Peter Levine sagt, seine Lebenskraft und Energie zum Ausdruck zu bringen. In diesem Alter beginnen Kinder Körperkraft zu entwickeln, was sich auf ihr Ich-Gefühl überträgt. Das war daran zu erkennen, wie Shia ihren Körper über den Boden schubste und zog, wie sie sich an Dingen aufrichtete und ihre Spielzeuge mit aller Kraft auf den Boden knallte, wie sie mein Gesicht wegstieß, wenn sie genug geschmust hatte, wie sie ihre Stimme zu einem Kreischen erhob. Wie sie beim Stillen schlug, kratzte und strampelte. Kraft hatte sie genug, daran bestand kein Zweifel. Meine vielen Schrammen zeugten davon.

1912 definierte Sigmund Freud Aggression als feindseliges, destruktives Verhalten, das nach außen und innen gerichtet sein kann. Nach dem, was unser konditioniertes Denken als »ordentliches« oder »gutes« Betragen einstuft, könnte man durchaus sagen, dass Shias Aggression etwas Feindseliges und Destruktives hatte, und dann wäre sie schnell als »schwieriges« Kind abgestempelt. Aber wenn man die Natur als Vorbild heranzieht, ist ein solches Verhalten nicht nur normal, sondern auch überaus vital und für die Entwicklung notwendig. Die Verhaltensforscher haben längst herausgefunden, dass Aggression bei Tieren Überlebensvorteile mit sich bringt, etwa durch das Sichern eines Reviers mit seinen Nahrungs- und Wasserquellen. Zudem sichert sie den eigenen Schutz oder den der Nachkommen oder des Rudels. Auch für die Arterhaltung spielt Aggression eine positive Rolle, wenn die Stärksten im Kampf um die Weibchen obsiegen. Und so ist auch bei uns Menschen die Aggression eher vorteilhaft: für die Etablierung von Grenzen, für unsere Selbstverteidigung, für die Verteidigung unseres Standpunkts und das Einstehen für unsere Wahrheit (was tiefere und gesündere Verbindungen entstehen lässt) und schließlich für unser generelles Vorankommen im Leben.

Diese Antriebskraft lässt uns vorwärtsgehen und dranbleiben, um uns das zu verschaffen, was wir vom Leben benötigen. Aggression leitet sich vom lateinischen Verb »aggredi« ab, was so viel wie »auf etwas zugehen« und im übertragenen Sinne »etwas beherzt in Angriff nehmen« bedeutet. In Frankreich spricht man von *élan vital*, »Lebenskraft« oder »Lebensenergie«. Eine ähnliche Bedeutung hat das Sanskritwort »Prana«, es bezeichnet nämlich die Lebenskraft, die vom Atem getragen ist und den Körper und die Welt ringsum erfüllt.

Ohne diese Lebensenergie in ihrer Verbindung mit gesunder Aggression kommen wir nicht weiter, weil uns der Antrieb fehlt, das sinnerfüllte Leben zu gestalten, das wir uns wünschen. Dann verliert unsere Lebendigkeit ihr Strahlen. So leben heute sehr viele Menschen: in ihrem Panzer gefangen und von sich selbst und folglich auch vom Leben abgekoppelt. Wir leben in unseren selbst gemachten Käfigen, von Unterdrückung und den Notwendigkeiten des Lebens beherrscht. Bei der somatischen Heilung ist das Ziel, in unseren Körper zurückzukehren, zurück zu allem, wonach wir ohnehin Heimweh haben. Im Körper liegen nämlich großes Heilungswissen und große Lebensweisheit. Wir werden uns in diesem Kapitel mit gesunder Aggression und Lebenskraft befassen – damit, wie sie schon früh in uns erstickt werden und wie wir wieder in unsere ursprüngliche Kraft kommen können.

Wenn die Lebenskraft in früher Jugend ausgelöscht wird

Unser Gehirn gibt vor, wie wir vom Säuglingsalter an in dieser Welt leben sollen oder nicht leben sollen. Die meisten unserer Verhaltensgewohnheiten, Impulse und unterbewussten Überzeugungen bilden sich in den allerersten Lebensjahren heraus, bevor wir auch nur denken und sprechen können. Die Wahrnehmung unserer selbst, anderer und der Welt nimmt in dieser allerfrühesten Phase Gestalt an, und die Erfahrungen, die wir in dieser Zeit machen, sind entscheidend dafür, ob wir im weiteren Verlauf unseres Lebens eher auf Sicherheit und Überleben oder eher auf Lebendigkeit bedacht sind.

Wie also kommt es dazu, dass unsere Lebenskraft – unsere Power, gesunde Aggression und Vitalität – in dieser Phase unseres Lebens gedämpft oder sogar erstickt wird? Dafür gibt es zahllose Gründe, aber hier sind ein paar besonders häufige:

- Intergenerationelles (generationenübergreifendes) Trauma: In unseren Zellen sind ererbte Impulse und unterbewusste Überzeugungen gespeichert, die unsere gesunde Aggression dämpfen, was sich dann durch die Erfahrungen in der Kindheit verfestigt. Das sieht man zum Beispiel in Familien, in denen Ärger und Wut mehr oder weniger stark tabuisiert sind. Kinder wachsen dann in einer Umgebung auf, in der die primären Bezugspersonen keine gesunde Aggression zeigen, in der keine Grenzen gesetzt werden und in der man nicht erleben kann, wie Streit und Streitbeilegung funktionieren. Das Kind gewinnt dann den Eindruck, gesunde Aggression sei nicht normal und nicht hinnehmbar. Ähnliches erleben wir bei Kindern aus Familien, in denen es über Generationen Sozial- und Systemtraumata gab und die Leute immer wieder ausgegrenzt wurden, etwa infolge von Sklaverei, Krieg, Völkermord, Kolonisierung, Einwanderung und so weiter.

- Vorgeburtliches Trauma: Traumata dieser Art können Dissoziation und Abschaltreaktionen hervorrufen, wodurch die Entwicklung gesunder Aggression unterbrochen wird. Ein solches Trauma kann durch die Traumatisierung der Mutter hervorgerufen werden, aber auch durch extremen Stress und den Einfluss von Giftstoffen, durch Sauerstoffmangel während der Schwangerschaft oder bei der Geburt sowie durch Frühgeburt oder medizinische Eingriffe während der Schwangerschaft, der Wehen oder bei der Entbindung.
- Entwicklungstrauma: Dazu kann es kommen, wenn die Bedingungen für die Entstehung von gesunder Widerstandskraft und Regulation nicht oder nicht durchgängig gegeben waren. Ursachen für ein solches Trauma können anhaltende Gefahrensituationen, Misshandlungen oder Sucht im Umfeld sein. Möglicherweise war das Kind aber auch nicht gewollt oder wurde als Neugeborenes von der Mutter getrennt, sodass keine sichere Bindung entstand. Weitere mögliche Ursachen sind medizinische Interventionen im ersten Lebensjahr, eine chronisch ängstliche Mutter, die außerdem depressiv ist und keinen richtigen Kontakt aufzunehmen vermag, sowie Bezugspersonen, die nicht zur Selbstregulation in der Lage sind. Auch der Tod eines Elternteils oder Zwillings in der Säuglingszeit oder Kindheit, eine allzu

schnelle Geburtenfolge oder eine Scheidung in den ersten Jahren kommen als Trauma-Ursachen infrage.

Hier noch ein paar subtilere und eher alltägliche Beispiele für die Unterdrückung der Lebenskraft und gesunden Aggression in jungen Jahren:

Wir sind von Natur aus darauf eingestellt, unsere gesunde Aggression auch mal hintanzustellen. Gehen wir für einen Moment davon aus, dass Shias unaufhörliches Kratzen, Kneifen, Treten und Schlagen beim Stillen einfach zu viel für mein Nervensystem war und dass ihr aggressives Verhalten mich jedes Mal gleichsam aus meiner Regulation geworfen hat. Nehmen wir weiterhin an, ich hätte jedes Mal aufgeschrien und sie vielleicht erschreckt oder hätte sie abgesetzt, um entnervt wegzugehen, was sie ebenfalls in Schrecken versetzt hätte. Aus diesen wiederholten frühen Erlebnissen würden das kleine Gehirn und Nervensystem die unterbewusste Überzeugung ableiten, dass man Stärke, Vitalität und gesunde Aggression lieber nicht so direkt zeigt, weil man dann vielleicht auf Ablehnung stößt. Wer verbunden und vom Stamm akzeptiert sein möchte, unterdrückt solche Impulse lieber. Würden diese Muster in Shias entscheidenden frühen Jahren nun weiterhin bestehen und meine Fehlregulierung immer wieder sichtbar werden, sobald sie gesunde Aggression zeigt, hätte das zur Folge, dass sie immer weiter von sich selbst abrückt. Auch später im Leben würde sich diese eingeschränkte Reaktionsbereitschaft für sie fortsetzen und ihre sympathische Spannkraft und gesunde Lebensenergie dämpfen oder sogar unterdrücken. Dann müsste sie mit weiteren Beziehungsproblemen und psychischen sowie körperlichen Ausfallserscheinungen rechnen.

Zum Glück weiß ich, wie ich mich auf Shias gesunde Aggression einstellen kann. Indem ich sie zum Spielen bringe – sie in diesen Mischzustand eintauchen lasse, der aus sympathischem Kampf-oder-Flucht-Impuls und der sicheren Verbundenheit der ventralen Verfassung besteht –, kann sie sich dieser Kraft anvertrauen und sie zusammen mit mir zum Ausdruck bringen und zunehmen lassen. Ich kann zum Beispiel meine Hände gegen ihre Händchen stemmen, wenn sie drauf und dran ist, mir ins Gesicht zu langen, oder ihre Beinchen strecken, wenn sie sie anzieht, um mich zu treten. Lachend bewundere ich dann ihre Kraft und das gibt ihr ein Gefühl von Sicherheit.

DER UNMITTELBARE PERSÖNLICHE RAUM

Säuglinge zeigen in ihren ersten Lebensmonaten häufig Bewegungen der Gliedmaßen, die erst etwas Reflexartiges haben und später vom Kind selbst initiiert werden. Diese Bewegungen sind Teil ihrer Lebensenergie und Kraft. Sie machen sie nicht nur mit dem eigenen Körper vertraut, sondern auch mit den Dingen und Menschen in ihrer Umgebung. Diese so simpel wirkenden frühen Bewegungen erlauben den Kleinen, sich selbst und die Welt, in der sie leben, immer besser kennenzulernen und zu verstehen. Wir müssen ein Körpergefühl aufbauen, um uns gezielt mit unserer Umwelt auseinandersetzen zu können. Dazu müssen wir über die Haltung, Schnelligkeit und Reichweite unserer Gliedmaßen Bescheid wissen und die räumliche Beziehung unseres Körpers zum unmittelbaren Umfeld einordnen können. Der unseren Körper unmittelbar umgebende Raum bis zur Reichweite unserer Arme und Beine ist so etwas wie eine persönliche Blase und sehr wichtig für die Entwicklung eines Gespürs für räumliche Bezüge. Wir müssen die Ausdehnung und die Grenzen unseres unmittelbaren persönlichen Raums kennen, um uns im körperlichen Austauschgeschehen, in Beziehungen und im alltäglichen Geschehen zurechtzufinden.

- Wir unterdrücken unsere gesunde Aggression, weil wir Scham empfinden. Peter Levine spricht immer wieder über den Unterschied zwischen gesunder und ungesunder Scham. Auch in den ganz frühen Jahren gibt es diesen Unterschied zwischen gesunder (nützlicher) und ungesunder (schädlicher) Scham. Gesunde Scham entsteht, wenn primäre Bezugspersonen liebevolle Orientierung geben und mit Bestimmtheit Grenzen setzen, die die Verbundenheit nicht unterbrechen. So könnte ich zum dreijährigen Noah beispielsweise sagen: »Noah, wir spielen nicht mit Messern, mit denen wir uns schneiden können. Mama möchte nicht, dass du dir wehtust. Ich nehme diese Messer jetzt weg und möchte nicht, dass du wieder mit ihnen spielst. In Ordnung?« Meine Haltung und meine Ansage sind klar und entspringen der Verbundenheit. Auch Noah fühlt sich dann sicher und verbunden und sein Lern-Gehirn bekommt etwas zu tun. Die Entstehung von ungesunder Scham kann so ablaufen: »Noah, was machst du da?! Was denkst du dir dabei? Geh jetzt in dein Zimmer und rühr mir nur ja diese Messer nicht mehr an!« So etwas hat nichts mit Sicherheit oder Verbundenheit zu tun, sondern aktiviert die Amygdala, unser Angstzentrum, und lässt Noahs im Entstehen begriffenes Denk- und Lern-Gehirn abschalten. Dann hat er nicht nur nichts gelernt, sondern wird traumatisiert und auch noch weggeschickt, um allein damit fertigzuwerden. Wie Gabor Maté so einprägsam sagt, werden Kinder nicht durch eine Kränkung traumatisiert, sondern weil sie damit alleingelassen werden.[1] Würde Noah immer wieder so heruntergeputzt, hätte das nicht nur psychische Belastungen für ihn zur Folge, sondern er würde auch den Eindruck gewinnen, dass *er* das Problem ist, dass irgendwas mit ihm nicht in Ordnung ist, und das würde sich seinem Körper bis in die Zellen hinein mitteilen. So gerät man in ein Umfeld, das chronisch von Ungutem und Überlebensimpulsen geprägt ist.

In seinem späteren Leben würde Noah dann vielleicht in all seinen Beziehungen auf Zehenspitzen herumtrippeln, möglichst geräuschlos. Er würde gelernt haben, dass es besser ist, sein wahres Ich, seine Lebensenergie, unter Verschluss zu halten, um nicht erneut gedemütigt zu werden. Das wäre dann seine Ausgangsbasis: Beziehungslosigkeit und Unterdrückung, sich selbst entfremdet und in einem Kreislauf aus funktioneller Erstarrung und Abschalten gefangen. Er würde jeglichen Impuls zu mehr Lebhaftigkeit als bedrohlich empfinden (Hitze, höhere Herzfrequenz, Muskulatur in Abwehrspannung, gesteigerte Wachsamkeit). Bei jeder sympathischen Regung in seinem Körper, ob gesund oder ungesund (also egal ob echte Aggression, Spiel, eine spannende Beschäftigung, Tatendrang, ein Ärgernis oder Frustration), würde er automatisch dämpfend eingreifen oder sogar abschalten. Er würde nicht durchschauen, weshalb er immer alles vor sich herschiebt, weshalb er sich von allen anderen zurückzieht und immer so reserviert ist. Ihm würde sich nicht erschließen, dass er ungesunder Scham nur mit gesunder Aggression begegnen kann, mit genau dem, was er jetzt so entschieden von sich weist. Statt zuzumachen und sich zu verkriechen, muss er allmählich wieder Kontakt zu seiner Lebensenergie aufnehmen, damit er in seine angeborene Kraft zurückfindet. Scham sagt: »Ich bin schlecht.« Gesunde Aggression erzählt eine andere Geschichte, nämlich: »Ich bin stark.«

Wenn uns die Lebenskraft später genommen wird

Es gibt Augenblicke im Leben, die sind zwar schnell vorbei, hinterlassen aber eine Spur der Verwüstung. Auf einmal ist das Leben ein ganz anderes – es sieht nicht nur völlig anders aus, sondern fühlt sich auch so an. Ich spreche hier von jenen Erlebnissen, die zu viel für uns waren, uns überraschten oder viel zu schnell vor sich gegangen sind und uns deshalb in einem Schockzustand zurückgelassen haben, in dem von unserer Vitalität und Lebenskraft nicht mehr viel übrig ist. Wir sind wie von uns selbst abgetrennt und machen einfach zu. Wie sollen wir aus diesem Zustand je wieder herausfinden, wenn die Chancen dafür verschwindend gering zu sein scheinen?

Wie sieht es also aus, wenn uns unsere Vitalität und gesunde Aggression, unsere Lebenskraft, in späteren Jahren genommen wird? Dazu kann es auf verschiedene Weise kommen. Ich stelle Ihnen hier nur ein paar der besonders häufig auftretenden Fälle vor:

- **Schocktrauma:** Hier handelt es sich um Situationen, in denen unsere Bewältigungsmechanismen einfach überrannt werden. Beispiele sind Situationen, in denen wir zu wenig Luft bekommen, etwa wenn wir ertrinken oder ersticken könnten oder uns ernsthaft verschluckt haben, oder auch Vorfälle in der Kindheit, wie schwere Asthmaanfälle oder hohes Fieber. Denken wir auch an medizinische Traumatisierung beispielsweise durch Operationen, an sexuelle Übergriffe, Misshandlungen, sonstige Gewalttätigkeit, Krieg, Naturkatastrophen, überwältigende Drogenerfahrungen mit Halluzinationen, Verkehrsunfälle, andere Körperverletzungen, an den Tod geliebter Menschen, Nahtoderfahrungen, militärische Gefechte, an Angriffe und manches mehr.
- **Grenzverletzung:** Grenzen geben uns die Möglichkeit, andere fern oder auf Abstand zu halten. Sie zeigen an, wo wir selbst enden und jemand anderes beginnt. Wie bereits im Zusammenhang mit dem Nervensystem erwähnt, sind Grenzen etwas sehr Persönliches, und wenn sie überschritten werden, beharren Ihre gesunde Aggression und Lebensenergie auf ihnen. Jede Über-

schreitung Ihrer Grenzen wird als Grenzverletzung bezeichnet. Die meisten traumatischen Ereignisse sind mit solchen Grenzverletzungen verbunden, die sexueller Art, sonstiger körperlicher Art, emotionaler Art, energetischer oder spiritueller Art sein oder kollektiven Charakter haben und Sie als Mitglied einer Gruppe betreffen können. Sogar das, was die Medien verbreiten, wird in vielen Fällen als Grenzverletzung erlebt. Grenzverletzungen können sehr nachhaltige Wirkungen auf unser Selbstverständnis und unsere Lebenskraft haben. Sie beeinflussen unsere Beziehungen zu anderen, unsere Weltwahrnehmung, unser klares Urteilsvermögen und unser Abgrenzungsvermögen. Nach einer Grenzverletzung können unsere Grenzen schwach sein, sodass wir uns von allem und jedem bedrängen lassen, oder sie werden so starr, dass wir alle vergraulen und alle Einflüsse ausschalten und kaum oder gar nicht merken, was das für Folgen hat.

- **Gesundheitskrisen:** Auch eine unerwartete Diagnose kann einen Schock und den Zustand der funktionellen Erstarrung auslösen, sodass wir dann praktisch schachmatt gesetzt sind und unsere Lebensenergie ausgeschaltet ist. Aufgrund der Plötzlichkeit des Geschehens fühlen wir uns hilf- und machtlos und somit ungeschützt, was das Trauma noch potenziert. Daraus resultieren Stress und Verunsicherung und vielleicht auch Unbequemlichkeiten und Befindlichkeitsstörungen, zu denen es durch die medizinische Behandlung kommt. Es werden vermehrt Stresshormone freigesetzt, die das Geschehen in den Nervenbahnen ändern, unseren Überlebenswunsch verstärken und uns weiter von unserer Vitalität entfernen – denken wir an chronische Krankheiten, neurologische Störungen, Autoimmunerkrankungen, Herz-Kreislauf-Erkrankungen, Krebs und dergleichen.

GRENZVERLETZUNGEN UND VERÄNDERTE EMPFINDLICHKEIT DER SINNE

Wenn es zu Grenzverletzungen kam, die der Körper nicht aufarbeiten konnte, kann jeder unserer Sinne empfindlicher oder auch unempfindlicher werden. Manchmal werden die Augen überempfindlich oder das Berührungsempfinden ist gesteigert oder plötzliche laute Geräusche erschrecken uns. Andererseits kommt es manchmal zu seltsamen Ausfällen, etwa in der Art, dass die Augen nicht mehr in eine bestimmte Richtung blicken mögen oder bestimmte Laute oder Geräusche nicht mehr gehört werden. So gibt es unter den indonesischen Tsunami-Opfern Menschen, die vorübergehend erblindeten, weil dieses Erlebnis jegliche Kapazität überstieg und ein heftiges Trauma auslöste. Zum Glück traf damals ein Team von Somatic-Experiencing-Experten ein und leistete Unterstützung, wodurch die meisten Betroffenen bald wieder sehen konnten. Wenn Sie sich mit den somatischen Tools in Kapitel 10 befassen, können Sie mit den Grenz-Übungen zum persönlichen Raum Ihre »persönliche Blase« fühlen und herausfinden, welche Teile Ihres Körpers oder Ihres Raums sich stark oder irgendwie beeinträchtigt anfühlen.

Die Epidemie der chronischen Krankheiten

Im Dickicht der chronischen Krankheiten ist Trauma oft sowohl Katalysator als auch Folge und hält den Kreislauf der Leiden in Gang. Ein Trauma kann Reaktionen auslösen, die den ganzen Körper erfassen, und bereits bestehende Gesundheitsstörungen verstärken und so den Weg für weitere bahnen. Wenn sich der Körper in einem solchen Trauma-Strudel befindet, kümmert er sich in erster Linie ums Überleben und fährt die Immunabwehr herunter, was Entzündungen schürt und einen anfällig für Krankheiten macht. Solch ein Abwehrmuster, das die Muskeln, Faszien und inneren Organe erfasst, zermürbt den Körper mit der Zeit und ersetzt das einstige Wohlbefinden durch Unbehagen und Fehlregulation und schließlich Krankheit.

Andererseits kann auch eine chronische Krankheit traumatisierend wirken, weil sie einen in Gefühle der Hilflosigkeit stürzt, aber auch der gewohnten Identität und Lebenskraft beraubt und damit den Zyklus von Trauma und Krankheit in Gang hält. Um davon wegzukommen, bedarf es körperorientierter Ansätze und Maßnahmen, die sich sowohl den körperlichen Erscheinungen als auch den seelischen Narben des Traumas zuwenden.

Wenn Sie so weit sind und wissen, dass Trauma körperorientierte Ansätze verlangt, wird es Sie nicht weiter überraschen, dass die meisten meiner Klienten in meinem somatischen Heilprogramm an chronischen Symptomen oder Symptomkomplexen laborieren. Im Zusammenhang mit dem somatischen Heilen und der Heilung des Nervensystems leuchtet das ein. Vergegenwärtigen wir uns einmal, wie der Entstehungsweg von chronischen Krankheiten aussehen kann:

1. Schlimme Kindheitserlebnisse sorgen dafür, dass sich das junge Nervensystem darauf einstellt, schneller in den Überlebensmodus zu schalten.
2. Schutz und Bewältigungsmuster etablieren sich und bewegen das Nervensystem weiter in Richtung Aktivierung, Alarm und Spannung.
3. In jungen Jahren einsetzende Gesundheitsstörungen können die Aktivierung von Nervensystem und Amygdala weiter stei-

gern, sodass es zu einer tiefen Abwehrspannung in der Muskulatur und den Eingeweiden kommt, was die Dinge noch schlimmer erscheinen lässt und dadurch den Schmerz vergrößert.

4. Täglicher Stress und tiefgreifende Veränderungen im Erwachsenenalter überfordern ein bereits vorgeschädigtes Nervensystem, sodass die Anspannung immer weiter zunimmt und körperliche Symptome in chronische Formen übergehen.
5. Das Gehirn ist ausschließlich auf Schutz bedacht, weil seine angstmotivierten Überwachungsschaltkreise aktiv nach Symptomen forschen und dadurch immer mehr Stress, Anspannung und Schmerz entstehen.
6. Körperliche Symptome werden zunehmend unerträglich, sodass alltägliche Maßnahmen, die bisher für Lösung und Erleichterung sowie die Ausschüttung von Wohlfühl-Hormonen sorgten, immer weniger möglich sind. Dazu zählen zum Beispiel Bewegung, Verbundenheit mit anderen und alles, was in diesem Sinne Struktur geben kann.

Immer wieder erlebe ich Klienten, die sich mit chronischen Beschwerden herumschlagen und sich dabei immer weiter in einen Kampf gegen sich selbst verwickeln. Sie verurteilen sich, wenn Symptome erneut auftreten oder Schmerzen wieder einsetzen. Daraus folgt dann eine Spirale aus Scham und Frust, in der sie es als immer dringlicher empfinden, sich irgendwie in Ordnung zu bringen. Es sind vertraute Muster der Verdrängung und Selbstbeschämung, die sie erst recht von ihrer Lebenskraft fernhalten, was ja vielleicht in ganz frühen Jahren durchaus vernünftig oder sogar lebensnotwendig war. Aber das innere Herumkritteln an uns selbst in dem Bestreben, uns irgendwie wieder zu fangen, macht uns noch kränker, weil der Gegner, gegen den wir da kämpfen, unser Körper ist, der ja die Lebenskraft beherbergt, die uns am ehesten heilen könnte. Genau das, wogegen wir ankämpfen, setzt sich am Ende durch.

Nun gibt es zum Glück aber doch einen Weg aus der chronischen Krankheit. Selbstwahrnehmung und somatisches Heilen sind die Dinge, die nach und nach Ihre Vitalität wiederherstellen können. Anhand der drei Fragestellungen aus dem vorherigen Kapitel lassen sich die Muster verändern und die Nervenschaltkreise in Richtung Wissbegier, Zusammenhang und Mitgefühl neu anlegen. Wenn wir unsere Symptome unter diesen Gesichtspunkten betrachten, gewinnen wir Abstand von unseren negativen Gefühlen und können erreichen, dass das Alarmsystem weniger leicht anspricht und dadurch nicht mehr verschlimmernd auf unsere Symptome und Reaktionen einwirkt.

Mithilfe des somatischen Ansatzes setzen wir uns mit unseren psychischen Nöten auseinander, die den Symptomen noch eine weitere Schicht der Fehlregulierung hinzufügen. So hatte ich eine Klientin, die jahrelang unter chronischer Migräne litt und entsprechende Sensoren entwickelt hatte, die sie jederzeit auf feinste Veränderungen aufmerksam machten, die einen Migräneanfall ankündigten. Aus der Angst um ihre Migräne entstanden Vermeidungsstrategien, die sie immer wieder zu Hause bleiben ließen, um nur ja keinem grellen Licht ausgesetzt zu sein, das bei ihr in der Regel die Anfälle auslöste. Wir begannen zunächst damit, die Fragen, wie sie den Schmerz empfand und wie sie die *Angst* vor dem Schmerz empfand, auseinanderzuhalten. Da wir uns zuerst mit der Angst befassten, konnten wir die gesamte Aktivierung bereits ein wenig herunterfahren, und das bewirkte dann eine Verringerung der eigentlichen Symptome.

Damit ist der Heilungsweg schon grob vorgezeichnet: Man fokussiert sich weniger auf den Schmerz und das Bestreben, ihn zu lindern, sondern eher auf die eigene Einstellung zum Schmerz. Konzentriert man sich dann noch darauf, was sich gut und unterstützend anfühlt, kann die Heilung in Gang kommen. Dabei ist aber zu bedenken, dass chronische Beschwerden, die aufgrund eines

Traumas bereits in früher Kindheit einsetzten, einige Zeit zur Heilung benötigen. Hier besteht die Gefahr, dass man die Sache unbedingt schnellstens in Ordnung bringen möchte und dieses Bestreben unbewusst bis in die tiefsten Schichten unserer Körperlichkeit reicht. Dann denken oder sagen Sie vielleicht: »Ich will damit nicht mehr leben« oder »Ich muss mir mein Leben zurückerobern« oder »Mein Körper lässt mich im Stich«. Ich rate meinen Klienten stattdessen, die Symptomlinderung als eine ohnehin bestehende Anlage zu sehen und sich erst einmal auf allgemeine Verbesserung der Lebensqualität zu konzentrieren. Von da aus können wir langsam und ohne Druck lernen, einfach bei dem zu sein, was ist, ohne unbedingt Lösungen finden oder überhaupt irgendetwas ändern zu müssen.

Der Rückweg

Ein Großteil dessen, was so über das Nervensystem geredet wird, zielt darauf ab, Ruhe einkehren zu lassen, Gefühle zum Ausdruck zu bringen, präsent zu sein und der Regulation ihren Lauf zu lassen. Aber die Regulierung des Nervensystems umfasst viel mehr, als einen sicheren Boden zu schaffen, damit sich ein altes Trauma lösen kann. Darüber hinaus geht es auch darum, in unsere Kraft und gesunde Aggression zurückzufinden, in unsere Lebenskraft. Das ist das eigentliche Ziel der somatischen Arbeit: uns zurück in den Körper zu bringen und so die Verbindung zu unserer Lebendigkeit und Selbstheilungskraft wiederaufzunehmen.

Unlängst habe ich mit meiner Großmutter über die Krankheiten gesprochen, mit denen die Frauen in unserer Familie seit fünf Generationen zu kämpfen haben: Herzinsuffizienz, Brustkrebs, Gehirnschlag, Herzflimmern, Magengeschwür, Diabetes und andere mehr. Heute verstehe ich diese Krankheiten als somatische Auswirkungen eines von Generation zu Generation weitergereichten, nicht ausgeheilten Traumas – nämlich der tief sitzenden Überzeugung, dass wir uns durchbeißen und Gefühle unterdrücken müssen und dabei vollkommen auf uns allein gestellt sind. Dieses Muster, das sowohl abwehrend als auch einschnürend war, diente dazu, alles unter Verschluss und zusammenzuhalten. Es ließ eine vergiftete innere Atmosphäre entstehen, die uns krankheitsanfällig machte und schwer auszuheilen war. In diesem Gespräch erzählte meine Großmutter mir von der Zeit, in der ihre Beschwerden immer ernster wurden und sie eine Reihe kleiner Gehirnschläge hatte. Sie sagte: »Ich suchte überall außer in mir selbst nach Heilungsmöglichkeiten.« Im Grunde lief sie vor sich selbst davon. Sie bereiste die ganze Welt, lebte in Ashrams und mietete sich eine Bleibe am Strand, wo sie ein Jahr lang ganz allein wohnte. Dann kam es jedoch 1999 zu einem sehr schweren Schlaganfall, nach dem sie teilweise gelähmt und ans Haus gebunden war – und das mit gerade einmal 59 Jahren. Sie erzählte: »An dem Punkt war ich gezwungen, nicht mehr da draußen zu suchen, sondern den Blick nach innen zu wenden.« So fand sie schließlich heim zu sich selbst. Sie ist auch heute noch körperlich eingeschränkt und kann das Haus nicht verlassen, aber sie sagt, der Schlaganfall sei eigentlich das Beste gewesen, was ihr passiert sei. Dadurch hätte sie wieder einen Sinn im Leben gesehen und außerdem eine neue Vitalität erlebt und das Gefühl gehabt, ihr Leben wieder selbst in der Hand zu haben.

Mit der Lebenskraft, statt gegen sie

Oft blicke ich mit Bedauern zurück auf Noahs Geburt. Er kam 2020 in einem kleinen Geburtshaus in Fort Worth in Texas zur Welt. Es war der Höhepunkt der Corona-Pandemie, und ich verbrachte den Großteil der Schwangerschaft in Quarantäne mit meinem Mann.

Wir gingen wenn möglich spazieren, ernährten uns gesund, dachten uns für zu Hause Bewegungsprogramme aus und vertieften uns in unsere Online-Kurse zur natürlichen Geburt. Ich war mir sicher, dass ich mir eine Geburt ohne medizinischen Beistand zutrauen konnte, aber wie sich herausstellte, war mein Körper nicht bereit und kämpfte gegen mich an, die ganzen 36 Stunden der aktiven Wehenphase.

Rückblickend weiß ich inzwischen, weshalb Noahs Geburt so verlief. Ich hatte mich vollkommen daran gewöhnt, von jenen Teilen meines Körpers dissoziiert zu sein, die das Trauma über sich ergehen lassen mussten, und das betraf insbesondere meinen Beckenboden. Als die Kontraktionen und zugehörigen Empfindungen kamen und über mich hereinbrachen wie riesige Wellen, denen gegenüber ich mich nicht taub stellen konnte, habe ich mich unbewusst gegen sie gestemmt. Dadurch konnte sich meine Beckenbodenmuskulatur nicht entspannen und mein Kind die Engstelle nicht passieren. Ich führte Krieg gegen meinen Körper und seine intuitive Fähigkeit, mein Kind zur Welt zu bringen. Ich gab meiner Ur-Lebenskraft keinen Raum, weil ich sie fürchtete. Und je mehr ich meinen Körper fürchtete, desto weiter schritt die Aktivierung meines Nervensystems fort und desto mehr Stresshormone zirkulierten folglich in meinem Körper, wodurch die Anspannung immer weiter stieg, sodass noch mehr Stresshormone hinzukamen und ich noch verspannter wurde und die Schmerzen sich immer weiter verschlimmerten – ein ewiger Kreislauf. Während der gesamten Wehenphase klammerte ich mich an meinen Mann und die Hebammen und traute mir nicht zu, es selbst zu schaffen. Es war ein grausames, niederschmetterndes und traumatisierendes Erlebnis, auf das ich nicht eingestellt war und das mir ein Gefühl von vollkommener Hilflosigkeit und Machtlosigkeit gab.

Als ich drei Jahre später mit Shia schwanger war, nahm ich mir vor, dass diesmal alles anders werden würde, aber ich wollte auch offen bleiben für das, was sich dann ganz von selbst zeigen mochte. Ich ging zur Beckenbodentherapie und vertiefte mich in die Forschungen zur natürlichen Geburt, um zu erfahren, wie man Hand in Hand mit den natürlichen Hormonen des Körpers in der Geburtsphase arbeitet, anstatt gegen sie anzukämpfen. Etwa um die gleiche Zeit stieß ich auf eine Art der Entbindung, die *Empowered Birth* genannt wird. Hier geht es darum, die Nervenverschaltungen, die für unsere unterbewussten Überzeugungen stehen, neu anzulegen, damit wir wirkliches Zutrauen zum Körper und seiner Ur-Weisheit gewinnen können und uns bei der Geburt nicht im Weg stehen.

Shias Geburt 2024 war das genaue Gegenteil von dem, was ich mit Noah erlebt hatte. Ich ging angstfrei und ohne Widerstände in den Geburtsprozess und ließ mich ganz auf die gewaltigen Kräfte und Schmerzen ein. Diesmal war ich vollkommen in Einklang mit dem Geschehen. Die Hausgeburt dauerte sieben Stunden, und ich verlor mich mühelos in mir selbst, in meinem Körper und dem Band zwischen Mutter und Kind. Wir ließen uns von den Wellen der Lebenskraft tragen und atmeten mit ihrer Kraft und Weisheit. Es flossen Tränen der Liebe und Dankbarkeit. Ich war die meiste Zeit ganz in meiner eigenen kleinen Blase und bekam später von meinem Mann und den Hebammen erzählt, ich sei wie in eine andere Welt entrückt gewesen, reine Glückseligkeit und Kraft. Wenn ich mir jetzt die wenigen Bilder ansehe, die mein Mann mit dem Handy gemacht hat, staune ich über das liebevolle euphorische Lächeln in meinem Gesicht, das auch in den schwierigsten Augenblicken nicht verschwand. Ganz in der Tiefe fand ich wieder in die Verbundenheit mit meinem Körper zurück und ließ mich voller Dankbarkeit von ihm tragen. Ich hatte ungehinderten Zugang zu meiner Vitalität, wodurch die Geburt schließlich das wurde, was Empowered Birth genannt wird.

Der nächste Schritt auf dem Weg der körperorientierten Heilung wird Sie auf die gleiche Weise zu sich selbst zurückführen. Sie werden lernen, wie Sie sich auf Ihren Körper einstimmen und ihm so Ausdruck verschaffen, dass Festgefahrenes wieder in Gang kommt und Sie wieder Anschluss an Ihre mächtige Lebenskraft finden.

Die polyvagalen Regulierungshilfsmittel

Basierend auf der Polyvagal-Theorie, haben Stephen Porges und Deb Dana eine Art Verzeichnis der Ressourcen beziehungsweise Hilfsmittel für die Regulierung erstellt. Wie Sie bereits wissen, bewegen Sie sich auf der Polyvagal-Leiter den ganzen Tag auf und ab. Mit diesem Verzeichnis können Sie nun herausfinden, was Sie zur Selbstregulierung oder Koregulierung jeweils unternehmen können. Ich lade Sie dazu ein, sich Ihre eigene Übersicht oder »Landkarte« im Anhang A S. 335 zu erstellen.

ZWEITER TEIL

Anleitung zum Somatic Experiencing

9 Die Grundzüge des Somatic Experiencing

Das eine wissen wir, das andere fühlen wir, und oft passen die beiden nicht zusammen. Zum Beispiel:

> *»Ich weiß, ich muss Grenzen setzen, aber es fühlt sich beängstigend an.«*

> *»Ich weiß, dass mir in dieser Beziehung Besseres zusteht, aber meinem Gefühl nach könnte auch Einsamkeit drohen.«*

Wie wir bereits gesehen haben, setzen sich die ursprünglichen und unterbewussten Impulse des Körpers fast immer gegen unsere bewussten Gedanken durch.

Noch schwieriger kann es werden, wenn wir traumatisiert sind und in unseren von Angst, Verärgerung und Hilflosigkeit bestimmten Schutzmustern festhängen, die so gar nicht zu dem Leben passen, das uns vorschwebt. Hier setzt Somatic Experiencing an. Mit seinem körperorientierten Vorgehen eröffnet es uns die Möglichkeit, kleine Schritte mit erträglichem Unbehagen zu tun und so unsere Toleranzschwelle für das *ganz andere* nach und nach zu erhöhen.

Angenommen Sie bekommen eine Textnachricht von einem Familienmitglied, in der Sie wieder einmal um Hilfe, das heißt um einen Gefallen gebeten werden. Statt jetzt Ja zu sagen, obwohl Sie bereits alle Hände voll zu tun haben, könnten Sie einmal innehalten und sich die Körperempfindungen vergegenwärtigen, die sich bei Ihnen zusammen mit den Befürchtungen unangenehmer Folgen im Falle Ihrer Absage einstellen. Vielleicht wird Ihre Atmung beim Lesen der Nachricht flacher. Vielleicht werden die Hände feucht, die Armmuskeln spannen sich an, die Schultern sinken herab, oder Ihnen wird ganz flau im Magen. Wie könnte es weitergehen, wenn Sie diese Empfindungen einfach nur bemerken und verfolgen? Sie müssen keine Erklärungen finden oder irgendetwas ändern. Nehmen Sie sich einfach nur Zeit, sie zu erleben, damit die Stresshormone ihren natürlichen Lauf nehmen und dann abgebaut werden können.

Ihr Körper weiß, wie er Nahrung aufnehmen und verarbeiten muss, und dasselbe gilt für Empfindungen und Gefühle. Hier sollte man wissen, dass der Körper durchschnittlich neunzig Sekunden braucht, um ein Gefühl zu verarbeiten. In unserem Beispielfall lesen Sie vielleicht die Nachricht noch einmal durch, achten auf die aufkommenden Empfindungen und fühlen auf einmal in den Armen den Impuls, sie nach oben und zur Seite zu strecken, sodass Ihre Brust sich weitet und Sie tief in den Bauch atmen können, um dann lange und tief auszuatmen. Sie fühlen Erleichterung und so etwas wie eine Öffnung des Brustraums, gefolgt von einem Heben der Schultern und einer Streckung der Wirbelsäule. Das Bauchgrimmen ist verschwunden. Sie haben das Gefühl, mehr Raum einzunehmen. Sie fühlen sich kraftvoll und selbstbewusst, sogar der Blick scheint sich zu klären. Sie *fühlen sich anders*, weniger angstbesetzt. Sie können sich eher vorstellen, auch mal Nein zu sagen.

Solche kleinen somatischen Erlebnisse, immer wieder durchfühlt, können nach und nach überholte Schutzmuster abbauen, die Sie im Überlebensmodus halten. Mit der Zeit entsteht so ein neues Muskelgedächtnis.

Das war eine kleine Vorschau auf das Somatic Experiencing, wie es aussehen und sich anfühlen kann. Wenn wir einmal aus unserem Kopf herauskommen und uns vom natürlichen Erleben des Körpers klug und umsichtig leiten lassen, setzen subtile Veränderungen und Heilbewegungen ein. Hier erwarten uns neue Gefühle, neue Entscheidungsmöglichkeiten und neue Ergebnisse. Somatic Experiencing lässt uns die Bedürfnisse unseres Körpers erfahren, zum Ausdruck bringen und umsetzen. Es geht darum,

- psychisch und körperlich anders auf Erlebnisse zu reagieren, die erfahrungsgemäß Schutzmuster auslösten (zum Beispiel in Richtung Kampf zu gehen statt zuzumachen).
- ein Erlebnis zum somatischen Abschluss zu bringen, das uns gepanzert bleiben lässt und in Selbstschutzmustern der Vergangenheit festhält. (Darum wird es in diesem Kapitel gehen.)
- uns mehr auf unseren Körper einzustimmen und bei allen Erfahrungen, ob angenehm oder unangenehm, präsent zu bleiben.

Auf dem Heilungsweg des Somatic Experiencing finden Sie wieder Anschluss an sich selbst – an die natürlichen Rhythmen und Bedürfnisse Ihres Körpers, Ihre natürliche Widerstandskraft und das, was Sie von Natur aus an Ressourcen haben, um selbst Ihr Heiler zu sein. So können Sie wieder zu dem Menschen zurückfinden, der Sie waren, bevor das Trauma Ihnen diktierte, wer Sie zu sein hatten.

Die Bausteine des Somatic Experiencing

In den anschließenden Kapiteln werde ich Sie behutsam in das somatische Vorgehen einführen, durch das Sie Schritt für Schritt Ihren Panzer ablegen können. Bevor Sie in diese Arbeit einsteigen, müssen Sie sich mit den von Peter Levine entwickelten Bausteinen des Somatic Experiencing vertraut machen, die ich anhand meiner eigenen Erlebnisse erklären werde. Wenn Sie tiefer eindringen möchten, wenden Sie sich bitte an qualifizierte Anwender des Somatic Experiencing. Dieses Kapitel kann Ihnen einen Anstoß für den Einstieg geben. Am Ende des Kapitels finden Sie ein kleines Glossar, das die Begriffe erläutert, die Sie jetzt benötigen und die Sie hier jederzeit wieder nachschlagen können.

Vorschau auf das Somatic Experiencing: Aus dem Kopf in den Körper

Wie Sie inzwischen wissen, ist meine Tendenz zu beschwichtigen und Zugeständnisse zu machen, um anderen genehm zu sein, ein Schutzmuster, das ich mir früh im Leben zugelegt habe. Bei allen Einstufungstests, die ich je gemacht habe, auch meinen eigenen, stand das Beschwichtigen immer ganz oben auf der Ergebnisliste. Angesichts meines Bindungstraumas und der daraus resultierenden Verlassenheitsangst ergab das durchaus Sinn. Ich bin in einer nicht gerade freundlichen Umgebung aufgewachsen und führte dort einen permanenten Eiertanz auf. Ich hatte zu Hause ständig das Gefühl, es könne jeden Moment zu einem Wutausbruch kommen, und verstand mich bestens darauf, genau einzuschätzen, wie die Leute jeweils tickten, um sofort auf jedes Anzeichen von Fehlregulierung und Gefahr reagieren zu können. Gab es Turbulenzen, verdrückte und versteckte ich mich oder beschwichtigte eben, um die Wogen zu glätten. Schon in sehr jungen Jahren wurde ich Meisterin der Selbstberuhigung und des besänftigenden Einwirkens auf meine Eltern. Oft war ich ihren explosiven Streitereien direkt ausgesetzt und wuchs in die Rolle der Friedensstifterin hinein.

In dieser frühen Chaoszeit bildete sich der instinktive Glaube in mir, dass ich in Sicherheit war, wenn ich mich für Frieden einsetzte und meine eigenen Wünsche und Bedürfnisse, meine eigene Kraft hintanstellte. Das war eigentlich eine sehr elegante Lösung, mit der ich mich aus Konflikten heraushalten und vor Ablehnung bewahren konnte. Mit der Zeit kostete mich jedoch dieses tiefe Verlangen nach Verbundenheit mit anderen um jeden Preis die Verbundenheit mit mir selbst. Dieser Gedanke ruft mir immer die folgenden Worte von Brené Brown in Erinnerung: »Sich einzufügen bedeutet, dass man die jeweilige Lage einschätzt und so wird, wie man sein muss, um akzeptiert zu werden. Zugehörigkeit verlangt dagegen nicht, dass wir uns ändern.«[1] Diese Chamäleon-Strategie erwies sich als Anpassungsreaktion, die mit der Zeit zu einem dysfunktionalen Verhalten wurde, da ich immer mehr dazu neigte, Leute zu ertragen, die mich ausnutzten und manipulierten und mir letztlich keine Geborgenheit geben konnten.

Was ich immer als meinen besten Charakterzug gesehen hatte, meine Bereitschaft, an das Gute im Menschen zu glauben, wurde mir manchmal zum Verhängnis. Bei meinem Vergewaltiger zum Beispiel *spürte* ich ganz deutlich, dass ihm nicht zu trauen war, aber ich ließ ihn trotzdem bei mir einsteigen, um ihn nach Hause zu bringen. In der einen oder anderen Beziehung *spürte* ich, dass sie einseitig war und mich zu viel kostete – und doch steckte ich immer mehr hinein. Auch wenn ich bei Leuten in meinem Arbeitsumfeld *spürte*, dass sie Hintergedanken hatten, gab ich ihnen trotzdem einen Vertrauensvorschuss. Mein Mann titulierte mich dafür scherzhaft und liebevoll als »Umfaller« und meinte, ich solle doch mal »für mich selbst eintreten«, »mich für meine eigenen Interessen starkmachen« und andere »nicht immer vorgehen lassen«. Leichter gesagt als getan. Vielleicht habe ich wirklich an das Gute im Menschen geglaubt, oder vielleicht wollte ich einfach meine eigenen Erfahrungen widerlegen und mir beweisen, dass Menschen durchaus zuverlässig und vertrauenswürdig sein können.

Mithilfe des Somatic Experiencing konnte ich dieses Muster nach und nach durchbrechen. Vor einigen Jahren musste ich jemanden aus dem Kreis meiner Angestellten sehr entschieden in die

Schranken weisen, weil es immer wieder zu Reibungen kam, wenn ich konstruktive Anweisungen zu geben versuchte und auf streitbaren Widerstand stieß. Verräterische Anzeichen hatte es schon lange gegeben, aber erst nach dem Ende der beruflichen Beziehung wurde mir klar, dass diese Person vom sogenannten »Opfernarzissmus« befallen war. Betroffene sehen sich durchgängig als Opfer und verweigern jegliche Verantwortung für ihr eigenes Tun, wenn sie mit allen anderen Formen der Manipulation, Dominanz oder Kontrolle nicht durchkommen.

In den wenigen Fällen, in denen ich mich getraute, an diese Person heranzutreten, reagierte sie auf meine Bitten mit manipulativen Taktiken, geriet außer sich und wehrte sich und drehte sich die Wahrheit so zurecht, dass schließlich ich oder sonst irgendwer schuld an den Kleinigkeiten war, um die es ging. Am Ende war ich immer diejenige, die sich völlig widersinnig entschuldigte.

Diese Person hatte im Laufe der Jahre herausgefunden, wie man mein entgegenkommendes und einfühlsames Wesen ausnutzen konnte. Sie kannte meine Konfliktscheu und wusste, dass ich meist lieber den Kopf einzog und Respektlosigkeit einfach erduldete oder sogar verzieh. Natürlich wusste sie auch, dass ich in meinem Glauben an das Gute im Menschen ihre Verstimmung über meine eigene stellen würde. Aus diesen an sich unbedeutenden Auseinandersetzungen ging ich immer als diejenige hervor, die ihre eigenen Beschwerden schließlich verwarf und sich sogar um des lieben Friedens willen entschuldigte. Um meinen eigenen war es dann natürlich geschehen. Das Beschwichtigen war meine Schutzvorrichtung.

Eines Tages erfuhr ich jedoch, dass diese Person etwas Ungeheuerliches, Hinterhältiges und Missbräuchliches getan hatte, wozu ich unmöglich schweigen konnte. Mir wurde geraten, dass Arbeitsverhältnis augenblicklich zu beenden, aber ich ließ es bei einer schriftlichen Abmahnung bewenden, um der Person die Chance zu geben, ihr Handeln zu erklären und die Sache in Ordnung zu bringen. Immerhin schwor ich mir aber, den Kontakt sofort abzubrechen, wenn sie wieder mit den üblichen Manipulationen und Ablenkungsmanövern kam.

Ich hoffte also immer noch und war gleichzeitig auf das Schlimmste gefasst. Leider verlief das Gespräch dann genauso wie immer: Verdrehung der Wahrheit, obwohl alle Fakten auf dem Tisch lagen, erbitterte Gegenwehr, Tränen und das ewige Opferspiel. Es fiel mir nicht leicht und stand außerdem im Widerspruch zum erlernten Instinkt meines Körpers, solche Entgleisungen hinzunehmen, aber diesmal wusste ich, dass ich mich für mich entscheiden musste.

Ich erinnere mich sehr deutlich an alles, was vor diesem Zoom-Meeting in meinem Körper ablief.

Die unterschwellige Angst war mit Händen zu greifen. Mein Solarplexus (das Sonnengeflecht im Oberbauch) machte sich selbstständig und zog sich zusammen. Ich empfand eine nach oben gerichtete Abwehrspannung, die mir den Atem nahm, die Schultern nach oben drückte und den Hals streckte, als müsste ich mich auf einen Schlag (in diesem Fall die erwartete Auseinandersetzung) einstellen. Übelkeit breitete sich aus, genau wie Hitze in meinen Händen und den Achseln. Es war panische Angst in einem Schwall von Adrenalin von Kopf bis Fuß.

Schier überfordert langte ich nach dem Stifthalter auf meinem Schreibtisch, drehte ihn kopfüber und leerte den Inhalt in meine Hand. Vier glänzende Steine rollten heraus, meine Ressourcen. Meine Hilfsmittel. Ich hatte sie aus dem Avalanche Lake gefischt. Innerlich strebte ich dahin zurück, zu einem meiner Lieblingsorte, einem Gletschersee in den hochalpinen Regionen des Glacier-Nationalparks in Montana. Man erreicht den See nur nach einem steilen Aufstieg durch dichten Zedern- und Hemlocktannenwald, der immer wieder atemberaubende Ausblicke bietet. Der Höhepunkt erwartet einen am Ende des Weges, wenn man den See in seiner ganzen Herrlichkeit vor sich hat. Ich hatte einige Sonnenaufgangswanderungen zu diesem See gemacht und dabei jedes Mal einen besonders schönen Stein aus diesem stillen, sehr kalten kristallblauen Wasser gezogen, Erinnerungsstück an diesen Augenblick.

Jetzt fühlte ich wieder die Kühle dieser Steine, während ich sie in der Hand bewegte. Plötzlich ein tiefes Einatmen, als die parasympathische Bremse meines Nervensystems mir unverhofft zu Hilfe kam, um mich und mein pochendes Herz ein wenig zu beruhigen. Ich lenkte die Aufmerksamkeit zurück auf mein Innenleben und folgte den identifizierbaren Körperempfindungen, eine Praxis, die Interozeption genannt wird. Diesmal hatte ich nur einen einzigen interozeptiven Anhaltspunkt, nämlich die Anspannung im Bereich meines Solarplexus. Auf einer Skala von eins bis zehn hätte ich sie bei ungefähr fünf eingeordnet und damit konnte ich umgehen. Ich beugte den Kopf und schloss die Augen. Ich saß still da und verfolgte die Empfindungen, ohne etwas daran ändern, ohne sie benennen, verstehen oder loswerden zu wollen. Das würde später passieren, im Moment wollte ich mich einfach auf die Empfindungen einstellen, damit sie gesehen, gehört und gehalten werden konnten.

Als ich mich weiter auf meinen Solarplexus konzentrierte, verstärkte sich das Gefühl der Enge und wanderte weiter nach oben, um sich ins Zwerchfell auszuweiten. Das Atmen wurde schwerer und die Anspannung steigerte sich von fünf auf sieben. Ich drückte die Steine in meiner Hand und fühlte die schartigen Kanten. Dann beugte ich den Kopf noch weiter nach vorn, legte die freie Hand auf mein Knie und überließ mich dieser willkommenen Stütze, während ich alles aufmerksam wahrnahm. Noch ein plötzliches Einatmen, tiefer als zuvor. Ein Bild tauchte vor mir auf, es zeigte die Gewichthebemaschine mit ihren Flaschenzügen in meinem Fitnessstudio. Mit immer noch geschlossenen Augen stellte ich mir vor, wie das Gewicht sich hob und mit ihm das Gewicht von meinem Solarplexus verschwand.

Auf einmal waren meine Augen offen. Ich richtete mich auf, die Wirbelsäule jetzt gestreckt, und seufzte hörbar. Energie durchflutete mich, die sich wie reine Urkraft anfühlte. Ehe ich wusste, wie mir geschah, waren meine Glieder in Bewegung, sodass ich plötzlich stand und in meinem Büro umhertigerte und mir die Hände ausschüttelte. Ein dumpfes Knurren entrang sich mir, ich ballte die Fäuste und spürte die Hitze, die ich abstrahlte. Es war eine Rückkehr in meine Kraft, meine gesunde Lebensenergie und Aggression. Allmählich ging der Atem wieder leichter, und ich setzte mich und legte mir eine Hand aufs Sonnengeflecht, wo die Enge sich in eine Weitung verwandelt hatte. Ich fühlte Offenheit, Zuversicht, dankbare Wertschätzung und Unterstützung. Gedankliche Regungen kamen hinzu – ich habe Kraft, meine Grenzen sind wichtig, ich bin bereit, mich auf diese Sache einzulassen, und komme mit allem zurecht, was sich daraus ergeben mag.

Das war genau die produktive Kampfreaktion, die ich brauchte, um eine Grenze zu setzen. In dieser Beziehung hatte ich sie bisher mit Angst in Schach gehalten – Angst vor Vergeltung, Angst vor Konflikten, Angst vor Trennung. Diese gesunde Aggression war der notwendige und angemessene Impuls, den ich bisher in all meinen Beziehungen unterdrückt hatte. Und diese Unterdrückung hatte dazu geführt, dass meine Angst vor Verlassenheit und Ablehnung stärker war als das Bestreben, für mich einzustehen. Daraus war dieser chronische Hang zur Beschwichtigung entstanden.

Jetzt vertraute ich mich meinem Körper und seinem Erleben an, statt schnellstens etwas in Ordnung bringen oder loswerden zu wollen, indem ich dem Gespräch auswich oder einfach ausstieg. Mir bot sich die Gelegenheit, neue Gefühle, Empfindungen und Erfahrungen entstehen zu lassen, und so bekam die gesunde Aggression ein Bleiberecht bei mir. Kein Rückzug mehr. Ich behauptete aufrecht und mutig meinen Platz. Endlich konnte ich mit Bestimmtheit die Grenze setzen, wie es mir all die Jahre zuvor nicht gelungen war. Davon hatte diese Person bisher profitiert und damit war jetzt Schluss. Mit diesem Tag endete unsere berufliche Beziehung.

Die Sprache des Körpers: Interozeption und SIBAM

Descartes' berühmter Satz »Ich denke, also bin ich« hätte vielleicht eine ganz andere Wirkung entfaltet, zumindest in der traditionellen Therapie, wenn man ihn in »Ich fühle, also bin ich« umformuliert hätte. Herkömmliche Gesprächstherapie ist vom Denken geprägt und kann deshalb das Trauma nicht lösen, das sich im Körper und seinem Nervensystem verfangen und eingenistet hat. Somatic Experiencing dagegen verhilft uns zu einem Dialog mit unserem Körper, bei dem wir unseren Empfindungen nachgehen. Das nennt man Interozeption.

Wie also können wir uns dem Verständnis der Sprache unseres Körpers annähern? Anwender des Somatic Experiencing bedienen sich des von Peter Levine entwickelten Modells, das er mit dem Akronym SIBAM bezeichnet. Es setzt sich aus den Bestandteilen Sensation (Empfindung), Image (Bild), Behavior (Verhalten), Affect (Gefühl), Meaning (Bedeutung) zusammen. Mithilfe der Elemente dieses SIBAM-Modells können wir Gefühle, Empfindungen und Erlebnisse auf behutsame und bejahende Art verarbeiten. Wie jede Sprache, die wir erst lernen müssen, sieht das alles zunächst einmal fremd und schwierig aus, aber irgendwann, nach genügend Wiederholungen, sprechen wir diese Sprache des Dialogs mit unserem Nervensystem fließend. Um Sie dabei zu unterstützen, gebe ich Ihnen einen kleinen Wortschatz der Empfindungen und Gefühle in Gestalt einer Liste (siehe nächste Seite) und eine Art Drehscheibe (übernächste Seite) mit:

Das Vokabular der Empfindungen

Erweitern Sie mit dieser Liste den Wortschatz Ihres Körpers und Nervensystems.

Angespannt
Bebend
Beschränkt
Bewegungsunfähig
Blockiert
Brennend
Dicht
Drehend
Druck
Durcheinander, wirr
Eisig
Eiskalt
Elastisch
Energiegeladen
Eng
Errötet
Erstickend
Fein sprudelnd
Fest
Feucht
Flattrig
Flau
Fließend
Flüssig
Frostig
Gänsehaut erregend
Gedehnt
Gefroren
Geschlossen, zu
Gelähmt
Gemütlich
Geräumig
Gestreckt
Geschwollen
Gewichtslos
Gewichtig, bedeutsam
Glucksend
Grob, derb
Heiß
Herzlich, warmherzig
Hibbelig, fahrig
Hohl
Krampfend
Krampfig
Kribbelnd
Kühl
Lebhatt, strahlend
Leicht
Leichtes Atmen
Locker
Offen
Pochend
Polternd
Prickelnd
Prudelnd, blubbernd
Pulsierend
Roh
Ruckartig
Sanft
Scharf
Schaudernd
Schimmernd
Schlagend
Schmerzhaft, weh
Schreckhaft
Schwach
Schwer
Schwindelerregend
Schwindlig
Schlaff
Sengend
Sensibel
Sirrend
Spannungsgeladen
Spitz
Stabil
Stark
Stickig
Strahlend
Taub, gefühllos
Übelkeit erregend
Unsicher, wacklig
Veränderlich
Versiegelt

Verstopft, blockiert
Verschwitzt
Vibrierend
Vollgestopft
Wässrig
Weiträumig
Weitung
Wohlig
Wund
Zart
Zappelig
Zitternd
Zusammengedrückt
Zusammengeschnürt

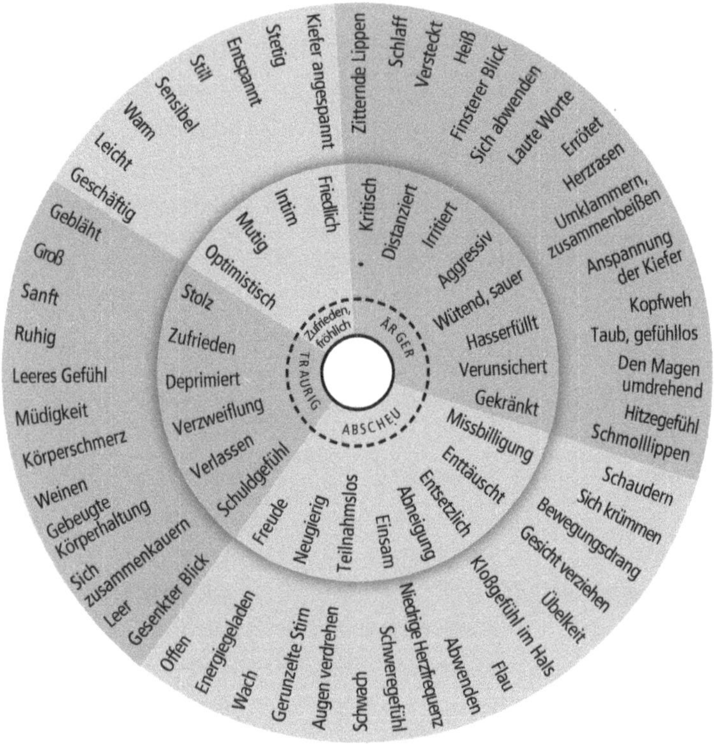

Nach dem Emotion Sensation Wheel von Lindsay Braman

Sehen wir uns die fünf Hauptgruppen oder Kanäle von SIBAM an, damit Sie leichter lernen, wie man Gefühle fühlt. Ich beziehe mich dabei auf die persönliche Geschichte, die ich in diesem Kapitel erzählt habe.

Empfindung

Achten Sie auf die mit Ihrem Erlebnis zusammenhängenden Körperempfindungen, beispielsweise Temperaturänderungen oder Änderungen der Muskelspannung. Sie fragen also nicht, wie Sie sich gerade fühlen, sondern welche Empfindungen Sie im Körper wahrnehmen. Um weitere Zusammenhänge aufzuspüren, können Sie auch fragen, ob mit der Empfindung bestimmte Farben oder Bilder verbunden sind.

- In meiner Geschichte: Ich hatte im Bereich des Solarplexus ein geradezu elektrisches Spannungsgefühl mit Zusammenschnürung. Hände und Achselhöhlen fühlten sich heiß an; Weitung, Ruhe und Offenheit.

Bild

Bildhafte Eindrücke oder Erinnerungen können die Verarbeitung eines Erlebnisses unterstützen. Dabei kann es sich um Visualisierungen, Träume, Symbole, Erinnerungen, Erlebnisse oder Orte handeln. Wenn Tränen aufsteigen, kommt Ihnen vielleicht das Bild eines Wasserhahns oder Wasserfalls, wohingegen Sie bei Freude womöglich vermehrt die Farbe Gelb sehen. Um sich noch andere Zugänge zu erschließen, könnten Sie fragen: »Welche Empfindungen kommen bei diesen Vorstellungen in meinem Körper auf?«

- In meiner Geschichte: Ich sah innerlich den Avalanche Lake und eine Gewichthebemaschine im Fitnessstudio.

Verhalten

Achten Sie auf Impulse und Verhaltensweisen, die von Ihrem Körper ausgehen, beispielsweise Gesten, Geräusche, Gesichtsausdruck oder Haltung. Wenn Sie solche Impulse verlangsamen, um die Mikrobewegungen zu verfolgen, können abgebrochene Reaktionen ihren Abschluss finden. Wenn Sie sich beispielsweise langsam zu einer selbstbewussten Haltung aufrichten, wird Ihnen vielleicht bewusst, dass Sie dazu neigen, sich in einer eingesunkenen Haltung zu verstecken. Um sich noch weitere Zugänge zu erschließen, könnten Sie sich fragen, ob dieses Verhalten eine Bedeutung hat oder ob es für ein bestimmtes Gefühl steht.

- In meiner Geschichte: Ich hatte Gefühle von einer starren und von einer gekrümmten Wirbelsäule. Ich stützte mich mit der Hand auf dem Knie ab, griff meine Steine, schloss die Augen, drückte die Steine mit festem Griff, um dann ruckartig einzuatmen, wonach ich aufstand und auf und ab ging, die Hände schüttelte, die Fäuste ballte, knurrte und andere Laute von mir gab, um mir dann die Hand auf die Brust zu legen.

Gefühl

Benennen Sie Ihre Gefühlsregungen. Dabei können die Wortlisten, die ich Ihnen bereitgestellt habe, eine Hilfe sein. Um sich noch andere Zugänge zu erschließen, können Sie sich beispielsweise fragen, wie Sie Furcht im Körper empfinden und ob sich eine Farbe oder bildhafte Vorstellung dazu einstellt.

- In meiner Geschichte: Ich fühlte Angst, aber auch Kraft, Aggression, Selbstbewusstsein und Wertschätzung, und ich fühlte mich unterstützt.

Bedeutung

Überlegen Sie, welche Bedeutung ein Erlebnis haben könnte. Dadurch werden Sie das Geschehen besser verstehen und einordnen können und vielleicht sogar in einer bisherigen hinderlichen Überzeugung eine neue Bedeutung erkennen (wie es mir in dem geschilderten Beispiel erging). Wenn Sie weitere Zugangsmöglichkeiten nutzen möchten, könnten Sie sich fragen, welche Empfindungen sich bei diesem Gedanken in Ihrem Körper bilden.

- In meiner Geschichte: Zunächst einmal war mir bewusst, dass es auf jeden Fall Zurückweisung und danach eine Konfrontation geben würde. Später kamen dann aber noch andere Bedeutungen dazu: Ich bin stark genug, um mich durchzusetzen, meine Grenzen sind wichtig. Ich bin offen für dieses Erlebnis und kann mit den Folgen umgehen.

Wenn wir ein unbewältigtes Trauma in uns haben, müssen wir oft feststellen, dass manche Anteile des SIBAM-Modells schwer zugänglich sind. Bei manchen Leuten treten beispielsweise jede Menge Gefühle auf, aber sie kommen schlecht an ihre Körperempfindungen heran. Andere tun sich leicht auf dem Gebiet der Bedeutung und des Verhaltens, haben aber wenig Zugang zu ihren Gefühlen.

Im Somatic Experiencing zielen wir darauf ab, alle diese Anteile so zu integrieren, dass Sie nicht nur verstehen, was Sie da erleben, sondern es auch fühlen.

DIE INTEROZEPTIVE WAHRNEHMUNG STÄRKEN

Es gibt eine Reihe leicht anwendbarer Übungen, mit denen Sie Ihre interozeptive Wahrnehmung trainieren können. Verfolgen und notieren Sie die Empfindungen, die sich einstellen, wenn Ihr Körper Ihnen signalisiert, dass

- Sie müde sind.
- Sie Hunger haben.

- Sie auf die Toilette müssen.
- Sie Ja sagen möchten.
- Sie Nein sagen möchten.
- Sie sich sicher fühlen.
- Sie eine Grenze setzen möchten.

Fangen Sie mit weniger problematischen, alltäglichen Signalen an, dann tun Sie sich leichter, Ihre interozeptive Wahrnehmung auch auf schwierigere und unangenehme Reaktionen auszudehnen.

Kapazitäten aufbauen

Somatic Experiencing möchte Ihnen zu mehr Kapazität (oder Fassungsvermögen beziehungsweise Widerstandskraft) verhelfen, die Ihnen erlaubt, einfach in Ihrem Körper zu sein, ohne überwältigt zu werden oder abzuschalten beziehungsweise zuzumachen. Sie bleiben also einfach bei dem, was sich gut anfühlt und was sich nicht gut anfühlt. Sie lassen sich bewusst Zeit, um auf interozeptive Impulse (Empfindungen, Gefühle, Gemütsbewegungen) hin langsamer zu werden und sich nach innen zu wenden. Sie bleiben erst einmal bei Ihrer Körpererfahrung, bis sie sich darin wohlfühlen, und erst dann suchen Sie Ausdruck oder Lösung für das, was bisher nicht ausgedrückt oder gelöst werden konnte.

Was ist daran so wichtig? Wenn Sie keine »Kapazität«, kein Fassungsvermögen für Ihr Unbehagen haben, läuft es über, und dann fühlen Sie sich überfordert und hilflos. Es ist nicht so, dass das Gefühl oder das Unbehagen in diesem Augenblick zu stark war, sondern Ihre Fassungskraft, Ihre Kapazität, war zu klein. Im Somatic Experiencing können Sie Ihre Kapazität für Körpererfahrung ganz behutsam so vergrößern, dass nichts überläuft, und irgendwann sind Sie dann so weit, dass Sie mit der tieferen

Traumaarbeit beginnen können. Ich will das anhand eines Beispiels verdeutlichen.

Sehen Sie Ihre Kapazität oder Ihr Fassungsvermögen einmal als ein Loch, das Sie im Sand gebuddelt haben, und Ihr Unbehagen ist Wasser, das Sie hineingießen. Wenn Ihr Körper und Nervensystem eine verringerte Fassungskraft für Unbehagen haben, entspricht das einem kleinen und flachen Loch im Sand, das leicht zu überfluten und in diesem Sinne zu überwältigen ist, weil es eben nicht groß und widerstandsfähig genug ist, um das Wasser des Unbehagens aufnehmen zu können. Diese geringe Kapazität hält Sie vielfach davon ab, Unbehagen oder Unbequemlichkeiten (das Wasser) überhaupt zuzulassen. Deshalb meiden oder unterdrücken Sie alles, was Ihnen kein gutes Gefühl gibt. Wenn Körper und Nervensystem dagegen von höherer Kapazität sind und Unbehagen wegstecken können, entspricht das einem breiteren und tieferen Loch im Sand, das nicht so leicht von den alltäglichen Wellen (Stress und Unbehagen) überschwemmt wird. Ihr Loch nimmt das alles auf und ist davon nicht überfordert.

Der Körper ist von Natur aus darauf ausgerichtet, mit Unbehagen fertigzuwerden, wenn er Gelegenheit dazu bekommt. Mit dem Loch im Sand ist es ähnlich, es kann das Wasser langsam aufnehmen, wie es seiner Natur entspricht. Mit etwas Übung werden Sie sehen, dass Ihr Fassungsvermögen und Ihre Widerstandskraft zunehmen. Wenn Sie Wasser wohldosiert in die Grube gießen, versickert es nicht einfach, sondern erweitert und vertieft sie.

In meiner vorangegangenen Geschichte blieb ich ganz in meinem Körper, während Angst und Wut mich überrollten. Ich versuchte weder sie kleinzuhalten noch sie zu beheben oder zu vertreiben, sondern wurde einfach langsamer und setzte mich bewusst diesen natürlichen Wellen aus. Hitze, zusammengepresste Zähne, geballte Fäuste und Enge verwandelten sich schließlich in ein Weich- und Weitwerden und ein neues Gefühl von Kraft und Mut.

Wenn Sie sich von der Weisheit Ihres Körpers leiten lassen, wird sie Sie fast immer zu sich selbst zurückführen. Der Ausbau Ihres Fassungsvermögens, Ihrer Kapazität, ist der erste Schritt auf dem Weg der somatischen Heilung.

Titration

Während es zu einem Trauma sehr schnell kommen kann, benötigt Heilung Zeit. Peter Levine sagt gern: »Weniger ist mehr, langsamer ist besser.« Das ist das Rezept für die sogenannte Titration.

Diesen Begriff hat Levine aus der Chemie übernommen, genauer aus der Vermischung zweier Lösungen oder Verbindungen, wobei die Konzentration so langsam erhöht wird, dass es nicht zu heftigen Reaktionen kommt. Dazu gibt es sogenannte Titrierpipetten, mit denen man die Menge einer Lösung tropfenweise erhöhen kann.

Im therapeutischen Zusammenhang bedeutet das, dass man Tempo wegnimmt, um das Trauma nicht zu sehr aufwallen zu lassen und den Klienten möglicherweise zu überfordern. Levine wusste um die Überempfindlichkeit eines fehlregulierten Nervensystems. Deshalb war es ihm wichtig, eine Methode zu entwickeln, die dem Nervensystem zwar etwas abverlangt, es jedoch keinem zu großen Stress aussetzt. Wer vom Sog eines Trauma-Strudels festgehalten wird, dem verschafft Titration eine Verlangsamung des Nervensystems, die ihm zum Hier und Jetzt aufzuschließen erlaubt.

Was bedeutet das für die somatische Arbeit? Hier zwei Möglichkeiten, den Titrationseffekt zu nutzen:

- **Verlangsamung der Gangart:** Wir geben unseren Klienten die Möglichkeit, während einer Sitzung Pausen einzulegen, um das innere Geschehen (Empfindungen, Gefühle, Gemütsregungen) mithilfe der interozeptiven Wahrnehmung zu verfolgen.
- **Limitierung der Inhalte:** Wir stürzen uns nicht kopfüber in den tiefsten und heftigsten Teil einer Traumatisierung, sondern

arbeiten uns von der Peripherie aus vor, von den Randbereichen schwieriger Momente. (Dazu gleich noch ein Beispiel.)

Wenn man diese beiden Gedanken zusammennimmt, bietet sich folgendes Bild: Wir beginnen unsere Arbeit mit kleinen Bruchstücken schwieriger, aber nicht überfordernder Erlebnisse und legen immer wieder Pausen ein, um Körperempfindungen wahrzunehmen, die im Verlauf der Erzählung auftreten. Wir lassen diese Empfindungen langsam und natürlich auftauchen. Dadurch ist es möglich, Augenblicke einer somatischen Vervollständigung zu erleben, weil der Körper jetzt auf eine Art reagieren kann, die ihm damals verschlossen war. Das kann so aussehen, dass wir auch mal Nein sagen und uns verteidigen, weggehen oder uns sogar verdrücken, unseren Gefühlen Ausdruck geben, uns gegen eine erwartete Bedrohung wappnen und so weiter. Wir lassen also die alte Überlebensenergie (Adrenalin und Cortisol) wieder aufkommen, damit sie gleichsam gestellt, erlebt und dann abgebaut werden kann, womit wir uns zugleich von der Schutzpanzerung der Vergangenheit befreien.

Als ich nach meiner Vergewaltigung mit dem Somatic Experiencing begann, brachte meine Therapeutin mich darauf, dass meine Kampfreaktion überrannt worden war und die Reste der sympathischen Aktivierung in meinem Körper geblieben waren und jetzt abgebaut werden mussten. Wir stürzten uns aber nicht Hals über Kopf hinein, sondern sie wählte einen titrierten Zugang und führte mich zunächst durch Ärger- und Wutreaktionen, die mich nicht überforderten. So fragte sie etwa: »Gab es in der letzten Zeit einen Augenblick, der Sie richtig genervt hat?« Wir arbeiteten uns durch kleinere Ärgernisse hindurch, die beispielsweise darin bestanden, dass jemand mir nicht zuhörte oder ich eine unhöfliche E-Mail bekam. Und dabei wuchs mein Vermögen, die Aktivierung erst einmal zuzulassen und dann gezielt abzubauen, ohne in überfordernde Zustände zu geraten. Mit der Zeit ließ ich so den Druck aus meinem Dampfkochtopf ab und stellte fest, dass meine Reizbarkeit und mein Missmut immer weiter nachließen und meine Neigung zurückzuschlagen im Alltag eigentlich nicht mehr existierte.

Zur Titration noch eine abschließende Bemerkung: Wie bereits gesagt, bevorzugt Ihr Nervensystem das Bekannte, auch wenn das letztlich nicht gut für Sie ist. Das Bekannte wird als sicher empfunden. Deshalb nützt es Ihrem Nervensystem, den Heilungsprozess zu titrieren, damit Heilung langsam und unmerklich um sich greifen kann und Integration stattfindet. Ich erlebe bei vielen Klienten, dass sie am liebsten gleich Veränderungen und tiefgreifenden Wandel erreichen würden. Im Somatic Experiencing beginnen wir jedoch am seichteren Ende und arbeiten uns langsam in tiefere Gewässer vor.

Und schließlich hat Titration auch eine Bedeutung für die Ausdrucksseite. Wenn man beispielsweise kathartischen Gefühlsausdruck gezielt herbeiführt, bevor das Nervensystem darauf eingestimmt ist, richtet man eher Schaden an oder führt eine Retraumatisierung herbei, weil wieder einmal alles zu viel ist, zu früh oder zu schnell passiert. Halten Sie sich lieber an die natürliche Gangart Ihres Körpers, damit Ihre Gefühle so freigesetzt und entladen werden können, dass Sie damit klarkommen. Natürlich kann es spontan zu solchen kathartischen Reaktionen kommen – man tobt und schreit und weint herzzerreißend oder es schüttelt einen. Da kommt es darauf an, ob Ihr Nervensystem solchen Erfahrungen standzuhalten vermag.

Betrachten wir als Beispiel Ärger oder Wut. Ich habe im Laufe der Jahre viele Klienten gehabt, die schon früh seelische oder körperliche Misshandlungen erfahren haben. In den meisten Fällen wird die Kampfreaktion dann unterdrückt, weil es für ein kleines Kind noch mehr Gefahren geborgen hätte, sich ernsthaft zu wehren. Diese Unterdrückung bleibt dann auch im Erwachsenenalter bestehen. Wenn ich mit solchen Menschen in meiner Praxis zu tun habe, titriere ich das Zulassen von Wut und gesunder Aggression, um den Betroffenen nicht zu überfordern oder gar in eine Neuinszenierung des Traumas zu verwickeln, auf die er oder sie nicht vorbereitet ist. Wir lassen vielmehr kleine handhabbare Abwehrreaktionen zu, wir lassen uns auf den Ärger so weit ein, dass er uns nicht überwältigt. Ich lasse meine Klienten also nicht gleich auf Kissen einschlagen und schreien, sondern fordere sie auf, das Kissen erst einmal nur zu drücken und dann darauf zu achten, wie der Körper das annimmt. Mit diesem titrierten Ansatz können meine Klienten ihren Ärger im Körper erleben und verdauen und so ihre Toleranz erhöhen, statt möglichst schnell ihren Ärger freizusetzen, um ihn los zu sein. Das titrierte Vorgehen ist ein ganz wichtiger Grundsatz des Somatic Experiencing und entscheidend für die Verhinderung von Retraumatisierung.

Ressourcen

Wie Sie im ersten Teil dieses Buchs erfahren haben, sind Ressourcen Hilfsmittel – äußerliche wie innerliche, die Ihnen ein Gefühl von »alles gut« geben. Wir bezeichnen das als Ihren »Gegen-Strudel« oder »Heil-Strudel«. Ressourcen verschaffen Ihnen einen Augenblick, der Ihnen ein angenehmes Gefühl macht, in dem Sie sich geerdet, sicher, unterstützt, behaglich und präsent oder einfach nur neutral fühlen. Von *Resourcing* sprechen wir, wenn Sie sich aktiv mit Ihren Ressourcen oder Hilfsmitteln beschäftigen.

Das kann etwas so Einfaches wie die Wahrnehmung der angenehmen Unterstützung durch die Rückenlehne Ihres Stuhls sein. Es kann eine Erinnerung an die Geräuschkulisse Ihrer spielenden Kinder sein oder etwas, was Sie jetzt gerade bemerken, beispielsweise das goldene Sonnenlicht in den Bäumen vor Ihrem Fenster. In der Geschichte, die ich Ihnen in diesem Kapitel erzählt habe, gehörten die am Avalanche Lake gesammelten Steine zu meinen Ressourcen.

Hier ein paar Grundvorgehensweisen beim Resourcing:

1. **Inneres Abtasten:** Gibt es eine Stelle am oder im Körper, die Sie als besonders wohltuend empfinden?
2. **Erden:** Fühlen Sie das Gewicht Ihres Körpers auf der Sitzfläche oder den stabilen Stand Ihrer Füße auf dem Boden?
3. **Visualisieren:** Können Sie ein Bild von etwas Erinnertem oder Visualisiertem malen, das Sie als unterstützend empfinden?
4. **Orientieren:** Erkunden Sie den Raum um sich herum langsam und mit allen Sinnen. Was sehen, hören oder tasten Sie, was können Sie mit dem Geruchs- oder Geschmackssinn erfassen?
5. **Bewegen:** Weit ausholende Körperbewegungen würden Sie vielleicht überfordern, deshalb fangen Sie besser mit kleinen und kleinsten Bewegungen an, indem Sie sich etwa in Ihren Atemrhythmus einfühlen, sich ganz vorsichtig aufrichten oder zurücklehnen oder sich langsam strecken – zuerst die Finger, dann die Hände, dann die Arme.
6. **Selbstkontakt:** Gibt es an Ihrem Körper eine Stelle, die sich über Kontakt und ein wenig Unterstützung freuen würde? Und wenn Sie Ihrem Körper Unterstützung bieten, wird das als hilfreich empfunden?
7. **Koregulation:** Gibt es ein anderes Wesen, bei dem Sie Unterstützung suchen könnten, und sei es nur in der Vorstellung? Das kann sogar ein Haustier sein.

Beim somatischen Heilen gilt die Regel, dass man nur das heilen kann, wofür man Ressourcen findet. Um ein nicht geheiltes Trauma aufzuarbeiten, muss man zuerst ein Gefühl von Rückhalt und Stärke sowohl innen als auch außen aufbauen. Das ist der entscheidende erste Schritt, um das Nervensystem zurück in seine ventrale Verfassung, in die Sicherheit und Verbundenheit, zu führen. In der Sprache der Polyvagal-Theorie sind Ressourcen die »Glimmer« oder neurozeptiven Anhaltspunkte für Sicherheit und Geborgenheit, die das Nervensystem braucht, um sich für die Regulation einsetzen zu können.

Im Somatic Experiencing benennt man zu Beginn einer Sitzung immer erst eine Ressource und beschäftigt sich damit, wodurch das Nervensystem ein Gefühl von Sicherheit bekommt, bevor man sich unbehaglichen oder aktivierenden Dingen zuwendet. Das kann darin bestehen, dass man sich zur Orientierung ein paar Minuten im Raum umsieht oder etwas zur Koregulation tut, etwa indem man munter über irgendeinen komischen Augenblick der letzten Zeit plaudert. Hier gibt es unzählige Möglichkeiten. Während der Sitzung werden Sie vom Therapeuten so angeleitet, dass Sie beim jeweiligen Thema zwischen dem Erleben der Ressource und der Aktivierung hin- und herpendeln. Das gibt wirklich Halt wie ein Anker, der Sie zurück auf die Insel der Sicherheit holt, wenn das Gefühl von Überforderung Sie aufs offene Meer hinauszutreiben droht.

Pendeln

Ein gesundes und reguliertes Nervensystem kann sich zwischen Stress oder Kontraktion einerseits und Ruhe oder Entspannung andererseits hin- und herbewegen. Wir unterscheiden hier auch zwischen dem Trauma-Strudel und dem Heil-Strudel oder Gegen-Strudel. Ein zentrales Anliegen des Somatic Experiencing ist es, Betroffenen die Fähigkeit wiederzugeben, zwischen beiden Zuständen zu pendeln, ein natürlicher Biorhythmus, den Peter Levine tatsächlich als »Pendeln« bezeichnet.

Bei einem regulierten Nervensystem geschieht das Pendeln spontan und fortlaufend den ganzen Tag über – von der Kontraktion zur Weitung und zurück. Im Sprachgebrauch der Polyvagal-Theorie würde man sagen, dass ein widerstandsfähiges und flexibles Nervensystem mühelos die Polyvagal-Leiter auf und ab steigt, um sich an die Wechselfälle des Lebens anzupassen.

Ich beschreibe das Pendeln gern anhand der guten alten Wohnzimmeruhr. Ein gesundes Nervensystem ist wie das Pendel in dieser Uhr, es schwingt von der Aktivierung zur Deaktivierung, von Angst zu Freude, von hilflos zu fähig, ohne je an einem der beiden Endpunkte hängen zu bleiben. Ein fehlreguliertes Nervensystem hingegen hat etwas von einer defekten Wohnzimmeruhr. Wir hängen an einem Ende des Schwingbogens im Trauma-Strudel fest und verharren in einem chronischen Zustand der Panzerung – in dem sich der Sturm der Vergangenheit entweder immer wieder neu ballt oder in dem wir uns ausklinken und in den Dauerzustand der Erstarrung und Unterdrückung versetzen, um die Leiden nicht mehr fühlen zu müssen.

Im Somatic Experiencing setzen wir das Pendeln für eine Schwingbewegung zwischen dem aktivierten Zustand und dem mittels Ressourcen stabilisierten Zustand ein. Durch diese ressourcengestützten Augenblicke gewinnen wir das Vertrauen, dass unser Nervensystem in der Lage ist, mit solchen Herausforderungen fertigzuwerden. Unser Nervensystem wiederum lernt dabei, dass es von der Stresserfahrung in die Ruhe und Regulation zurückkehren kann, was unserem Organismus unmittelbar beweist, dass er unangenehme Erfahrungen nicht länger scheuen muss. Mit der Zeit und mit etwas Übung wird unser Nervensystem zu so etwas wie einer verlässlichen Wohnzimmeruhr, die von selbst schwingt, ohne sich zu verklemmen – es erlangt mehr Kraft und Sicherheit und lässt sich auch durch zunehmenden Stress nicht irritieren.

Abrundung und Entladung in der somatischen Therapie

Wie Sie inzwischen wissen, widmen wir uns im Somatic Experiencing den unabgeschlossenen Überlebensreaktionen der Vergangenheit, die noch in uns sind und häufige Symptome hervorrufen. Im ersten Schritt bauen wir die Kapazität unseres Nervensystems für die Arbeit auf. Dann könnte in einem Augenblick der Aktivierung die Frage anschließen: »Gibt es da etwas, was Sie damals nicht tun konnten, aber jetzt gern tun würden?«

Das ist der Weg, auf dem wir zu einem somatischen Abschluss oder einer Abrundung der damals unvollendet gebliebenen Schutz- oder Abwehrreaktion kommen. Und zugleich ist es der Augenblick, in dem eine neue Auseinandersetzung mit dem Trauma in Gestalt einer aktiven Reaktion möglich wird, wo es früher nur Überforderung und Hilflosigkeit gab. Solch eine von innen heraus gefühlte Reaktion kann in ganz verschiedenen Formen auftreten, zum Beispiel als Vorbeugen in sitzender Haltung, als ein Abwenden, als ein Strecken der Gliedmaßen, als wollte man etwas wegschieben, als ein Zusammensinken, als wollte man sich verstecken, als ein Aufrichten und Strecken der Wirbelsäule wie zum Schutz der eigenen Person oder anderer. Da Sie solchen Reaktionen jetzt stattgeben, können sie ihren Abschluss finden, und dann wird sich die Aktivierung nach und nach von selbst entladen, zum Beispiel durch Schütteln, durch Tränen, durch Zittern, durch Schweiß und Hitze.

Für Peter Levine war es wie eine »Offenbarung«, als er 1969 im Zuge der Entwicklung des Somatic Experiencing mit einer Klientin namens Nancy zusammenarbeitete. Er erzählt Nancys Geschichte in seinem Buch *Trauma-Heilung: Das Erwachen des Tigers*. Hier eine kurze Zusammenfassung:

Nancy war 24 Jahre alt, als sie zu Peter Levine kam. Sie hatte eine lange Liste körperlicher und psychischer Beschwerden, mit denen sie sich seit ihrem vierten Lebensjahr herumschlug – Fibromyalgie, Reizdarmsyndrom, chronische Müdigkeit, Migräne, Angstzustände, Panikattacken und Agoraphobie (Angst vor offenen Räumen; auch Angst, das Haus zu verlassen). Bis zum Beginn der Zusammenarbeit mit Peter Levine hatte sie so gut wie alle medizinischen Möglichkeiten durchprobiert und keine Symptomlinderung erfahren. In der ersten Sitzung erschloss er Nancy die Ressource, sich in ihren Körper hinein zu entspannen. Ungewollt gerieten sie in einen Prozess, der die Wurzel all ihrer Symptome freilegte. Ihr wurden sehr früh die Mandeln herausgenommen und vor dem Eingriff drückten das Pflegepersonal und die Ärzte sie nieder und betäubten sie mit Äther, was sie in reines Entsetzen und einen Schockzustand versetzte. Levine ging davon aus, dass Nancys Nervensystem in den anschließenden Jahren in diesem Schockzustand verharrte. Sie wollte sich zwar befreien, hatte jedoch das Gefühl, in der Falle zu sitzen. Im Verlauf dieser Sitzung vermochte Nancy sich vorzustellen, vor dem Bedrohlichen wegzulaufen, das in Gestalt eines Tigers angriffsbereit vor ihr auftauchte. Nach einer guten halben Stunde dieser Visualisierung brachte Nancys Körper tatsächlich einen Impuls zum Weglaufen hervor. Anfangs zeigte sich das als Wellen von intensivem Zittern und Schlottern der Gliedmaßen, danach wurden die Bewegungen weniger heftig. Endlich war es ihr möglich, den natürlichen Abwehrreaktionen in einer Weise Raum zu geben, die damals noch nicht möglich gewesen war. Aufgrund dieses tiefgreifenden Erlebnisses war sie in der Lage, das Trauma noch einmal durchzugehen und das Gefühl der absoluten Überwältigung und Hilflosigkeit in ein anderes Gefühl der Aktionsbereitschaft und Aktionsfähigkeit zu verwandeln. Ihre Symptome einschließlich der körperlichen Beschwerden, die sie über Jahrzehnte fest im Griff gehabt hatten, lösten sich nach einigen Sitzungen einfach auf. Später sagte sie einmal, sie habe sich während dieser somatischen Abrundung und Vervollständigung wie von »einer warmen prickelnden Welle gehalten« gefühlt.

Dazu Peter Levine: »Trauma-Lösung ist ein großartiges Geschenk, es führt uns zurück in die natürliche Welt von Ebbe und Flut, Harmonie, Liebe und Mitgefühl.«

Wie sich alles zusammenfügt: Die fünf Schritte des Somatic Experiencing

Sie haben jetzt hoffentlich ein grundlegendes Verständnis von den Bausteinen des Somatic Experiencing. Wenn dieses Verständnis in die Tat umgesetzt werden soll, sind bestimmte Schritte zu beachten.

Hier möchte ich noch einmal hervorheben, dass Sie sich zur Bearbeitung eines Traumas unbedingt der Hilfe eines qualifizierten Anwenders des Somatic Experiencing versichern müssen und es nicht auf eigene Faust versuchen sollten. Das Somatic Experiencing ist jedoch auch in schwierigen Augenblicken des Alltags dienlich, wie ich anhand eines weiteren Beispiels verdeutlichen werde.

Beim Ausführen dieser Schritte geht es darum, zu lernen, wie man sich zwischen Aktivierung (dem Unangenehmen) und Deaktivierung (Ihren Ressourcen) hin- und herbewegt (pendelt). Auf den Punkt gebracht ist der Ablauf: Ressource, Erlebnis, dann Ausdruck und dann wieder Ressource.

Die fünf Schritte im Einzelnen:

1. **Ressource:** Lassen Sie ein körperliches Gefühl von Sicherheit aufkommen (das ist Ihr unterstützender Heil- oder Gegen-Strudel).
2. **Pendeln:** Gehen Sie titriert vor, um sich vorsichtig in den Trauma-Strudel, also das Unangenehme, hineinzutasten. Wenden Sie dazu Interozeption oder SIBAM an, um sich zu vergegenwärtigen, wie Ihr Körper diesen Augenblick erlebt.
3. **Somatischer Abschluss:** Gibt es einen natürlichen (ungezwungenen!) Impuls, auf eine bisher nicht mögliche Art und Weise zu reagieren und sich Ausdruck zu verschaffen?
4. **Entladung:** Sie folgt ganz natürlich auf den Abschluss (zum Beispiel als Kribbeln, Schütteln, Hitze im Körper, Weinen und so weiter).

5. **Ressource:** Suchen Sie erneut Anschluss an Ihre ursprüngliche Ressource.

Dazu jetzt das Beispiel:

Stellen Sie sich vor, Sie sind einer Einladung zu einem geselligen Beisammensein gefolgt und werden jetzt an der Tür von einigen Leuten begrüßt. Ein wenig verunsichert stellen Sie fest, dass jemand aus der Gruppe Sie aufgrund früherer verletzender Erlebnisse triggert. Mit den fünf Schritten des Somatic Experiencing könnten Sie in dieser Situation so vorgehen:

1. **Ressource:**
   - Wenn Sie diese plötzliche Aktivierung überfordert, gehen Sie erst einmal ins Resourcing. Was könnten Sie dafür zur Verfügung haben, wenn Sie die zunehmende Aktivierung bemerken? Ist ein Partner oder auch ein vertrauenswürdiger Freund an Ihrer Seite (oder können Sie sich das vorstellen)? Können Sie sich innerlich auf die Umgebung einstimmen und Ihre Sinne zu etwas hinwandern lassen, was Ihnen erfreulichere Eindrücke vermittelt? Vielleicht tragen Sie ein besonderes Schmuckstück, etwa einen Ring von Ihrer Großmutter. Können Sie sich über die Berührung diesem Ring zuwenden, um seine äußere Gestalt, Oberflächenstruktur und Temperatur zu ertasten? Fokussieren Sie sich auf etwas, das Ihnen ein Gefühl von Sicherheit vermittelt.
   - Können Sie in Ihrer Hinwendung zu diesem einen Hilfsmittel die subtilen Veränderungen in Ihrem Körper verfolgen? Vielleicht können Sie jetzt tiefer atmen oder fühlen eine Entspannung Ihrer Gesichtsmuskulatur. Möglich ist auch, dass Sie sich in Ihrem Körper präsenter und besser verankert fühlen, dass angenehme Gefühle auftreten oder dass Sie spüren, wie Ihre Körpertemperatur sich normalisiert und das Herz

wieder langsamer schlägt. Werden Sie bei diesen Anzeichen der Regulation möglichst noch langsamer, um die Empfindungen zu vertiefen und auszukosten.

2. **Pendeln:**
   - Jetzt können Sie Ihre bewusste Wahrnehmung zu der Person zurückpendeln lassen, die Ihr Nervensystem aktiviert. Sie müssen diese Person vielleicht nicht einmal anschauen, sondern fühlen einfach in die Richtung. Bemerken Sie dabei etwas, was sich in Ihrem Körper tut?
   - Mittels Interozeption oder SIBAM können Sie die Aktivierung in Ihrem Körper verfolgen. Sie wissen, falls es Ihnen zu viel wird, können Sie wieder zu Ihrer Ressource zurückpendeln, die Ihnen einen festen Anker bietet. Wenn Sie sich auf diese somatische Erfahrung einlassen, auf das Unbehagen im Körper, und zwar ohne zu urteilen oder es loswerden zu wollen, halten Sie sich offen für alles, was weiterhin passieren könnte.
3. **Somatischer Abschluss:**
   - Wenn Sie also in diesem somatischen Erleben bleiben und ihm Zeit lassen (vielleicht schlägt Ihr Herz schneller, die Hände werden feucht, der Atem geht flacher, oder Sie fühlen Anspannung im Körper), entstehen dann daraus Impulse, Wünsche oder Erfahrungen? Sie können das als Aufstieg auf der Polyvagal-Leiter in Richtung Mobilisierung betrachten, als Abschnitt Ihres Weges zurück zum oberen Ende der Leiter, zurück in die ventrale Verfassung.
   - Vielleicht haben Sie jetzt den Impuls, der Person ins Gesicht zu schauen, oder vielleicht möchten Sie sich abwenden und weggehen, um einfach ein bisschen Abstand von der Person zu haben, anstatt im abgeschalteten Zustand zu verweilen. Möglicherweise möchten Sie die Fäuste ballen, um Ihre ureigene Kraft zu spüren, oder vielleicht setzt sich ein weicherer

Impuls durch, die Hand Ihres Partners/Ihrer Partnerin zu halten und den Rückhalt zu spüren, den Sie jetzt haben, aber vielleicht nicht hatten, als die Verletzung geschah.

4. **Entladung:**
   - Da Sie beim Erleben Ihres Körpers bleiben und dem nachgeben, was er vielleicht die ganze Zeit schon wollte, wird es wahrscheinlich zu einer natürlichen Entladung kommen, die Sie als Zittern, Kribbeln, Hitze, einen spontanen tiefen Atemzug, als Muskelentspannung oder ein Gefühl der Weitung erleben.
5. **Ressource:**
   - Können Sie sich im Zurückpendeln zu Ihrer Ressource erneut mit Ihrem Gegen-Strudel der Regulierung verbinden? Können Sie dabei die subtilen Veränderungen bemerken, die im Inneren vor sich gehen? Der Heil-Strudel wird sich jetzt wahrscheinlich noch geräumiger anfühlen als zuvor. Vielleicht atmen Sie tiefer, vielleicht lösen sich Ihre Muskeln, vielleicht wird der Gesichtsausdruck weicher, und Sie fühlen sich noch mehr im Körper und den Sinnen präsent und geerdet, vielleicht treten angenehme Gefühle auf, während Temperatur und Puls sich normalisieren. Auch hier gilt: Werden Sie bei diesen Anzeichen der Regulation möglichst noch langsamer, um die Empfindungen zu vertiefen und auszukosten.

Beim somatischen Heilen geht es um mehr als Traumaarbeit, nämlich um Wiedererweckung der Lebensenergie (als gesunde Stresshormone), die vom permanenten Überlebenskampf in Geiselhaft gehalten wurde. In den weiteren Kapiteln werden wir uns ansehen, wie die konkrete Arbeit zur Wiederaufnahme des Kontakts mit der angeborenen Weisheit Ihres Körpers aussehen muss, damit Sie sich aus der Schutzpanzerung Ihres Nervensystems befreien können.

Die Freisetzung Ihrer Lebensenergie zeigt sich Ihnen als zurückkehrende Freude, als neuer Sinn und Zweck, als wiedererwachte Vitalität.

Ein Glossar wichtiger Begriffe

Entladung: Eine zeitweilige Reaktion im Anschluss an gelungenes Schutz- und Verteidigungsverhalten. Die natürliche Entladung der Überlebenshormone Adrenalin und Cortisol wird im Allgemeinen als Hitze, Schütteln, Zittern, Kribbeln und andere Bewegungsreaktionen erlebt, die Sie in den Begriffslisten weiter vorn in diesem Kapitel finden können.

Gespür: Das körperliche Wahrnehmen oder intuitive Spüren Ihrer Gemütsregungen, Empfindungen und Erfahrungen.

Heil- oder Gegen-Strudel: Gegenstück zum Trauma-Strudel und Ausdruck einer Weitung und Deaktivierung. Hier haben wir Zugriff auf unsere Hilfsmittel und sind reguliert. Der Gegen-Strudel steht für den Zustand der Sicherheit und Verbundenheit (ventralvagal).

Kapazität/Fassungsvermögen: Die »Rückstellkraft« ihres Nervensystems, die ihm erlaubt, angenehme ebenso wie unangenehme Empfindungen zuzulassen und auszuhalten.

Interozeption: Bewusste innere Körperwahrnehmung.

Pendeln: Das natürliche Schwanken zwischen Kontraktion (Trauma-Strudel) und Expansion (Gegen-Strudel) im Nervensystem. Sie können das als Ihren Bio-Rhythmus betrachten.

Propriozeption: Die Fähigkeit des Körpers, sich selbst in Raum und Zeit zu spüren.

Regulation: Die Fähigkeit des Körpers, sich selbst zu regulieren und die natürliche Balance von Kontraktion (Aktivierung) und Expansion (Deaktivierung) zu finden.

Ressource/Hilfsmittel: Alles Innere oder Äußere, das ein Gefühl von Ruhe, Sicherheit, Präsenz, Erdung und »alles in Ordnung« mit sich bringt.

SIBAM: Die fünf Elemente der Verkörperung einer Erfahrung: Empfindung, Bild, Verhalten, Gefühl, Bedeutung.

Somatische Abrundung/Vervollständigung: Wenn Ihr Nervensystem jetzt etwas kann, was ihm damals nicht möglich war. Das bedeutet, dass es Ihrem Nervensystem endlich gelungen ist, eine Abwehrreaktion einzuleiten – nämlich Abwendung oder Hinwendung, eine Schutz- bzw. Abwehrmaßnahme oder Zeitgewinnung zur Orientierung angesichts einer Bedrohung. Dadurch kann das Trauma neu verstanden und eingeordnet werden.

Titration: Sich in kleinen und machbaren Schritten voranbewegen.

Trauma-Strudel: Wenn das alltägliche Leben von einem Trauma beherrscht wird, das die Bewältigungskraft unseres Nervensystems übersteigt. Dann saugt uns dieser Strudel entweder ein oder wir sind permanent auf der Flucht vor ihm. Der Trauma-Strudel bezeichnet einen Zustand der Kontraktion und Aktivierung (Kampf, Flucht, Abschalten).

10 Selbstgeführtes Erleben: Bevor Sie anfangen

In den weiteren sechs Kapiteln bekommen Sie detaillierte Anleitungen zu selbstgeführten somatischen Praktiken. In jedem Kapitel finden Sie eine somatische Wegbeschreibung mitsamt einem Verzeichnis somatischer Instrumente für die fünf blockierten Zustände des Nervensystems (Kampf, Flucht, Abschalten, funktionelle Erstarrung, Beschwichtigung). Kapitel 16 gibt Ihnen Anleitung zum Resourcing für alltägliche Situationen und Probleme. Zuvor möchte ich Ihnen aber entscheidend wichtige Tipps zum sicheren, umsichtigen Vorgehen geben.

Somatic Experiencing ist eine Lebensform

Klar muss von Anfang an sein, dass die Heilung Ihres Nervensystems keine kurzfristige Angelegenheit ist. Es geht vielmehr um eine Veränderung der Lebensweise, die ganz klein und langsam beginnt und sich dann mit der Zeit weiter aufbaut. Denken Sie immer daran, dass Sie hier mit biologischen, automatischen und unterbewussten Verhaltensweisen, Glaubenssätzen und Gefühlen zu tun haben, die wahrscheinlich vor langer Zeit in Ihrem Körper verankert wurden. Rechnen Sie also damit, dass die Anlage neuer Nervenschaltkreise und Muster zur Veränderung angewöhnter Reaktionen einige Zeit dauert. Veränderungen treten nicht über Nacht ein und fühlen sich auch nicht wie etwas Plötzliches an. Sie werden vielmehr als etwas empfunden, das ganz allmählich und kaum merklich vor sich geht, bis Ihnen irgendwann auffällt, dass das Leben anders aussieht und sich anders anfühlt.

Stellen Sie es sich wie den Gang ins Fitnessstudio vor, wo Sie effektiv Muskelkraft aufbauen möchten. Sie beginnen mit kleineren Gewichten, um sich keine Verletzungen wie zum Beispiel Zerrungen zuzuziehen. Mit der Zeit erhöhen Sie dann das Gewicht und die Übungsintensität entsprechend Ihrer zunehmenden Kraft. Auch hier kommt es nicht über Nacht zu den körperlichen Veränderungen. Aber wenn Sie Ihre Workouts fortsetzen, werden Sie sich eines Tages als einen ganz anderen Menschen erleben.

Dies wünsche ich mir für Sie: einen titrierten Heilungsprozess, der Nachhaltigkeit und dauerhafte Verbesserungen verspricht. Vielleicht können Sie es kaum erwarten, vollkommen wiederhergestellt zu sein, und das kann ich wirklich verstehen. Sie haben gekämpft und gelitten und lange so gelebt und überlebt. Sie sind erschöpft und mürbe und es eigentlich leid, so zu leben und zu fühlen. Doch so eilig Sie es auch mit dem Gesundwerden haben mögen, Ihr Körper wünscht sich eine langsame Gangart, die ihm erlaubt, im Hier und Jetzt zu sein, anstatt im Trauma-Strudel der Vergangenheit gefangen zu bleiben.

Langsamer zu werden, gehört tatsächlich zu den wichtigsten Bedingungen der Heilung.

Doch genau daran stoßen sich viele meiner Klienten. Sie finden, dass Ihre Heilung nicht schnell genug und nicht beeindruckend genug vorankommt. Das kann unangebrachte und hinderliche Glaubenssätze hervorbringen, zum Beispiel, dass Sie nicht genug tun und es deshalb zu keiner Besserung kommen wird. An der Stelle rufe ich Ihnen dann freundlich in Erinnerung, dass es erst einmal darum geht, das Chaos von »zu viel, zu schnell, zu früh« hinter sich zu lassen. Der Druck, den wir uns bei der Heilung machen, erzeugt nämlich einfach weiteren Stress für unseren Körper. Andererseits begleitet uns dieses Dringlichkeitsgefühl vielleicht schon so lange, dass wir es als selbstverständlich empfinden und es unser unterbewusstes Bestreben bestimmt. Ich komme dann gern auf unser Grundanliegen zurück, das nicht darin besteht, ein Unbehagen zu beseitigen, sondern Widerstandskraft aufzubauen, die einem erlaubt, sich diesem Unbehagen auszusetzen und seine Wirkung mit der Zeit schwinden zu lassen.

Die Mittel des Somatic Experiencing werden nur zeitweilig benötigt

Die Werkzeuge und Übungen, von denen Sie in den weiteren Kapiteln erfahren werden, sind als zeitweilige Stützen gedacht, damit Sie in Ruhe die Widerstandskraft Ihres Körpers und Nervensystems aufbauen können.

Kommen wir auf das Bild der flachen Mulde im Sand zurück. Solange Ihre Toleranz für Unbehagen noch zu gering ist, können somatische Hilfsmaßnahmen die Überforderung kleinhalten oder ganz ausschalten. In der Analogie der Sandmulde sind diese somatischen Mittel dann kleine Eimerchen, mit denen Sie das Wasser des Unbehagens immer wieder aus der Mulde (Ihrem Fassungsvermögen) herausschöpfen können. Solche Mittel können also vorübergehende Erleichterung verschaffen, aber es hat offensichtlich keinen Sinn, sich gänzlich auf sie zu verlassen.

Wenn man manche der Ansichten zu somatischem Heilen und Nervensystem-Regulierung näher betrachtet, könnte man meinen, dass es hier überwiegend um somatische Maßnahmen und schnelle Lösungen geht und kaum gesehen wird, dass dergleichen zwar seinen Platz hat, es bei der Heilung unseres Nervensystems aber eher darauf ankommt, *in unserem Körper* zu sein, statt überhastet etwas in Ordnung bringen zu wollen. Wir möchten nicht immer nach unserem Eimerchen rennen, wenn Wasser (Unangenehmes) in unsere Sandmulde kommt, sondern das Wasser soll vom Sand aufgenommen werden können, damit es die Mulde auswäscht und die Kapazität zunehmen kann. Der somatische Prozess soll angenehm und stetig für Sie werden, damit das Nervensystem lernt, von sich aus hin- und herzuschwingen, ohne dass Sie es anschubsen. Um noch einmal die Wohnzimmeruhr zu bemühen: Mit Hilfsmitteln kann man das verklemmte Pendel zwar wieder in Gang bringen, aber letztlich soll es in seinen ganz eigenen Rhythmus von Aktivierung und Deaktivierung zurückfinden.

Die Hilfsmittel heilen Sie nicht. Dieses Buch heilt Sie nicht, und Somatic Experiencing ist auch nicht das, was Sie heilt. *Sie* heilen sich. Die Landkarte in diesem Buch führt Sie zu *sich* und Ihrer eigenen Mitte der Selbstheilung zurück. Nichts und niemand kann das besser als Sie. Sie sind dafür geschaffen und darauf eingestellt – Selbstheilung liegt in Ihren Genen.

Zur Erinnerung

- Beim Heilen sind die kleinen Schritte die großen.
- Dabei erwacht Ihr Körper und scheint die Welt wie zum ersten Mal zu erleben. Unangenehme Gefühle und Empfindungen sind normal.
- Ihr Körper braucht eineinhalb Minuten, um eine Gefühlsregung oder eine Empfindung zu verarbeiten und zu »verstoffwechseln«, auch wenn sie schwierig sind.
- Wenn sich ein Körper im Überlebensmodus verfangen hat, können Freude und Geborgenheit schwerer zugänglich sein als Unbehagen. Hier ist Ihre Fähigkeit, sich Ressourcen zu erschließen, mindestens so wichtig wie die Erhöhung Ihrer Fassungskraft für Unangenehmes.

- Bei Triggern handelt es sich normalerweise um Erinnerungen oder um emotionale Altersregression. Enthalten Sie sich in so einem Fall aller Urteile und nehmen sich Ihres jüngeren Ichs an.
- Die Heilung sieht bei jedem anders aus.
- Das Trauma sieht für jeden anders aus.
- Und wenn Sie sich doch einmal verurteilen oder kritisieren, dann halten Sie sich an die dreifache Fragestellung: Wissbegier, Zusammenhang, Mitgefühl (S.206).
- Heilung muss nicht immer eitel Sonnenschein sein. Schwierige Tage gehören auch dazu.
- Ruhephasen sind notwendig und produktiv. Man muss sie sich nicht verdienen.
- Damit haben Sie ein Leben lang zu tun, also keine Eile.

Ihre somatischen Orientierungskarten

Jede dieser Wegbeschreibungen bietet Ihnen ein detailliertes Beispiel mitsamt der Anleitung, wie Sie mit dem Somatic Experiencing aus den fünf Persönlichkeitssackgassen herausfinden.

Dabei handelt es sich zwar um Standard-Vorgehensweisen, aber nicht jede dieser Beschreibungen wird in gleicher Weise für Ihr persönliches Nervensystem geeignet sein. Dieses Kapitel soll Ihnen in erster Linie Anregungen geben und Ihnen vermitteln, wie Sie Somatic Experiencing für Ihre Heilung einsetzen können:

Noch einmal: Die fünf Schritte des Somatic Experiencing

Sehen wir uns zur Vorbereitung auf die Beschäftigung mit diesen Wegbeschreibungen noch einmal die fünf Schritte des Somatic Experiencing an:

1. **Ressource:** Lassen Sie ein körperliches Gefühl von Sicherheit aufkommen (das ist Ihr unterstützender Heil- oder Gegen-Strudel).
2. **Pendeln:** Gehen Sie titriert vor, um sich vorsichtig in den Trauma-Strudel, also das Unangenehme, hineinzutasten. Wenden Sie dazu Interozeption oder SIBAM an, um sich zu vergegenwärtigen, wie Ihr Körper diesen Augenblick erlebt.
3. **Somatischer Abschluss:** Gibt es einen natürlichen (ungezwungenen!) Impuls, auf eine bisher nicht mögliche Art und Weise zu reagieren und sich Ausdruck zu verschaffen?
4. **Entladung:** Sie folgt ganz natürlich auf den Abschluss (zum Beispiel als Kribbeln, Schütteln, Weinen oder Hitze im Körper und so weiter).
5. **Ressource:** Suchen Sie erneut Anschluss an Ihre ursprüngliche Ressource.

Ein Magazin somatischer Werkzeuge

Wie ich bereits angekündigt habe, gehört zu jeder somatischen Landkarte, die uns aus den fünf Persönlichkeits-Sackgassen herausführt, eine Aufstellung von Werkzeugen oder Instrumenten. Die können Sie als Sandeimerchen betrachten und immer dann einsetzen, wenn Ressourcen und Rückhalt gefragt sind oder wenn in der Abrundungsphase auch mal ein leichter Schubs benötigt wird. Weiter unten finden Sie eine kleine Einführung, die beschreibt, wann und wie diese Werkzeuge eingesetzt werden können und woran Sie erkennen, ob sie funktionieren.

Mit diesen Hilfsmitteln können Sie entweder die Intensität herunterregulieren, wenn es Ihnen zu viel wird, oder auch Impulse setzen, wenn Sie eine Reaktionsbereitschaft spüren, die bisher nicht da war.

Halten Sie sich immer vor Augen, dass jedes Nervensystem einzigartig ist und diese Hilfsmittel bei jedem ein wenig anders wirken.

Manche dieser Anwendungen haben vielleicht überhaupt keine Wirkung bei Ihnen oder sie wirken ganz anders als geplant. Deshalb ist das Titrieren oder Pendeln so wichtig. Sehen Sie gerade am Anfang zu, dass Sie nicht überstürzt vorgehen, sondern wirklich bemerken, was Ihnen weiterhilft und was nicht. Wenn Ihnen etwas zu viel wird, können Sie gleich wieder zu Ihrer Ressource zurückpendeln. Außerdem steht es Ihnen immer frei, eine Maßnahme noch weiter zu titrieren. Wenn es um körperliche Aktion geht, die Sie überfordert, könnten Sie einfach auf das Visualisieren dieser Aktion umsteigen. Statt also kampfbereit die Fäuste zu ballen, wenn der entsprechende Impuls da ist, könnten Sie das ersatzweise visualisieren, um dann abzuwarten, was passiert. Lassen Sie sich Zeit, um herauszufinden, was Sie optimal unterstützt.

Grundregeln für die Anwendung somatischer Werkzeuge

- **Halten Sie es kurz.** Wenden Sie diese Übungen immer nur ein paar Minuten an.
- **Nutzen Sie immer nur ein Instrument.** Damit erzielen Sie die beste Wirkung. Es ist also nicht empfehlenswert, von einem zum anderen zu springen, etwa ein paar Minuten lang »Heel Drops« (Absenken der Fersen von einer Stufe) zu machen und danach ein paar Minuten auf der Stelle zu laufen. Jedes Zuviel kann Ihr Nervensystem überfordern.
- **Nutzen Sie die Instrumente nach Lust und Bedarf.** Wenden Sie diese Übungen überall da an, wo Sie sich wohlfühlen – im Büro, im Schlafzimmer, im Auto (aber nicht am Steuer) oder in der Öffentlichkeit. Wie wir gesehen haben, können Sie sogar in Gesellschaft ganz unauffällig eine Aktivierung verarbeiten.

Woran Sie erkennen, ob Ihre Somatic-Experiencing-Instrumente anschlagen

- Es wird zu unwillkürlichen Körperreaktionen kommen, die neue Impulse oder eine Entladung ankündigen – Gähnen, Schlucken, Seufzen, Strecken, Haltungsänderung, Bewegung, Kribbeln in Fingern, Armen oder Zehen, Kühle der Gliedmaßen oder sogar des Kopfs.
- Vielleicht empfinden Sie Ihren Körper als leichter, verbunden mit Erleichterung oder einem Gefühl von Lösung und Spannungsabbau.
- Sie kommen zur Ruhe, Herz und Atemfrequenz verlangsamen sich auf Ruheniveau.
- Die Körpertemperatur reguliert sich auf Normalmaß.
- Das Denken wird klarer.
- Sie fühlen sich anwesend in Ihrer Umgebung und im Körper und spüren beispielsweise die Verbindung Ihrer Sitzhöcker mit dem Stuhl.
- Es fällt Ihnen leicht, Kontakt zu anderen aufzunehmen und aufgeschlossen zu sein.

Es kann auch ratsam sein, die Intensität Ihrer Empfindungen auf einer Skala von eins bis zehn einzustufen, um zum Beispiel sagen zu können, das Spannungsgefühl in der Brust liege bei sieben. Verzeichnen Sie auch kleinere Veränderungen. Schon ein Punkt auf- oder abwärts zeigt an, dass sich etwas tut.

11
Zorn und die Rüstung des Kampfs

Ärger, Zorn, Wut – das ist eine essenzielle primäre Gemütsbewegung, die wir eigentlich nicht fürchten sollten. Der Ärger erschließt uns die gesunde Aggression, also das, was Peter Levine als Lebenskraft oder Lebensenergie bezeichnet. Diese uns innewohnende Kraft und Lebendigkeit vermittelt uns das Gefühl, das sagt: »Ich kann das, ich bin dem gewachsen.« Ärger ist der Heilbalsam, der bei Scham und Unterdrückung so wohltuend wirkt, jenen Gefühlszuständen, die im abgeschalteten Zustand, in der funktionellen Erstarrung und der beschwichtigenden Haltung vorherrschen. Mit unserer gesunden Aggression und Lebenskraft setzen und schützen wir Grenzen, verteidigen uns und andere, stehen für uns und unsere Interessen ein, sprechen unsere Wahrheit (was für tiefere und gesündere Beziehungen sorgt) und bringen uns im Leben voran. Ohne solchen Zorn versiegen unsere Bewegungsimpulse, verlieren wir den Bezug zu uns selbst und ordnen uns den Vorhaben und Wünschen anderer unter.

Immer um die Weihnachtszeit habe ich in der Praxis einen gewissen Andrang von Leuten, die Unterstützung brauchen. Ob man es glaubt oder nicht, gerade in dieser Zeit treten verstärkt Wut und Zorn auf. Von November bis Neujahr, wenn die obligatorischen Familientreffen stattfinden, kommt es zu vermehrter Aktivierung und

Spannung. Wir wissen, dass wir den Leuten begegnen werden, die unsere größten Trigger sind – die uns am meisten angetan haben, die uns belächelt haben und die uns auch jetzt im Erwachsenenalter gern kleinhalten würden. Wir wissen, dass wir frustriert sein werden und trotzdem alles hinunterschlucken müssen, wie immer schon, insbesondere bei *diesen Leuten*. Diese Maske und Rüstung haben wir schon immer getragen – zumachen, wegdrücken, übertünchen, ausweichen. Als wir kleiner waren, hatte das noch einen gewissen Sinn, weil wir wussten, dass sonst Bestrafung und Liebesentzug folgen würden. Möglich ist aber auch, dass sich dieser aufgestaute Ärger nun Bahn bricht.

In diesem Umfeld fallen wir gern in die kindlichen Anteile unserer Persönlichkeit zurück. Wir machen zu, haben Gefühlsausbrüche, laufen weg oder beschwichtigen. Kleinigkeiten bringen uns völlig aus der Fassung. Für diese kindliche Seite, die sich in ihre Rüstung verkriecht, sobald wir besagtes Haus betreten, können sich diese Bagatellen anfühlen, als ginge es um Leben und Tod.

Ich erinnere mich an eine Klientin namens Kristi, die schäumend vor Wut zu einer Sitzung kam, voller Groll und Scham, weil ihr Vater beim Weihnachtsessen ihrer kleinen Tochter gegenüber laut geworden war, die sich vorab ein Häppchen Apple Pie stibitzt hatte, und das auch noch in genau dem herablassenden Tonfall, den er auch bei Kristi immer angeschlagen hatte. Kristi hätte ihre Tochter wirklich gern in Schutz genommen und ihrem Vater mal so richtig die Meinung gesagt, aber sie erstarrte augenblicklich wie ein Reh im Scheinwerferlicht. Erst als sie den tief verletzten Gesichtsausdruck ihrer Tochter sah, vermochte sie sich aus ihrer Fassungslosigkeit zu lösen. Sie entschuldigte sich und ihre Tochter, ging mit ihr in ein anderes Zimmer und ließ sie dort in Ruhe weinen, so wie sie selbst es früher immer getan hatte. Als sie zu unserem Termin erschien, war sie aufgelöst vor Scham. »Ich hab sie nicht in Schutz genommen«, sagte sie, »ich bin so schwach. Ich bin eine furchtbare Mutter.«

In dieser Sitzung haben wir uns vorsichtig an ihre angeborene gesunde Aggression herangetastet, die so lange unter Verschluss gehalten werden musste. Sie sah sich dabei als Bärenmutter, eine wirklich gewaltige Beschützerin, die sich zu helfen wusste. Indem sie zwischen Aktivierung und der mittels Ressourcen erreichten Deaktivierung hin- und herpendelte, ließ sie ihre Kampfenergie immer freier fließen. Diese breitete sich in die großen Muskelgruppen ihrer Gliedmaßen aus und ließ sie schließlich hoch aufgerichtet und furchtlos dastehen. Sie sah sich als die starke Beschützerin, die ihre Tochter gebraucht hätte und die sie selbst schon immer gebraucht hätte. Es war ein mitreißendes Erlebnis und sehr emotional, Kristi endlich in ihre Kraft kommen zu sehen, bis all die natürlichen Impulse lebendig zu werden begannen, die sie zu einer Frau voller Kraft und Selbstbewusstsein machten.

Betrachten wir dieses Beispiel für tiefe Verärgerung, die im Zusammenhang mit Familientreffen entsteht, nun anhand der fünf Schritte des Somatic Experiencing:

1. **Ressource:** Bei Familientreffen und ähnlichen Anlässen, wo man vorher schon weiß, dass es wahrscheinlich Trigger-Situationen geben wird, kann man vorbeugen und für Ressourcen bzw. Hilfsmittel sorgen. Wenn Sie zum Beispiel wissen, dass Ihr Partner oder ein anderer vertrauter Mensch dabei sein wird, können Sie sich zur Koregulation verabreden. So halte ich es gern mit meinem Mann. Wenn ich nach seiner Hand greife, weiß er, dass ich einen Anker brauche. Wenn Sie niemanden haben, der Ihnen Rückhalt bieten kann, können Sie rechtzeitig andere Maßnahmen der Orientierung und Rückversicherung planen, etwa durch bewusste Wahrnehmung Ihrer Umgebung oder durch etwas Berührbares und dadurch Haltgebendes. Ich habe Klientinnen, die immer ätherische Öle bei sich haben, deren vertraute und beruhigende

Düfte ihnen Orientierung und Halt geben. Andere tragen gern bestimmte Schmuckstücke oder halten sich an die Textur ihrer Kleidung. Ihre Ressource sollte so beschaffen sein, dass sie Sie ganz in den gegenwärtigen Augenblick holt. Achten Sie darauf, wie Ihr Hilfsmittel bzw. der dadurch einsetzende Gegen-Strudel auf Ihren Körper wirkt. Beruhigt sich irgendetwas, atmen Sie tiefer oder sind Sie mehr im Augenblick? Sie können zur Verstärkung Ihrer Ressource auch die SIBAM-Kanäle (Empfindung, Bild, Verhalten, Gefühl und Bedeutung) nutzen.

2. **Pendeln:** Wenn nun der Ärger aufwallt, fühlen Sie am besten in das Erleben Ihres Körpers hinein, in die Aktivierung des Trauma-Strudels. Der Schlüssel hier ist Titration. Sie beobachten und erleben erst einmal nur, es geht noch nicht um Ausdruck und Abbau. Beispielsweise könnten Sie fragen: »Wie begegnet mir dieser Ärger? Wie zeigt mein Körper mir an, dass ich verärgert oder wütend bin?« Sie verfolgen das Geschehen mittels Interozeption und bezeichnen den Intensitätsgrad. Auch hier können die Elemente des SIBAM hilfreich sein. Wenn Sie das Gefühl haben, dass die Aktivierung Sie überfordert, können Sie zwischen Aktivierung und Rückhalt in Ihrem Hilfsmittel hin- und herpendeln.
3. **Somatischer Abschluss:** Wenn Sie Ihren Körper auf erträgliche Weise im Trauma-Strudel der Verärgerung sein lassen können, halten Sie Ausschau nach Veränderungen oder Impulsen, die in Richtung körperliche Aktivität gehen – Ausdrucksverhalten, Bewegungen, Aktionen. Was sich von selbst einstellt, dem lassen Sie einfach in Ruhe seinen Lauf, bis es zum Abschluss kommt. Sie lassen die Hitze also einfach aufsteigen, Sie ballen die Fäuste, stehen auf, setzen eine streitbare Miene auf, weiten die Brust, ziehen eine Grenze, sagen Nein oder was es auch sei. Aber reagieren Sie gemäßigt, titriert. Wenn Ihr Körper einen kleinen Anstoß braucht und auch ver-

tragen würde, sehen Sie sich im anschließenden Verzeichnis somatischer Instrumente nach etwas Passendem um.

4. **Entladung:** Da Sie jetzt auf der Höhe Ihres körperlichen Erlebens sind und all das zum Ausdruck bringen, was Sie sich vielleicht immer schon gewünscht haben, kann es zu einer natürlichen Entladung von Überlebenshormonen kommen, die sich als Zittern, Kribbeln, Hitze, spontane tiefe Atemzüge, Muskelentspannung oder Weitung bemerkbar macht. Lassen Sie der Entladung ihren natürlichen Lauf, sie führt Sie zurück in den deaktivierten Zustand.
5. **Ressource:** Wenn Sie zu Ihrer Ressource zurückpendeln, finden Sie dann Halt in Ihrem Gegen-Strudel der Regulation? Können Sie dabei subtile innere Verschiebungen oder Veränderungen wahrnehmen? Vielleicht atmen Sie tiefer, lösen Muskeln und Gesichtsausdruck, fühlen sich in Körper und Sinnen anwesend und geerdet, vielleicht kommen angenehme Gefühle auf, Körpertemperatur und Herzschlag normalisieren sich. Werden Sie bei diesen Anzeichen der Regulation möglichst noch langsamer, um die Empfindungen zu vertiefen und auszukosten. Lassen Sie zuletzt einen Augenblick der Integration eintreten. Hat diese Erfahrung jetzt eine andere Bedeutung? Vielleicht denken Sie: »Ich bin stark. Ich bin es wert. Ich bin kompetent. Ich bin in Sicherheit.« Was tut sich bei dieser neuen Geschichte in Ihrem Körper und wie empfinden Sie das?

Somatische Instrumente zum Abbau von Ärger und Ihrer Kampf-Rüstung

Hier geht es darum, den Körper ganz und gar zu mobilisieren, insbesondere seine Abwehrimpulse und Abwehrkräfte, seine gesunde Aggression und Lebensenergie, also alles bisher Unterdrückte. Anzuwenden beim 3. Schritt (somatischer Abschluss), sofern es Ihren Körper nicht überfordert.

Übungen

- **Lautlos schreien:** Geben Sie einen »stummen Schrei« von sich.
- **Tierlaute:** Hören Sie sich auf Video oder Audio die Laute großer, starker Tiere an, beispielsweise von Löwen und Bären. Machen Sie sich nach einer Minute eventuelle Veränderungen im Körper bewusst.
- **Kiefer lockern:** Lassen Sie verbissene Kieferspannung erst einmal zu, um dann allmählich die Zunge zu lösen und den Unterkiefer sinken zu lassen.
- **Fäuste ballen:** Ballen Sie die Fäuste ganz fest.
- **Knurren:** Erlauben Sie sich ein lang gezogenes grollendes Knurren. Das wird mit einer zusätzlichen wegschiebenden Bewegung der Arme im Sitzen oder Stehen noch intensiver.
- **Raum einnehmen:** Um Ihren persönlichen Raum zu umgrenzen, stehen Sie zunächst mit schulterbreit gespreizten Beinen da. Die Knie sind leicht gebeugt, was durch die Kraft der Quadrizeps genannten Oberschenkelmuskeln ermöglicht wird. Machen Sie sich bewusst, wie es sich anfühlt, fest und sicher auf Beinen und Füßen zu stehen und dabei im Gleichgewicht und in Ihrem Schwerpunkt zu sein. Stehen Sie jetzt noch ein wenig breiter, sodass Ihr Körper mehr Raum einnimmt. Lassen Sie Ihr Gewicht wieder von den Beinmuskeln und Füßen tragen. Wie fühlt sich das jetzt an? Wenn Ihnen danach ist, können Sie das Gewicht von einem Bein aufs andere verlagern, sodass auch Ihr Oberkörper mehr Raum einnimmt. So ziehen Sie mit gesunder Aggression eine Grenze und beanspruchen Raum. Das stärkt auch Ihr Gleichgewichtsorgan in seinem Zusammenspiel mit dem gesamten Nervensystem.

- **Kissen drücken:** Drücken Sie langsam ein Kissen zusammen, zuerst nur mit den Händen und dann zunehmend auch mit den Armen.
- **Aufrichtung:** Legen Sie Ihren Kopf unter Verwendung eines Kissens auf dem Tisch oder Schreibtisch ab, sodass sich Hals und oberer Rücken entspannen. Warten Sie ab, bis sich von selbst ein Impuls zur Aufrichtung einstellt, dem Sie ganz langsam und Wirbel für Wirbel nachgeben, Hals und Kopf zuletzt, und wirklich so langsam, dass es über eine Minute dauert. Wenn Sie sich aufgerichtet haben, fühlen Sie Ihre geweitete Brust und Ihr erhobenes Kinn – Ihre Kraft. Schließen Sie das mit einer Superman-Pose ab, wenn Ihnen danach ist.
- **Kraftvoll wringen:** Wringen Sie ein Handtuch oder sonst etwas Geeignetes ganz fest, bis die Arme und Hände zittern.
- **Gegen die Wand drücken:** Legen Sie beide Hände etwa in Schulterhöhe an eine Wand und treten Sie etwas zurück, um sich dann mit aller Kraft dagegen zu stemmen – zwanzig Sekunden, dann zehn bis zwanzig Sekunden Pause. Bis zu fünfmal wiederholen.

Visualisierungen

- **Beschützer:** Stellen Sie sich einen schützenden Verbündeten vor, Mensch oder Tier oder Archetyp – jedenfalls ein Wesen, das Ihnen in diesem Moment Rückendeckung gibt. Stellen Sie sich dieses Wesen hinter sich oder direkt neben sich vor, immer bereit, Ihnen beizuspringen.
- **»Nein« oder »Halt«:** Sagen Sie innerlich Nein! oder Halt!, dann stellen Sie sich vor, die Hand zu heben, um Nein! oder Halt! zu signalisieren. Sagen Sie danach laut »Nein« oder »Halt« und heben Sie dann langsam die Hand, um »Nein« oder »Halt« zu signalisieren. Dosieren Sie das so, wie es Ihrem Organismus angenehm ist.

- **Schutztier:** Sehen Sie sich selbst als ein wildes Tier (Bär, Löwe, Wolf, Hai, Hund), zu seiner vollen Größe aufgerichtet und bereit, Sie zu verteidigen.
- **Weiser Vorfahr:** Visualisieren Sie einen Vorfahren/eine Vorfahrin in Ihrer Familie, der oder die nach Ihrem Gefühl Weisheit und Macht besitzt. Stellen Sie sich vor, die Zellen und Gene dieses Menschen seien auch Ihre und Ihre Kraft sei von der jenes anderen Menschen abgeleitet. Was nehmen Sie bei der Vorstellung dieser generationenübergreifenden Weisheit und Lebenskraft innerlich wahr?

12

Furcht, Angst und die Rüstung der Flucht

Angst ist eine der Furcht entspringende Schutzregung, unsere Fluchtreaktion. Sie gehört zum Menschsein einfach dazu und kann von Kindheit an durch alltägliche Auslöser aller Art auf den Plan gerufen werden – Angst vor Fremden, vor Trennung, vor Gewitter, vor Dunkelheit und Albträumen, Leistungs- oder Schulangst, Angst vor Ansteckungskeimen, vor Krankheit, vor Verletzungen, vor Zurückweisung in der Peergroup. Angstreaktionen sind nützlich, solange sie nicht chronisch werden und dann unser Leben behindern. Manche Leute geraten schon durch kleinste Veränderungen oder Schwierigkeiten ins Schleudern oder Trudeln.

Angst ist zunächst einfach eine natürliche Reaktion auf etwas Unbekanntes oder Überwältigendes. Alle menschlichen Regungen, auch Furcht und Angst, haben einen Sinn. Es handelt sich um die Alarmanlage des Körpers, und diese zu überhören oder abzuschalten, bringt überhaupt nichts. Die Mitteilungen wahrzunehmen und auf sie einzugehen, das ist es, was Sie weiterbringt.

Deshalb können Äußerungen wie »Jetzt beruhig dich doch erst einmal« auch frustrierend sein, wenn man in der Angst gefangen ist. Vielleicht zittern und schlottern Sie ja und versuchen mit aller Macht, damit aufzuhören. Dem Angstalarm dann Ruhe entgegenzusetzen, ist einfach nur ein Ausweichen, eine Form des

Weglaufens (die Menschen mit chronischem Fluchtdrang wirklich beherrschen). Wir scheinen zu glauben, dass wir dem Weckruf damit wirklich entkommen, doch in Wahrheit drücken wir nur die Schlummertaste, und das ist bekanntlich eine Scheinlösung. Ausweichen und Verarbeiten sind zweierlei. Wenn wir nur ausweichen, wird sich der Schwall von Überlebenshormonen trotzdem weiterhin bei jedem bisschen Stress ergießen.

Aus somatischer Perspektive haben Furcht und Angst durchaus einen Sinn, und wenn man den fühlt und diesen Regungen Raum und Zeit einräumt, werden sie von ganz alleine abgebaut. Oder anders gesagt: Das Zittern und Schlottern zeigt an, dass Ihr Körper das tut, was er braucht, um ein Zuviel an Stress abzubauen.

Frischgebackene Mütter erlebe ich in meiner Praxis häufig als besonders anfällig für Ängste. Der Hormonspiegel ist bereits in der Schwangerschaft erhöht und nach der Geburt treten noch einmal erhebliche Veränderungen ein. Nimmt man noch die schlaflosen Nächte und die unrealistischen Erwartungen der Erstgebärenden dazu – wer hätte da keine Angst? Ich weiß noch, wie schnell mein Nervensystem gleich nach der Geburt meines Sohns ein Niesen oder Husten als Gefahrensignal gedeutet hat. Im Laufe der Jahre habe ich eine Vielzahl von Müttern erlebt, die mich wegen ihrer Ängste um Unterstützung baten, obwohl sie schon mehrere Kinder hatten. Bei den meisten dieser Mütter waren die Ängste zwar schon beim ersten Kind aufgetreten, aber beiseitegeschoben worden. Doch sie blieben und mutierten zu einem Kreislauf von Befürchtungen und Sorgen.

ZIEL ERREICHT!

Das erste Kind meiner Klientin Tess hatte als Kleinkind ernste gesundheitliche Probleme. Das Kind erholte sich zwar, aber nach Tess' zweiter Geburt nahm die unbewältigte Angst ein solches Ausmaß an, dass chronische körperliche und psychische Erkrankungen auftraten, beispielsweise Arthritis und Agoraphobie. Aus Angst vor Erkrankungen der Kinder traute sie sich nicht mehr aus dem Haus, weder allein noch mit den Kindern. Deshalb war ich sehr froh, als ich nach ein paar Monaten unserer Zusammenarbeit diese Nachricht von ihr bekam:

> *Lieber Himmel, Britt, ich hab's geschafft gestern Abend. Ich bin allein zu Target [Einzelhandelskette] gegangen. Noch vor ein paar Monaten hätte ich das nicht für möglich gehalten. Es ging mir gesundheitlich so schlecht, ich dachte schon, ich würde nie wieder zu Target (oder in einen anderen großen Laden) gehen können. Jetzt sehe ich klar, dass meine Angst mich davon abgehalten hat. Ich bin dort in der Schwangerschaft mal ohnmächtig geworden und dachte, es könnte wieder passieren. In der Rückschau sind diese letzten beiden Jahre schon verrückt – zu sehen, wie sich das Festsitzen im Überlebensmodus auf alle Bereiche meines Lebens ausgewirkt hat. Die Gefühle schlagen hohe Wellen, ich bin so dankbar und so froh, dass ich das geschafft habe, und so voller Hoffnung. Langsam lege ich jetzt diese Zwangsjacke ab, in der ich gefangen war.*

Die folgende Aufstellung ist für Leute mit Flugangst. Sie können die Schritte in jeder anderen Angstsituation ebenfalls nutzen.

1. **Ressource:** Überlegen Sie vor dem Abflug oder sogar schon vor der Fahrt zum Flughafen, was Ihnen während des Flugs Halt und Sicherheit geben könnte. Wenn jemand mitfliegt, könnten

Sie Koregulation praktizieren und vielleicht die Hand halten oder über Ihre Gefühle sprechen, damit Körper und Nervensystem sich mitfühlend angenommen sehen können. Sollten Sie allein fliegen, gibt es vielleicht etwas – wie ein Bild auf Ihrem Handy oder eine Playlist –, das Trost und Rückhalt bietet. Wenn nichts dergleichen greifbar ist, können Sie sich vielleicht von der Sitzlehne gehalten fühlen oder in dieses wunderbare Gesicht des Babys schräg gegenüber blicken. Während Sie so Ihren Gegen-Strudel im Körper aufbauen, könnten Sie verfolgen, wie wohlig sich das anfühlt. Werden die Schultern leichter, der Atem tiefer, löst sich der Kiefer, fühlen Sie Ihr Gewicht im Sitz? Gehen Sie alle interozeptiven Anhaltspunkte oder SIBAM-Kanäle durch.

2. **Pendeln:** Wenden Sie Ihre Aufmerksamkeit langsam dem Unbehagen der Angst zu. Wie zeigt der Körper Ihnen seine Angst? Schwitzen Sie? Macht es Mühe zu atmen? Ringen Sie die Hände? Gibt es Abwehrspannung oder Enge in der Brust? Beobachten Sie interessiert die Aktivierung in Ihrem Körper und Nervensystem, wenn Sie in den Trauma-Strudel eintauchen. Sie lassen ihn einfach sein, wie er ist. Stufen Sie die Intensität der Angst auf einer Skala von eins bis zehn ein. Das Engegefühl im Hals könnte jetzt beispielsweise bei sieben liegen. Verfolgen Sie das interozeptive Erleben (Empfindung, Gefühl, Gemütsbewegung) und vermerken Sie die Intensität. Die SIBAM-Elemente können hier ebenfalls dienlich sein. Pendeln Sie zwischen Aktivierung und Ressource, wenn die Aktivierung zu stark wird.
3. **Somatischer Abschluss:** Die Aktivierung nimmt manchmal schon dadurch ab, dass Sie sich ihr zuwenden, und entlädt sich dann ganz. Falls das nicht geschieht und Sie für die Entladung Hilfe benötigen, können Sie Folgendes tun: Sollte es einen Impuls in Richtung Ausdruck geben, fragen Sie sich: »Was möchte mein Körper jetzt tun?« Da ich viel reise und

in anregender Umgebung leicht ängstlich werde, habe ich immer ein paar Mittel parat, um die aktivierte Angst zu entladen. Zuerst schüttle ich Arme und Hände aus, um die Angstreaktion der Flucht zu aktivieren. Ich schüttle die rechte Hand zehn bis fünfzehn Sekunden, dann den rechten Arm und schließlich die linke Hand und den linken Arm. Wenn der Körper unwillkürlich zittert, unterdrücken wir das nicht, sondern geben dem Impuls nach. Unser Körper möchte gerade den Stressreaktionszyklus abschließen/abrunden, um eine Entladung zu erreichen. Was ich in dieser Situation auch gern mache, ähnelt dem weiter oben beschriebenen Absenken der Fersen (»Heel Drops«). Ich stelle die Füße gegen den Druck der Beinmuskeln abwechselnd auf die Zehen und lasse anschließend die jeweilige Ferse auf den Boden absinken. Das hat etwas vom Bewegungsablauf beim Weglaufen. Und schließlich nutze ich auch gern die Armlehnen, die ich eine halbe Minute zusammendrücke, bis die Arme samt den Händen in voller Länge angespannt sind. Dann löse ich den Druck und überlasse mich der Entspannung. Wenn Ihr Körper einen kleinen Anstoß braucht und auch vertragen würde, sehen Sie sich im anschließenden Verzeichnis somatischer Instrumente nach etwas Passendem um.

4. **Entladung:** Auch wenn Sie ganz beim Erleben Ihres Köpers bleiben, wird es wohl zu einer Entladung von Überlebenshormonen kommen – Zittern, Kribbeln, Hitze, spontane tiefe Atemzüge, Muskelentspannung oder auch ein Gefühl von Weitung. Lassen Sie der Entladung ihren natürlichen Lauf, sie führt Sie zurück in den deaktivierten Zustand.
5. **Ressource:** Schwingen Sie jetzt zurück zu Ihrer Ressource, zurück in die Sicherheit Ihres Gegen-Strudels der Regulation. Versuchen Sie bei der Kontaktaufnahme mit Ihrer Ressource wieder alle inneren Veränderungen wahrzunehmen. Vielleicht

atmen Sie tiefer, lösen Muskeln und Gesichtsausdruck, fühlen sich in Körper und Sinnen anwesend und geerdet, vielleicht kommen angenehme Gefühle auf, Körpertemperatur und Herzschlag normalisieren sich. Werden Sie bei diesen Anzeichen der Regulation möglichst noch langsamer, um die Empfindungen zu vertiefen und auszukosten. Lassen Sie zuletzt einen Augenblick der Integration eintreten. Hat diese Erfahrung jetzt eine andere Bedeutung? Vielleicht denken Sie: »Ich bin stark. Ich bin es wert. Ich bin kompetent. Ich bin in Sicherheit.« Was tut sich bei dieser neuen Geschichte in Ihrem Körper und wie empfinden Sie das?

Somatische Instrumente zum Abbau von Angst und Ihrem Flucht-Panzer

Hier geht es darum, den Körper ganz und gar zu mobilisieren, insbesondere seine Schutzimpulse der Flucht, seine Kraft und Lebensenergie. Anzuwenden beim 3. Schritt (somatischer Abschluss), sofern es Ihren Körper nicht überfordert.

Übungen

- **Energetische Lösung:** Stellen Sie sich vor, dass Sie im Stehen einen schweren Gesteinsbrocken hoch über den Kopf heben und dann mit Wucht auf den Boden schmettern – Ausdruck der Energie von Adrenalin und Cortisol. Wenn Sie dazu körperlich in der Lage sind (ohne Felsbrocken natürlich), stehen Sie mit leicht gespreizten Beinen, die Hände über den Kopf erhoben, und lassen dann die Hände nach unten schnellen, als würden Sie wirklich mit voller Kraft einen schweren Stein zu Boden schleudern. Das können Sie eine Minute lang wiederholen.

- **Freie Bewegung:** Wenn Fluchtenergie vorhanden ist, fühlt man sich oft unruhig, kribbelig oder zappelig. Lauschen Sie auf die Bewegungsimpulse Ihres Körpers, und dann können Sie tanzen, sich strecken, spielen oder sich wälzen oder laufen, was es auch sei.
- **Fersen senken:** Stellen Sie sich auf die Zehenspitzen und lassen Sie sich dann kraftvoll auf die Fersen fallen, sodass es einen kleinen Aufprall gibt. Es ist eine schnelle Bewegung, die Sie eine Minute lang wiederholen, ungefähr einmal pro Sekunde.
- **Fersendruck:** Stemmen Sie im Sitzen abwechselnd die Fersen in den Fußboden, als wollten Sie ihn gewaltsam durchstoßen. Beobachten Sie, wie die Muskelspannung sich von den Füßen her das Bein hinauf fortsetzt. Beide Füße je eine Minute lang.
- **Fersen heben:** Beugen Sie sich im Sitzen vor, wie um aufzustehen. Heben Sie die Fersen (was die Wadenmuskeln einschaltet), als wollten Sie weggehen. Setzen Sie das für eine Minute fort. Wenn Sie eine Vertiefung der Übung vertragen, können Sie am Ende dreimal hintereinander kurz Luft holen, ohne zwischendurch auszuatmen. Das bringt Ihr Herz noch mehr in Schwung.
- **Stoßatem:** Atmen Sie eine Minute lang schnell ein und aus.
- **Gliederschütteln:** Schütteln Sie eine Hand und dann die andere, wie um Wasser abzuschütteln. Schütteln Sie dann einen ganzen Arm und anschließend den anderen. So können Sie auch mit den Füßen und Beinen verfahren.
- **Gliederstrecken:** Damit bringt Ihr Nervensystem Sie in sensomotorische Bewegungsbereitschaft. Das geschieht ganz spontan, wenn Sie morgens aufwachen und gähnen und diesem Streckimpuls nachgeben. Genehmigen Sie sich eine Ganzkörperstreckung bis in die Zehen und Fingerspitzen, gefolgt von wohliger Entspannung.
- **Seufzen:** Atmen Sie ein und holen Sie am Ende noch einmal zusätzlich Luft, um anschließend voll auszuatmen (das darf auch

ein hörbares Seufzen sein, da das die beruhigende Wirkung des Vagusnervs steigert). Bis zu eine Minute lang wiederholen.

- **Zwei-Stufen-Orientierung:** Sehen Sie sich nach dem nächstgelegenen Fluchtweg um, zunächst nur mit den Augen, während Sie das gesamte Blickfeld in sich aufnehmen. Jetzt wenden Sie sich dem Notausgang mit dem ganzen Körper zu.
- **Aufrichtung:** Machen Sie die Aufrichtungsübung von S. 283.
- **Laufhaltung einnehmen:** Das geht auch im Sitzen, wenn Sie sich vorbeugen und die Füße wie zum Start setzen.
- **Auf der Stelle laufen:** Laufen Sie für bis zu einer Minute auf der Stelle.

Visualisierungen

- **Sich losreißen:** Sehen Sie Ihre Füße als mit Wurzeln im Boden verankert, sodass Sie sich kaum bewegen können und an Flucht nicht zu denken wäre. Jetzt stellen Sie sich vor, Sie würden sich von diesen Wurzeln losreißen und könnten sich frei bewegen.
- **Starkes, schnelles Tier:** Sehen Sie sich als ein wachsames und jederzeit fluchtbereites Tier.

13

Depression, Burnout und die Rüstung des Abschaltens

Im dorsal-vagalen Abschaltzustand sind auch Depression und Burnout zu Hause. Wir ziehen uns ins Nichtvorhandensein, ins Nichtfühlen, in die Abkopplung von uns selbst und anderen und der Welt zurück. Die biologischen Abläufe sind in eine Art »Winterschlaf« übergegangen, weil alle Funktionsabläufe so weit wie möglich zurückgefahren werden. Erschöpfung und Dissoziation setzen sich durch, sie stellen uns ruhig und sorgen nur noch für die Erhaltung der Energie. Wenn man weiß, dass dieser Zustand am unteren Ende der Nervensystem-Leiter angesiedelt ist, dann ist auch klar, dass es für den Rückweg nach oben entscheidend auf Titration ankommt, wenn wir tatsächlich in die Sicherheit und Verbundenheit zurückfinden wollen.

Ich möchte aber wiederholen, dass dieses Aussteigen und Abschalten durchaus auch seinen Sinn hat und sogar notwendig ist, wenn die Last des Lebens einfach nicht mehr zu tragen ist. Ich erlebe immer wieder Klienten, die sich kritisieren oder sogar verurteilen, weil sie in dieser Verfassung sind, und in einer Welt, die ständige Produktivität, Hektik und Geschwindigkeit geradezu verherrlicht, ist leicht zu erkennen, wo derart hinderliche Überzeugungen herkommen. Aber ich möchte an eine wichtige Sache erinnern: *Ruhepausen sind produktiv.* In der Ruhe findet Wiederherstellung statt und dann ein Kräftesammeln für den Rückweg zum oberen Ende der Leiter. Wie schnell Sie dabei vorgehen, ist ebenfalls unglaublich wichtig. Wenn Sie sich bei chronischer Müdigkeit beispielsweise zeitweilig ganz gut und kräftig fühlen, müssen Sie von dieser Energie möglichst viel aufsparen und nicht alles verpulvern. Wenn Sie dann aus dem abgeschalteten Zustand herauskommen, gehen Sie Ihre lebensbejahenden Aktivitäten am besten langsam an, um nicht in alte Muster zurückzufallen, die Sie in die Erschöpfung treiben. Es ist ein Marathon, kein Sprint.

Luis war 68, als er zu mir kam, und litt schon einige Jahre an Depression, Vereinsamung und chronischer Müdigkeit. Über Jahrzehnte hatte er immer wieder Therapien gemacht und war zu dem Schluss gelangt, seine Beschwerden seien auf eine gescheiterte Beziehung in seinen Dreißigern und einen traumatischen finanziellen Verlust zehn Jahre später zurückzuführen. Bei unserer ersten Sitzung konnte ich spüren, dass er sein Leben hauptsächlich in seinem Kopf zubrachte und alles analysierte und durchspielte, aber völlig von seinem Fühlen abgekoppelt war, was ich angesichts seines Traumas gut verstehen konnte. Das Durchsprechen und Durchdenken kann eine Art Bewältigungsmechanismus sein, mit dem man sich schwierige Gefühle vom Leib hält.

Luis war äußerst aufgeweckt und gescheit und hatte mehr Bücher zum Thema Trauma gelesen als meine sämtlichen anderen Klienten. Womöglich wusste er damals sogar mehr über das Somatic Experiencing als ich. Wie sich später herausstellte, war sein Verstand sein Fluchtweg aus einer Kindheit, in der es die sichere Bindung, die er gebraucht hätte, einfach nicht gab, sodass er ihr Fehlen auch nicht bemerkte. Der Vater war nie da, und auch die Mutter sagte nie, dass sie ihn liebhabe. Er sagte sich zwar, dass er doch sicher geliebt sei, aber er *fühlte* es nicht und bekam es auch nie glaubhaft körperlich bekundet. Das Fehlen einer tieferen Verbindung erzeugte enorme Ängste – ein »Grauen«, wie er selbst es nannte –, die ihn in allen Beziehungen zu anderen Menschen begleiteten. Dieses hochaufgeladene Angst-Grauen manifestierte sich als schmerzhafter Knoten im Magen. Er sagte, dieser Knoten ziehe in zwei Richtungen – in der einen sei ein verzweifeltes Verlangen nach Verbundenheit und in der anderen lähmende Angst vor Verbundenheit. Der Schmerz trat immer dann auf, wenn er einmal aus seiner Dissoziation heraustrat und sich ins Fühlen vorwagte.

Ganz langsam zeichnete sich ein Bild ab, wobei ich Luis verständlich machte, dass seine Erschöpfung ein Spiegel seines Grauens war, denn sie entsprach der Energie, die er aufwenden musste, um das Grauen unter Verschluss zu halten und sich von ihm abzuspalten. Kein Wunder also, dass er so zugemacht hatte und so ausgelaugt war. Sein ganzer Organismus hatte all die Jahre schwer schuften müssen. Als ich ihm meine Gedanken mitteilte, wollte er näher auf das Grauen eingehen, um den Schmerz loszuwerden, aber ich klärte ihn darüber auf, dass wir uns zuvor mit der Dissoziation befassen mussten, denn solange er in seinem Körper nicht präsent sein konnte, waren ein somatischer Abschluss und ein sinnvoller Umgang mit Angst und Grauen nicht möglich.

Ein Entwicklungstrauma braucht ebenso wie ein Bindungstrauma Zeit und mitfühlende Zuwendung. In den ersten Sitzungen arbeiteten Luis und ich daran, ein sicheres Beziehungsumfeld zu schaffen, in dem er sich zunächst einmal gesehen, gehalten und unterstützt fühlen konnte. Als sich eine gesunde Koregulation einstellte und er ein wenig mehr in seinem Körper sein konnte, ergaben sich die nächsten Schritte mehr oder weniger von selbst. Luis taute auf und konnte zuvor verschüttete psychische Prägungen sichtbar werden lassen. Das gab uns Gelegenheit, uns mit Luis' jüngerem Ich zu befassen, und so konnten die Gefühle der Vergangenheit zugelassen, zum Ausdruck gebracht und auf wunderbar aufbauende Art neu betrachtet werden.

Jetzt möchte ich in der bereits vertrauten Reihenfolge erklären, wie man aus einem abgeschalteten Zustand beziehungsweise aus Depression, Burnout und Erschöpfung nach und nach wieder in den Körper zurückfindet.

1. **Ressource:** Wenn Sie ausgestiegen oder abgeschaltet sind, brauchen Sie etwas, das Sie in Ihren Körper oder Ihre Umgebung zurückholt und Sie dadurch in der Gegenwart erdet. Das können Orientierungsschritte über den Tastsinn oder über die anderen Sinne sein. Wenn Sie damit Ihren Gegen-Strudel in Gang setzen, verfolgen Sie, inwiefern das im Körper als angenehm empfunden wird. Fühlen sich beispielsweise die Schultern etwas lockerer an, wird der Atem tiefer, entspannt sich der Unterkiefer, haben Sie sich im Gefühl Ihres Gewichts auf der Sitzfläche eingerichtet? Gehen Sie langsam die interozeptiven Anhaltspunkte oder die SIBAM-Kanäle durch.
2. **Pendeln:** Wenden Sie Ihre Aufmerksamkeit von da aus behutsam allem Unbehagen im Körper zu und vergessen Sie nicht, bei diesem Schritt titriert vorzugehen, weil der Körper wirklich viel Raum und Zeit braucht, um aus seiner abgeschalteten Verfassung wieder herauszukommen. Sollte es zu einer Dissoziation vom Körper oder vom Bewusstsein kommen, müssen Sie im Auge behalten, was Sie weiterhin präsent sein lässt, während Sie zugleich das mit Dissoziation verbundene Gefühl des emotionalen Ausstiegs verfolgen (mehr dazu im nächsten Kapitel). Sie werden sich fragen, wie Sie den Vorgang der Dissoziation verfolgen sollen, wenn Sie nichts fühlen. Aber »taub« und »gefühllos« sind ja immer noch Gefühlsregungen. Vielleicht können Sie sogar nachvollziehen, welche Qualität das hat. Ist da in Ihnen etwas dunkel, verschwommen oder dunstig? Betrifft die Taubheit Ihre Füße, Beine oder den ganzen unteren Teil des Körpers? Fühlt sich das schwer, vereist oder luftig an? Dissoziation

ist ja einfach eine natürliche Reaktion auf etwas Überwältigendes. Sie tut Ihnen nichts und ist nicht zu fürchten. Noch einmal, Sie verfolgen hier einfach Ihr inneres Erleben und vermerken die Intensität. Die SIBAM-Elemente können hier ebenfalls hilfreich sein. Pendeln Sie von der Aktivierung in Ihre Ressource und zurück in die Aktivierung, bis es anfängt, Ihnen zu viel zu werden.

3. **Somatischer Abschluss:** Wenn Sie Ihren Körper auf erträgliche Weise im Trauma-Strudel des Abschaltens sein lassen können, halten Sie Ausschau nach Veränderungen oder Impulsen, die in Richtung körperliche Aktivität gehen – Ausdrucksverhalten, Bewegungen, Aktionen. Was sich von selbst einstellt, dem lassen Sie einfach in Ruhe seinen Lauf, bis es zum Abschluss kommt. Vergessen Sie dabei aber nicht, titriert vorzugehen. Natürliche Reaktionen können darin bestehen, dass Sie Ihre Tränen ungehindert fließen lassen, dass Sie dem Impuls, sich zu strecken, nachgeben, dass Ihnen auf einmal ein Ortswechsel vorschwebt oder dass Sie Ihre Wirbelsäule aufrichten wollen. Wenn Ihr Körper einen kleinen Anstoß braucht und auch vertragen würde, sehen Sie sich im anschließenden Verzeichnis somatischer Instrumente nach etwas Passendem um.
4. **Entladung:** Da Sie jetzt auf der Höhe Ihres körperlichen Erlebens sind und all das zum Ausdruck bringen, was Sie sich vielleicht immer schon gewünscht haben, kann es zu einer natürlichen Entladung von Überlebenshormonen kommen, die sich als Zittern, Kribbeln, Hitze, spontane tiefe Atemzüge, Muskelentspannung oder Weitung bemerkbar macht. Lassen Sie der Entladung ihren natürlichen Lauf, sie führt Sie zurück in den deaktivierten Zustand.
5. **Ressource:** Schwingen Sie jetzt zurück zu Ihrer Ressource, zurück in die Sicherheit Ihres Gegen-Strudels der Regulation. Versuchen Sie bei der Kontaktaufnahme mit Ihrer Ressource wieder alle inneren Veränderungen wahrzunehmen. Vielleicht

atmen Sie tiefer, lösen Muskeln und Gesichtsausdruck, fühlen sich in Körper und Sinnen anwesend und geerdet, vielleicht kommen angenehme Gefühle auf, Körpertemperatur und Herzschlag normalisieren sich. Werden Sie bei diesen Anzeichen der Regulation möglichst noch langsamer, um die Empfindungen zu vertiefen und auszukosten. Lassen Sie zuletzt einen Augenblick der Integration eintreten. Hat diese Erfahrung jetzt eine andere Bedeutung? Vielleicht denken Sie: »Ich bin stark. Ich bin es wert. Ich bin kompetent. Ich bin in Sicherheit.« Was tut sich bei dieser neuen Geschichte in Ihrem Körper und wie empfinden Sie das?

Somatische Instrumente zum Abbau von Depression und Burnout und Ihres Abschalt-Panzers

Hier geht es darum, in unseren Körper und den gegenwärtigen Augenblick zurückzufinden. Und darum, Ruhe einkehren zu lassen und ein Bewegungspotenzial aufzubauen, um auf der Nervensystem-Leiter aufzusteigen. Nutzen Sie das, was im 2. Schritt unter Pendeln vorgeschlagen wird, wenn es um mehr Präsenz oder unterstützende Maßnahmen geht, oder, falls Ihr Körper einen kleinen Anstoß verträgt, den 3. Schritt zum somatischen Abschluss.

Übungen

- **Akupunkturmatte:** Um das Tastempfinden und die propriozeptive Wahrnehmung zu nutzen, können Sie eine Akupunkturmatte anwenden. Berührung bringt Sie zurück in Ihren Körper, und das gilt auch für die Muskelkraft, die Sie beim Anwenden dieser Matte ausüben.

- **Ohrmassage:** Der Vagusnerv hat Verbindungen zu den Nerven in den Ohren. Eine Ohrmassage regt nicht nur die Ohrnerven an, sondern über diese Verbindung auch den Vagusnerv. Ziehen Sie die Ohren leicht vom Schädel weg: Leicht nach hinten ziehen und halten. Leicht nach außen ziehen und halten. Leicht hochziehen und halten. Zuletzt leicht abwärts ziehen und halten. Massieren Sie anschließend mit dem Zeigefinger die Stelle hinter dem unteren Teil des Ohrs, dann vor dem Ohr und zuletzt die Ohrmuschel außerhalb des Gehörgangs.
- **Butterfly Hug (Schmetterlingsumarmung):** Anregende beidseitige Übung. Kreuzen Sie die Arme über der Brust und klopfen Sie abwechselnd leicht mit den Händen die Schulterpartie in Schlüsselbeinnähe.
- **Ränder:** Betrachten Sie Ihren Körper als Ihr Behältnis. Klopfen Sie ganz leicht den gesamten Körper ab, um wahrzunehmen, wo Ihre Ränder sind. Lassen Sie sich auf dieses Gefühl ein, Ränder zu haben. Hier enden Sie und die Welt beginnt.
- **»Wo kann ich sein?«:** Wenn Sie auf Teile Ihres Körpers aufmerksam werden, die Ihnen wehtun oder dissoziiert sind, können Sie sich fragen, wo in Ihrem Körper Sie stattdessen sein könnten, vielleicht in Ihren Füßen oder Fingern, im Nacken und so weiter. Gehen Sie mit Ihrer Wahrnehmung dorthin.
- **Den Kopf umfangen:** Legen Sie die rechte Hand an die Stirn und die linke an der Schädelbasis in den Nacken. Üben Sie sanften Druck aus, während Sie tief atmen.
- **Fersendruck:** Siehe S. 291.
- **Muskelmassage:** Geben Sie sich selbst eine leichte Muskelmassage, um Ihr propriozeptives System munter zu machen, das die Empfindungen in Muskulatur, Gelenken und Haut verfolgt und dem Nervensystem darüber Mitteilung macht.
- **Der periphere Blick:** Die Beziehung, die Ihr Nervensystem zur Umgebung hat, entscheidet über die Ausrichtung Ihres

Blicks. Wenn Sie defensiv eingestellt sind, weiten sich die Pupillen, und der Blick nimmt einen relativ schmalen Ausschnitt wahr und sucht ihn nach möglichen Gefahren ab. Sind Sie dagegen auf Erkundung eingestellt, weiten sich die Pupillen, und das gesamte Blickfeld wird erfasst, sodass Sie mehr Eindrücke aus Ihrer Umgebung aufnehmen können. Strecken Sie beide Zeigefinger. Heben Sie die Arme vor sich bis auf Schulterhöhe und legen Sie die Zeigefinger seitlich, also parallel aneinander. Die Fingerspitzen weisen nach oben. Fixieren Sie den Blick ungefähr eine Minute auf die Finger und nehmen Sie möglichst alle Einzelheiten wahr. Jetzt lösen Sie die Finger voneinander und bewegen Sie die Arme, immer noch auf Schulterhöhe, langsam voneinander weg, ohne die Augen zu bewegen. Gehen Sie bis an die Ränder Ihres peripheren Blickfelds, das heißt, Sie sehen Ihre Hände und Finger weiterhin, ohne den Blick direkt auf sie zu richten. Lassen Sie die Hände sinken und erkunden Sie mit diesem peripheren Blick weiterhin den umgebenden Raum.

- **Schaukeln:** Hier geht um eine Form der bilateralen Anregung, die uns von früher Kindheit an Trost spendet. Schaukeln Sie sanft vor und zurück oder hin und her.
- **Selbstumarmung à la Somatic Experiencing:** Legen Sie die rechte Hand gleich unter der linken Achselhöhle an den Brustkorb. Fühlen Sie den Herzschlag unter Ihrer Hand. Legen Sie die linke Hand auf die rechte Schulter oder den rechten Arm, um sich behutsam zu halten und zu umarmen. Bleiben Sie dabei für ein, zwei Minuten, während Sie in Ihren Körper und Ihr Herz hineinatmen.
- **Dampfer:** Atmen Sie tief ein, um dann beim Ausatmen ein lang gezogenes tiefes »Wuuu« ertönen zu lassen wie ein Nebelhorn. Sie fühlen das Vibrieren dieses Lautes in der Brust und bis in den Bauch hinunter. Wiederholen Sie das für ein bis zwei Minuten.

Visualisierung

- **Eine schöne Erinnerung oder Vorstellung:** Rufen Sie eine angenehme Erinnerung in sich wach oder stellen Sie sich etwas vor, was schöne Empfindungen in Ihnen weckt. Bleiben Sie bei diesem Bild und verweilen Sie dann für jeweils eine Minute
  1. bei den begleitenden Empfindungen – Temperatur, Geräusche, Gerüche, Geschmackseindrücke und dergleichen,
  2. bei den bildhaften Eindrücken – Dinge, Farben, stoffliche Beschaffenheit, Muster, Leute, Gesichter und so weiter,
  3. bei den Gefühlen in Ihrem Körper, bei denen es sich um Emotionen oder um etwas Gespürtes handeln kann – Freude, Offenheit, Liebe, Weitung, Frieden, Entspannung und so weiter,
  4. und bei den Gedanken oder den Geschichten, die Sie sich in diesem Augenblick oder zu dieser Erinnerung erzählen – »Das Leben ist schön«, »Eben jetzt bin ich in Sicherheit« und dergleichen.

14

Dissoziation und die Rüstung der Erstarrung

Wie bereits im vorigen Kapitel angemerkt, ist Dissoziation ein Gefühl, wenn auch ein Gefühl von Betäubung und Nichts. Was wir in diesem Buch funktionelle Erstarrung nennen, ist ein Mischzustand aus Abschalten und Flucht, man könnte auch sagen, dass wir wie auf Automatik geschaltet sind. Es ist Energie vorhanden, um die Dinge irgendwie abzuwickeln, aber der abgeschaltete Zustand zieht uns in die Unterdrückung unserer Gefühlsregungen. Wir funktionieren nur irgendwie und bewältigen unseren Alltag, aber wir fühlen wenig oder gar nichts dabei.

Viele Eltern, die zu Hause bei den Kindern bleiben, während der Partner zur Arbeit geht, fühlen sich als Gefangene der endlosen Pflichten, die zur Versorgung der Kleinen zu erfüllen sind. Hinzu kommen der Schlafmangel, der oft schwere Müdigkeit zur Folge hat, und die Verrichtungen im Haushalt, die Einkäufe und so weiter. Man kann sich hier nicht ausklinken, weder durch Weglaufen noch durch Aussteigen oder Abschalten, schließlich muss man sich um die Kinder kümmern, die auf einen angewiesen sind. In dieser Lage sitzen Eltern zwischen allen Stühlen und denken wahrscheinlich: »Eine Pause wär' schön, geht aber nicht.« So sieht die Realität im Zustand der Erstarrung aus, wenn wir zwar vorhanden, aber nicht wirklich da sind.

Julie war alleinerziehende Mutter und vom Dauerstress des Mutterseins überfordert. Mit drei Kindern im schulpflichtigen Alter ging alle Zeit für die Planung von deren Events drauf, für den Hol- und Bringdienst und das Kochen – und dabei arbeitete sie auch noch in Teilzeit, um die prekäre Finanzlage etwas zu entspannen. Nachvollziehbarerweise nahm sie das Leben ganz schön in Anspruch. Mir war klar, dass sie in dissoziierter Verfassung war, wenn sie zu unseren Sitzungen kam und ohne jeglichen Gefühlsausdruck erzählte, alles laufe »bestens« und es gehe ihr »richtig gut«. Wir wussten beide, dass das nicht stimmte. Äußerlich wirkte sie bei allem Druck, dem sie ausgesetzt war, ruhig, aber innerlich ging es drunter und drüber. So wie ich bei Luis zuerst die Abschaltreaktion bearbeitete, bevor wir zu seiner Angst kamen, widmete ich mich bei Julie zunächst ihrer funktionellen Erstarrung. In dem Wissen, dass diese Seite von Julies Persönlichkeit erst einmal auftauen musste, ließen wir uns in den Sitzungen Zeit für ihre abgeschaltete Verfassung und Dissoziation, bevor wir zum mobilisierenden Teil übergingen. Immer wenn wir es mit Mischzuständen zu tun haben, fangen wir mit dem Teil an, der besonders langsam ist.

Wir spielen jetzt beispielhaft durch, wie das Vorgehen bei Menschen aussehen kann, die durch Elternpflichten oder andere Belastungen einem Stress ausgesetzt sind, bei dem kein Ende in Sicht ist.

1. **Ressource:** Bei Dissoziation ist es gut, sich an etwas zu halten, was einen in die Gegenwart zurückholt, entweder in den Körper oder in das Umfeld. Sie können sich beispielsweise fragen, woran Sie erkennen, dass Sie jetzt hier sind. Da könnten Sie vermerken, wie fest Sie auf Ihrem Stuhl sitzen, wie die Füße auf dem Boden stehen, wie die Brust sich bei jedem Atemzug hebt und senkt. Oder Sie wenden sich Ihren Sinnen zu: Richten Sie sich auf etwas Angenehmes aus, das Sie mit Ihren Sinnen – sehen, fühlen, hören, riechen, schmecken – wahrnehmen kön-

nen. Nehmen Sie das wohlige Gefühl bei dieser Wahrnehmung als Ihre Ressource und gleichzeitig als den Beginn Ihres Gegen-Strudels. Weicht die Spannung aus Ihren Schultern, werden Ihre Atemzüge tiefer, lockert sich der Unterkiefer, nehmen Sie Ihr Gewicht auf der Stuhlfläche als etwas Stabilisierendes wahr? Gehen Sie in Ruhe Ihre interozeptiven Anhaltspunkte oder die SIBAM-Kanäle durch.

2. **Pendeln:** Wenn Sie zum Pendeln übergehen, müssen Sie einen Zeh in die Dissoziation tauchen und mit dem anderen Fuß im Hier und Jetzt bleiben. Fragen Sie sich also beispielsweise, ob es in Ihrem Körper eine Stelle gibt, die sich präsenter anfühlt. Vielleicht ist es das Gefühl Ihres Rückens an der Stuhllehne. Wenn Sie dieses Gestütztsein im Rücken fühlen, können Sie dann die Stelle, die sich dissoziiert oder taub anfühlt, in diese Wahrnehmung einbeziehen? Können Sie dann aus dieser Verankerung heraus diese Taubheit näher betrachten? Wie empfinden Sie sie? Wie ließe sie sich beschreiben? Oft heißt es dann, da sei etwas Nebulöses, Leeres oder Schweres. Es sehe aus wie ein schwebender Ballon oder habe eine Farbe (in der Regel Weiß). Auch hier gehen Sie dem interozeptiven Erleben nach (Empfindung, Gefühl, Emotion) und vermerken die Intensität. Auch die SIBAM-Elemente sind hier eine Hilfe. Pendeln Sie zwischen Aktivierung und Ressource hin und her, wenn Ihnen die Aktivierung zu viel wird.
3. **Somatischer Abschluss:** Vom Trauma-Strudel der Dissoziation aus gibt es ein paar Dinge, für die Sie sich interessieren könnten, zum Beispiel, wie Sie wieder in Ihren Körper kommen und da dann auch wirklich präsent sind oder wie Sie etwas an Mobilisierung und natürlichen Impulsen anbahnen können. Vielleicht können Sie für den Einstieg einfach Bewegungen Ihrer Gliedmaßen visualisieren. Wenn die Füße taub sind, können Sie dann in der Vorstellung den rechten Fuß bewegen,

ohne ihn tatsächlich zu bewegen? Oder Gas geben? Wenn das möglich ist, wie geht es dann weiter? Gibt es Ansätze zu kleinen Bewegungen, zu Muskelspiel? Und jetzt sehen Sie zu, ob Sie den Fuß ein wenig so wie beim Autofahren bewegen können. Wenn es um Dissoziation geht, müssen Sie bei diesem Schritt besonders sorgfältig titrieren. Gehen Sie langsam vor, damit sich die Dinge organisch zusammenfügen. Visualisieren Sie die Bewegung, bevor Sie sie ausführen. Wenn Ihr Körper einen kleinen Anstoß braucht und auch vertragen würde, sehen Sie sich im anschließenden Verzeichnis somatischer Instrumente nach etwas Passendem um.

4. **Entladung:** Da Sie jetzt auf der Höhe Ihres körperlichen Erlebens sind und all das zum Ausdruck bringen, was Sie sich vielleicht immer schon gewünscht haben, kann es zu einer natürlichen Entladung von Überlebenshormonen kommen, die sich als Zittern, Kribbeln, Hitze, spontane tiefe Atemzüge, Muskelentspannung oder Weitung bemerkbar macht. Lassen Sie der Entladung ihren natürlichen Lauf, sie führt Sie zurück in den deaktivierten Zustand.
5. **Ressource:** Schwingen Sie jetzt zurück zu Ihrer Ressource, zurück in die Sicherheit Ihres Gegen-Strudels der Regulation. Versuchen Sie bei der Kontaktaufnahme mit Ihrer Ressource wieder alle inneren Veränderungen wahrzunehmen. Vielleicht atmen Sie tiefer, lösen Muskeln und Gesichtsausdruck, fühlen sich in Körper und Sinnen anwesend und geerdet, vielleicht kommen angenehme Gefühle auf, Körpertemperatur und Herzschlag normalisieren sich. Werden Sie bei diesen Anzeichen der Regulation möglichst noch langsamer, um die Empfindungen zu vertiefen und auszukosten. Lassen Sie zuletzt einen Augenblick der Integration eintreten. Hat diese Erfahrung jetzt eine andere Bedeutung? Vielleicht denken Sie: »Ich bin stark. Ich bin es wert. Ich bin kompetent. Ich bin in Sicher-

heit.« Was tut sich bei dieser neuen Geschichte in Ihrem Körper und wie empfinden Sie das?

Somatische Instrumente zum Abbau von Dissoziation und Ihres Panzers der funktionellen Erstarrung

Hier geht es darum, in Ihren Körper und den gegenwärtigen Augenblick zurückzukehren, um aus der Ruhe in eine leichte Mobilisierung zu gelangen und die Nervensystem-Leiter zu erklimmen. Halten Sie sich an den 2. Schritt des Pendelns, um präsenter zu sein, oder an den 3. Schritt des somatischen Abschlusses, wenn Ihr Organismus einen kleinen Anstoß vertragen würde.

Übungen

- **Ohrmassage:** Siehe S. 299
- **Die Taubheit aufspüren:** Taubheit ist wie bereits gesagt ein Gefühl; Sie fühlen etwas Taubes, und deshalb ist es möglich anzugeben, wo es beginnt und endet. Stellen Sie erst einmal fest, wo Sie die Taubheit empfinden, und dann können Sie Ihre Grenzen abtasten und herausfinden, wo die Taubheit an die Empfindung von Präsenz im Körper grenzt. Wie erleben Sie diese Grenze, die ja besagt, dass Sie nicht ganz und gar taub sind? Können Sie die beiden Zustände mit zwei Farben assoziieren, und können Sie sich vorstellen, dass die Präsenz der einen Seite in die Taubheit der anderen einfließt?
- **Kippeln:** Diese Übung stärkt Ihren Gleichgewichtssinn und das Gefühl für Ihr Schwerkraftzentrum, die beide im ständigen Austausch mit Ihrem Nervensystem sind. Setzen Sie sich auf einen Stuhl und heben Sie dessen Vorderbeine leicht an, indem Sie mit

den Händen oder Füßen ein wenig nachhelfen. Die vorderen Stuhlbeine können sich 15 bis 20 Zentimeter vom Boden abheben, aber lehnen Sie sich nicht so weit zurück, dass Ihre Stabilität gefährdet ist. Jetzt senken Sie den Stuhl wieder ab, bis Ihr Körper vom Boden aufgefangen wird und Sie das Aufstoßen der Stuhlbeine unter sich fühlen. Machen Sie das langsam bis zu fünf Mal. Fühlen Sie sich jetzt gewichtiger, stabiler, geerdeter?

- **Koregulation:** Verbringen Sie einige Zeit in Verbundenheit mit einem anderen Menschen oder mit einem Tier.
- **Freie Bewegung:** Siehe S. 291.
- **Warme Hände:** Reiben Sie sich die Hände, bis die Reibung Wärme erzeugt. Drücken Sie und massieren Sie sich mit den angewärmten Händen behutsam die Gliedmaßen.
- **Gliederschütteln:** Siehe S. 291.
- **Sensorische Übung:** Richten Sie Ihre bewusste Wahrnehmung auf fünf sichtbare Dinge, vier tastbare Dinge, drei hörbare Dinge, zwei Dinge, die man riechen kann, und eins, das man schmecken kann.
- **Umgebungswechsel:** Gehen Sie nach draußen oder in ein anderes Zimmer mit der Absicht, danach wieder mit Ihrer jetzigen Umgebung in Kontakt zu treten.
- **Aufrichtung:** Siehe S. 283.
- **»Wechselbad«:** Ein Wechsel von warm und kalt bringt Sie in die Gegenwart Ihres Körpers zurück. Sie können sich beispielsweise für ein oder zwei Minuten vor einen offenen Kühl- oder Tiefkühlschrank stellen, sich kaltes Wasser über die Hände laufen lassen oder ins Gesicht spritzen, Tiefkühl-Lebensmittel in der Hand halten, sich einen kalten Waschlappen aufs Gesicht legen (was den Vagusnerv anregt), vor die Tür gehen, wenn dort eine andere Temperatur herrscht, die Sonne auf der Haut spüren, eine Heizdecke oder ein Heizkissen verwenden oder eine warme Tasse Tee oder Kaffee in der Hand halten. (Bei fehlreguliertem

Nervensystem empfehle ich keine kalten Tauchbäder oder Duschen. Mit Kältereizen möchte man die Bewusstheit und Produktivität steigern, und das ist über die vermehrte Ausschüttung von Stresshormonen möglich, aber für ein bereits überfordertes Nervensystem kann das schnell zu viel werden und Ihr Nervensystem noch tiefer in die Abschaltung treiben.)

- **Gleichgewichtssinn:** Ihr Nervensystem steht in ständigem Austausch mit Ihrem Gleichgewichtsorgan, das genau verfolgt, wie Ihr Körper sein Gewicht balanciert. Am Beginn der Übung stehen Sie aufrecht, die Füße etwa schulterbreit auseinander. Beugen Sie die Knie leicht und schieben Sie das Becken ein wenig vor, während Sie die Verteilung des Körpergewichts über die Fußsohlen regulieren und mal mehr auf den Zehen und mal mehr auf den Fersen stehen. Wenn Sie das eine Minute gemacht haben, achten Sie darauf, wie es sich anfühlt, wenn Ihr Schwerkraftzentrum etwas nach vorn oder hinten oder zur einen oder zur anderen Seite zieht. Dabei pendeln Sie durch die Quadranten Ihres persönlichen Raums. Lassen Sie die Füße, wo sie stehen, und beginnen Sie mit leichter Gewichtsverlagerung in jede der vier genannten Richtungen. Wie fühlt es sich an, in Ihrem Körper mit seinem Gewicht und in Ihrem Schwerkraftzentrum ausbalanciert zu sein?
- **Dampfer:** Siehe S.308.

Visualisierung

Auftauen: Stellen Sie sich in den Körperzonen, die sich gefroren oder taub anfühlen, Tauwetter vor. Sie können sich beispielsweise vorstellen, dass Ihnen warmes Wasser über die pelzigen oder dissoziierten Füße rinnt und wie Sie dann Zeh für Zeh auftauen und der Tauprozess sich nach oben weiter fortsetzt. Sie können in Ihrer Imagination auch jede andere Wärmequelle nutzen, am Feuer, vor einer Wärmelampe, unter einem Föhn und so weiter.

15 Nachgiebigkeit und die Rüstung des Beschwichtigens

Das Beschwichtigen ist ein Mischzustand aus Abschalten/Zumachen und Flucht, in dem unsere mobilisierende Energie in Richtung Weglaufen und Ausweichen geht, meist aus Angst vor Zurückweisung oder Kränkung. Daneben besteht ein Impuls zum Bewegungsstillstand, in dem wir dazu neigen, uns abzukapseln und unsere Vitalität und gesunde Aggression oder auch Wahrheit unter Verschluss zu halten. Wir bestehen nicht auf unseren Grenzen, um nur ja nicht anzuecken.

Das Beschwichtigen zeigt sich häufig am Arbeitsplatz mit seiner bereits vorgegebenen Macht-Dynamik. Vielleicht wollen Sie Ihren Chef nicht verärgern und übernehmen vorsichtshalber jede Aufgabe, die Ihnen zugewiesen wird. Sie zeigen sich willfährig und ersuchen auch dann nicht um Gehaltserhöhung, wenn es längst fällig wäre. Sie meiden Konflikte und setzen lieber keine Grenzen und so weiter. Ich habe bei meinen Klienten alle diese Beispiele erlebt – denn natürlich haben sie die Sorge, sie könnten eine Kündigung bekommen oder auf der Karriereleiter abwärts steigen, wenn sie sich auf ihre Kraft und gesunde Aggression besinnen.

Der folgende Durchgang durch die bekannten fünf Punkte richtet sich vor allem an Menschen, die im privaten und beruflichen Umfeld darauf bedacht sind, zu beschwichtigen.

1. **Ressource:** Sie sollten an Ihrem Schreibtisch beziehungsweise Arbeitsplatz immer etwas bereithalten, was Sie schnell zur Hand nehmen und für Ihre Orientierung einsetzen können (wie meine Steine aus dem Glacier-Nationalpark, die ich immer im Stifthalter auf meinem Schreibtisch habe). Dazu taugt jedes Objekt, das Ihnen ein Gefühl von Halt und Unterstützung gibt, beispielsweise etwas von Ihrem Kind Gebasteltes, ein kleines Foto oder eine Kerze. Wenn Sie zu einer Besprechung gerufen werden und keinen anfassbaren Gegenstand haben, kann es dienlich sein, sich zu orientieren: Richten Sie Ihren Blick auf etwas, dessen Anblick angenehm oder zumindest neutral ist. Wenn Sie etwas gefunden haben, setzt der Aufbau Ihres Gegen-Strudels ein, und Sie können innerlich verfolgen, wie das auf Ihren Körper wirkt, etwa indem Sie zur Ruhe kommen, tiefer atmen, eher im Hier und Jetzt sind und so weiter. Wenn Sie das Ganze anhand der SIBAM-Elemente verfolgen, kann sich die Wirkung Ihres Hilfsmittels noch verstärken.
2. **Pendeln:** Was nehmen Sie beim Pendeln in Richtung Trauma-Strudel oder Unbehagen in Ihrem Körper wahr? Bei einer Neigung zum Beschwichtigen können vor allem Befürchtungen und Ängste auftreten, die uns in die Vermeidungshaltung oder ins Abschalten schicken. Dazu kommt der unterdrückte Ärger beziehungsweise die gesunde Aggression, mit der wir sagen könnten, was wir wirklich sagen möchten. Nehmen Sie wahr, was auf der interozeptiven Ebene (Empfindung, Gefühl, Gemütsbewegung) vor sich geht, und vermerken Sie, mit welcher Stärke. Die SIBAM-Elemente können hier unterstützend hinzugezogen werden. Wenn Ihnen die Aktivierung zu viel wird, können Sie zwischen Aktivierung und Ressource pendeln.
3. **Somatischer Abschluss:** Wenn Sie Ihren Körper auf erträgliche Weise im Trauma-Strudel des Beschwichtigens sein las-

sen können, halten Sie Ausschau nach Veränderungen oder Impulsen, die in Richtung körperliche Aktivität gehen – Ausdrucksverhalten, Bewegungen, Aktionen. Was sich von selbst einstellt, dem lassen Sie einfach in Ruhe seinen Lauf, bis es zum Abschluss kommt. Sie lassen die Hitze also einfach aufsteigen, Sie ballen die Fäuste, stehen auf, setzen eine streitbare Miene auf, weiten die Brust, ziehen eine Grenze, sagen Nein oder was es auch sei. Aber reagieren Sie gemäßigt, titriert. Wenn Ihr Körper einen kleinen Anstoß braucht und auch vertragen würde, sehen Sie sich im anschließenden Verzeichnis somatischer Instrumente nach etwas Passendem um.

4. **Entladung:** Da Sie jetzt auf der Höhe Ihres körperlichen Erlebens sind und all das zum Ausdruck bringen, was Sie sich vielleicht immer schon gewünscht haben, kann es zu einer natürlichen Entladung von Überlebenshormonen kommen, die sich als Zittern, Kribbeln, Hitze, spontane tiefe Atemzüge, Muskelentspannung oder Weitung bemerkbar macht. Lassen Sie der Entladung ihren natürlichen Lauf, sie führt Sie zurück in den deaktivierten Zustand.
5. **Ressource:** Schwingen Sie jetzt zurück zu Ihrer Ressource, zurück in die Sicherheit Ihres Gegen-Strudels der Regulation. Versuchen Sie bei der Kontaktaufnahme mit Ihrer Ressource wieder alle inneren Veränderungen wahrzunehmen. Vielleicht atmen Sie tiefer, lösen Muskeln und Gesichtsausdruck, fühlen sich in Körper und Sinnen anwesend und geerdet, vielleicht kommen angenehme Gefühle auf, Körpertemperatur und Herzschlag normalisieren sich. Werden Sie bei diesen Anzeichen der Regulation möglichst noch langsamer, um die Empfindungen zu vertiefen und auszukosten. Lassen Sie zuletzt einen Augenblick der Integration eintreten. Hat diese Erfahrung jetzt eine andere Bedeutung? Vielleicht denken Sie: »Ich bin stark. Ich bin es wert. Ich bin kompetent. Ich bin in Sicher-

heit.« Was tut sich bei dieser neuen Geschichte in Ihrem Körper und wie empfinden Sie das?

Somatische Instrumente zum Abbau von Nachgiebigkeit und Ihres Beschwichtigungspanzers

Hier geht es darum, in Ihrem Körper vor allem die Verteidigungsimpulse zu aktivieren und zu mobilisieren, die Kraft gesunder Aggression und Lebensenergie, die bisher nicht zum Zuge kommen konnten. Gegen das Beschwichtigen hilft eine gesunde Kampfbereitschaft. Wir setzen Grenzen, treten für unsere Interessen ein und finden in unsere Kraft zurück. Es handelt sich also um die Instrumente, die auch in Kapitel 11 zum Thema Zorn und Kampfrüstung beschrieben werden.

16

Hilfsmittel bei häufigen Gesundheitsstörungen und alltäglichen Triggern

Dieses Kapitel befasst sich mit einer Reihe von verbreiteten Gesundheitsstörungen und Aktivierungssituationen des Alltags und beschreibt, wie man hier mit geeigneten Ressourcen und den fünf Schritten des Somatic Experiencing weiterkommt. Natürlich ist jedes Nervensystem einzigartig, und es geht einfach um Anregungen, mit denen Sie experimentieren können, um zu sehen, ob sie Ihnen etwas bringen.

Wie gesagt, ein Trauma hat man schnell, und die Genesung kann dauern, aber je eifriger Sie diese Instrumente anwenden, desto eher wird mit der Zeit die Widerstandskraft Ihres Nervensystems zunehmen. Je weiter Sie Ihren Gegen-Strudel mit geeigneten Hilfsmitteln aufbauen, desto wichtiger wird es auch, innerlich immer wieder Bilanz zu ziehen, um sich zu fragen, wie eine Ressource in Ihrem Körper ankommt. Haben Sie beispielsweise das Gefühl, dass sich etwas beruhigt, Sie tiefer atmen oder Sie mehr im gegenwärtigen Augenblick sind? Sie können zur Verstärkung der Ressource auch die SIBAM-Kanäle nutzen.

Aufmerksamkeitsdefizit-/ Hyperaktivitäts-Störung (ADHS)

Um bei ADHS etwas zu unternehmen, muss man zunächst aus dem wirbelnden Bewusstseinsgewölk herausfinden und sich in die aktuelle Umwelt versetzen.

Um das Tempo zu drosseln und somit Ihrem Organismus in den Gegen-Strudel zu verhelfen, nehmen Sie Ihre Umgebung erst einmal nur über einen Sinneskanal wahr. Sie sehen, hören, riechen, schmecken oder berühren also etwas. Können Sie sich in der Ausrichtung auf diesen Sinneskanal noch mehr auf ein bestimmtes Beispiel konzentrieren? Können Sie sich also, wenn Sie sich mit den Augen orientieren, auf etwas Bestimmtes ausrichten, statt einfach nur so im Raum herumzuschweben? Fassen Sie also diesen visuellen Gegenstand in den Blick und nehmen Sie ihn in allen Einzelheiten wahr. Können Sie seine Textur, seine kleinen Fehler, seine Farbmuster, Linien, Schatten und den Lichteinfall wahrnehmen? Wenn Sie Ihren Sinnen Zeit geben, damit sie sich auf eine Sache fokussieren können, hilft das Ihrem hyperaktiven Geist.

Momentaner Ärger

Ärger ist eine energiereiche Mobilisierungsreaktion, die uns buchstäblich aufbringt – wir gehen in die Luft, vor allem, wenn der Ärger plötzlich einsetzt. Es hat etwas von einer außerkörperlichen Erfahrung.

Um sich erst einmal zu erden, bevor Sie sich behutsam mit Ihrem Ärger auseinandersetzen, spüren Sie zunächst Ihre Füße auf dem Boden. Fühlen Sie Ihr Gewicht auf den Fußsohlen, verlagern Sie es langsam von einer Seite zur anderen, was Ihr Gleichgewichtsorgan einschaltet, und beobachten Sie, wie die großen Muskeln Ihrer Beine ein Zusammenspiel von Anspannen und Loslassen leisten. Wie fühlt es sich an, so geerdet und in diesem Moment präsent zu sein? Durch diese räumliche Verortung finden Sie einen noch besseren Stand in Ihrem Gegen-Strudel.

Menschenmengen

Wenn viele Menschen zusammenkommen, sind Ihr Körper und die Sinne vermehrt Reizen ausgesetzt. In diesem wild bewegten Meer von Menschen kann einem der Geräuschpegel leicht zu viel werden.

In dieser Situation kann Ihnen die Ausrichtung auf vielleicht ebenfalls vorhandene angenehme Laute als Ressource dienen. Vielleicht ist da jemand mit einer angenehmen und beruhigenden Stimme, auf die Sie lauschen können, um dabei der Melodie der Worte zu folgen. Vielleicht ist auch im Hintergrund leise Musik zu hören, zu der Sie sich ein wenig wiegen möchten.

Auf Arbeit

Ich kann Ihnen nur raten, sich an Ihrer Arbeitsstelle irgendeinen neutralen Ort oder sicheren Hafen zu suchen. Er sollte etwas Erleichterndes, Geborgenes und Tröstendes haben. Das kann Ihr Büro sein oder ein bestimmter Raum im Gebäude oder eine Bank vor dem Gebäude, ein bestimmter Stuhl, vielleicht sogar Ihr draußen geparkter Wagen. Wenn der Stress zu groß wird, können Sie an dieser Stelle ein wenig auftanken und sich neu ausrichten?

Chronischer Schmerz

Schmerz nimmt zu, wenn wir ihm Aufmerksamkeit schenken, vor allem wenn wir ihn fürchten und uns ihm widersetzen. Um Ihrem Körper glaubhaft zu versichern, dass er mit Schmerz genauso leben kann wie mit Leichtigkeit und Behagen, sollten Sie sich erst einmal fragen, wo in Ihrem Körper es gerade erträglicher ist. Bei sehr ausgedehnten Körperschmerzen sind das vielleicht zunächst einmal nur die Finger, Zehen oder auch das Gesicht. Erfassen Sie diesen Teil Ihres Körpers mit Ihrem Bewusstsein und beobachten Sie, was Sie an dieser bestimmten Stelle empfinden. Vielleicht berühren oder drücken Sie sie, um sich diese Wahrnehmung zu erleichtern. Sie könnten beispielsweise die Fingerspitzen leicht gegeneinanderklopfen oder auch drücken.

Warten

Manchmal geht etwas nicht weiter und wir können nichts daran ändern. Das kann uns körperlich so zusetzen, dass Angst und Frust überhandnehmen.

In dieser Situation können wir unser Nervensystem vielleicht ein wenig entlasten und in Richtung Gegen-Strudel pendeln lassen. Als Ressource kann dabei eine Achtsamkeitsübung dienen, bei der Sie Ihre Wahrnehmung zuerst auf fünf sichtbare Dinge, dann auf vier berührbare Dinge, dann auf drei hörbare Dinge, zwei riechbare Dinge und zuletzt ein schmeckbares Ding ausrichten.

Verdauungsstörungen

Unser Nervensystem steht in Wechselbeziehung mit dem Verdauungssystem. Stimmt mit der Verdauung etwas nicht, wirkt sich das auf das Nervensystem aus und umgekehrt. In der Kampf-Flucht-Reaktion beispielsweise wird die Verdauung praktisch unterbrochen, weil das Blut von den Eingeweiden weg in die Bewegungsmuskulatur gelenkt wird, um Kampf- und Fluchtbereitschaft herzustellen. Grundsätzlich neigt der Körper bei Aktivierung zum Energiesparen, weil er das Überleben an die oberste Stelle setzt.

Durch Spannungsabbau im Körper können Sie etwas für Ihre Verdauung tun. Versuchen Sie Stellen im Körper zu finden, auf die Sie sich relativ mühelos konzentrieren können, vielleicht die Füße. Gehen Sie mit der Aufmerksamkeit in die Füße, die Sie jetzt von den Fußgelenken bis in die Zehen strecken – ähnlich der spontanen Körperstreckung nach dem Aufwachen. Fühlen Sie die anschließende Entspannung in Füßen und Beinen und achten Sie auf die Qualität dieser Empfindungen. So demonstrieren Sie Ihrem Körper und Nervensystem, dass Sie nicht in Spannung und Kontraktion verharren müssen, sondern sich lösen und lockern können.

Gefühl der Bedrohung durch Fremde

Stellen Sie sich ein schützendes Kraftfeld um sich herum vor, das viel Abstand bietet und unüberwindbar ist. Oder stellen Sie sich einen Beschützer zwischen sich und dem Fremden vor.

Wenn Sie sich nicht auskennen

In einer vollkommen fremden Umgebung können Sie sich zur Beruhigung an etwas Vertrautes halten.

Rufen Sie jemanden an, den Sie kennen, sehen Sie sich Fotos auf Ihrem Handy an oder lauschen Sie vertrauten Songs. Rufen Sie schöne Erinnerungen wach oder suchen Sie Halt in der vertrauten Umgebung Ihres Wagens.

Straßenverkehr und öffentliche Verkehrsmittel

In diesen Situationen bietet der Tastsinn einem überforderten oder überreizten Nervensystem am ehesten Halt. Wenn während der Fahrt im Auto oder in einem öffentlichen Verkehrsmittel Stress aufkommt, konzentrieren Sie sich am besten auf ein einzelnes Objekt wie beispielsweise das Lenkrad Ihres Wagens. Tasten Sie seine Beschaffenheit und Temperatur, die Rillen, Furchen oder Falze, die Bedientasten und Knöpfe und die Festigkeit des Materials. In Bus oder Bahn können Sie sich an Ihre Tasche, die Glieder Ihrer Halskette oder den Stoff Ihrer Kleidung halten.

Schlaflosigkeit

Wenn Ihr Nervensystem auf Flucht eingestellt ist, möchte es nicht unbedingt ausruhen und verdauen.

Sehr gut wirkt es in solchen Fällen, wenn Sie Körperpartien nacheinander anspannen und wieder loslassen, etwa wenn Sie im Bett auf dem Rücken liegen. Sie können von Kopf bis Fuß vorgehen und Hals, Schultern, Brust, Arme, Hände, Finger, Bauch, Gesäß, Oberschenkel, Unterschenkel, Füße und Zehen leicht strecken und anspannen. Genießen Sie die Lösung und Entspannung, sie führt Sie immer weiter in den Gegen-Strudel. Zur Vertiefung der Wirkung können Sie sich vorstellen, wie der Körper bei jeder Bewegung mit dem Bett verschmilzt.

Medizintrauma

Vielleicht waren sie schon einmal so schwer krank, dass Sie ins Krankenhaus mussten, oder haben liebe Menschen durch plötzliche Krankheiten verloren, oder Ihr Kind hatte eine heftige Erkrankung. Für solche Fälle gibt es im Somatic Experiencing eine Technik, die T-Modell genannt wird. T steht in dieser Bezeichnung für Zeit (lat. *tempus*), und man wendet diese Technik an, um sich in Erinnerung zu rufen, dass es einmal eine Zeit der Sicherheit und des körperlichen Wohlbefindens gab.

Man kann sich hier eine Zeitachse vorstellen, auf der T_0 den Zeitpunkt des traumatischen Ereignisses markiert, T_{-10} die Zeit davor und T_{+10} die anschließende Zeit. Sie können das T-Modell zur Titration des Umgangs mit dem traumatischen Moment verwenden. Sie steigen dann nicht direkt in das Trauma ein, sondern nähern sich ihm aus einer fernen Vergangenheit an, in der noch nichts Traumatisches vorgefallen war; oder aus einer Zukunft, von der aus Sie sich an den kritischen Moment T_0 erinnern.

Mit T_{+10} führen Sie sich den Lebensabschnitt nach der traumatischen Erkrankung vor Augen, in dem Sie bereits wussten, dass Sie wieder auf die Beine kommen würden. Malen Sie sich diese Zeit innerlich in möglichst vielen Einzelheiten aus.

Wenn Sie keine solchen Bilder hervorbringen können, ist es Ihnen ja vielleicht möglich, sich vorzustellen, was es für ein Lebensgefühl gewesen wäre, wenn Ihre Gesundheit fraglos gesichert gewesen wäre.

Was für ein Bild würde das ergeben? Was tun Sie darin jetzt und mit wem? Verfolgen Sie wie immer mit Ihrer Interozeption oder durch die SIBAM-Kanäle, wie diese Visualisierung sich im Körper anfühlt.

Zwangsstörung

Beschwerden dieser Art haben oft etwas mit einem chronischen Fluchtimpuls zu tun. Dazu müssen Sie Ihr Nervensystem erst einmal ruhiger werden lassen, damit es pendeln und ausschwingen kann und die mobilisierten Hormone Ihrer sympathischen Reaktion abgebaut werden können.

Dazu muss Ihr Körper im Hier und Jetzt verwurzelt sein. Nehmen Sie also den Boden unter Ihren Füßen, die Sitzfläche unter Ihren Sitzhöckern, die Rückenlehne an Ihrem Rücken wahr. Vielleicht können Sie sich dabei auf eine dieser Geschichten einlassen: »Mein Körper ist gehalten und gestützt und darauf kann ich mich verlassen.« Oder: »Mein Körper ist geerdet und mit diesem Rückhalt bin ich stabil.« Kommt es dabei im Körper zu einem Gefühl von Niederlassen oder Lösung?

Überforderung

Wenn der Kampf-oder-Flucht-Impuls einsetzt, ist der Punkt der Überforderung erreicht. Und von da aus könnte es auch in Richtung Zumachen, Erstarrung oder Dissoziation gehen. Das ist der Punkt, an dem uns alles zu viel ist, wir das Gefühl haben, vollkommen überrascht worden zu sein oder dass die Dinge einfach zu schnell vor sich gehen.

Überforderungsgefühle können den ganzen Körper erfassen, weshalb ich empfehle, sich im Außen nach etwas Haltgebendem umzusehen, das Sie in Ihren Gegen-Strudel zurückholt. Das kann ein Augenblick der Koregulation mit einem Menschen oder Haustier sein, es kann darin bestehen, dass Sie den Boden oder die Sitzfläche unter sich bewusst wahrnehmen oder dass Sie mit den Augen den weichen Bewegungen der Natur folgen, etwa dem Flug eines Vogels, dem Wogen der Baumkronen im Wind oder einem in großer Höhe fliegenden Flugzeug. Vielleicht genügt auch der Klang eines Songs, der irgendwo im Hintergrund läuft. In einer solchen Situation außerhalb seiner selbst nach konkreten Anhaltspunkten für sichere Verortung zu suchen, kann als besonders unterstützend empfunden werden.

Aufschieben

Beherztes, zupackendes Tun ist das Gegenteil von dem, was wir Aufschieben nennen. Ihre gesunde Aggression und Lebensenergie lassen Sie die Dinge mit Schwung in Angriff nehmen und zum Abschluss bringen. Verfügt Ihr Nervensystem dagegen nicht über gesunde Aggression und Durchsetzungskraft, haben Sie Ihre Lebensenergie unterdrückt und bringen sich dadurch in die Neigung, alles aufzuschieben.

Das bedeutet, dass derzeit Ihre dorsale Abschaltreaktion vorherrscht und Sie sich erst einmal in ein Gefühl von Sicherheit und Präsenz zurückbewegen müssen, um sich auf der Leiter des Nervensystems wieder aufwärtszubewegen. Dazu verhelfen Ihnen Hilfsmittel wie Temperaturreize (stellen Sie sich vor einen geöffneten Tiefkühlschrank oder lassen Sie sich kaltes Wasser über die Hände laufen, um es sich ins Gesicht zu spritzen), ein Ortswechsel (setzen Sie sich vor die Tür), Koregulation oder Selbstberührung (die Selbstumarmung à la Somatic Experiencing oder Muskelmassage) oder die Wuuu-Übung (Nebelhorn).

Sprechen in der Öffentlichkeit

Da ich selbst schon viele Jahre als Speakerin unterwegs bin und immer wieder mit Lampenfieber zu kämpfen habe, möchte ich hier über ein paar meiner bevorzugten Ressourcen sprechen. Bei mir ist es hauptsächlich die zunehmende Angstspannung vor einem Termin. Wenn die auftritt, lasse ich gern ein bisschen Musik zur Begrüßung am Veranstaltungsort laufen. Wählen Sie Musik, die Sie kennen und die beruhigend oder regulierend auf Sie wirkt. Ich habe für diesen Zweck eine Playlist, die ich seit über zehn Jahren verwende. Direkte Koregulation mit anderen vor einem Event kann ebenfalls unterstützend wirken, da Sie dann schon Kontakt zu einigen Menschen haben, zu denen Sie sprechen werden. Man lässt sich aufeinander ein und spürt ein Echo, und dann sind es auf einmal keine fremden Leute mehr, die etwas Bedrohliches haben. Halten Sie sich dafür ein wenig Zeit vor Ihrem Programm frei. In dem Wissen, dass Sie diese Zeit ganz für sich zur Verfügung haben, wird Ihr Organismus sich entspannen können. Tun Sie, was Ihnen möglich ist, um sich in Ihrem Körper zu verankern.

Grübeln

Grübelei und Katastrophenfantasien besagen nicht, dass Sie zu viel denken, sondern dass Sie zu wenig fühlen. Sie brauchen also nicht Ihr Denken in neue Bahnen zu lenken, denn das setzt Sie erfahrungsgemäß noch mehr unter Druck, sondern Sie müssen aus dem Kopf in den Körper kommen.

Wie kann das so geschehen, dass Sie Entspannung und Zuflucht finden? In solchen Fällen kann es sich befremdlich anfühlen, wenn man sich direkt in den Körper zu versetzen versucht, es überfordert einen. Gehen Sie lieber titriert vor, und zwar über etwas, was

Sie anfassen können. Können Sie etwas in die Hand nehmen, das Ihnen etwas bedeutet, um es dann genau in Augenschein zu nehmen? Was geht dabei in Ihnen vor? Wenn direkte Interozeption Sie überfordert, arbeiten Sie sich über die SIBAM-Kanäle vor.

Selbstbetäubung

Alkohol und Drogen werden eingesetzt, um Dinge zu betäuben, denen man sich nicht aussetzen mag, weil sie einen überfordern. Das versetzt einen dann in Zustände des Abschaltens oder der Erstarrung, in denen man dissoziiert und wie betäubt ist.

Von da aus können Sie langsam die Fähigkeit zur Präsenz in Ihrem Körper aufbauen. Steigen Sie mit der Frage ein, woran Sie erkennen können, dass Sie jetzt in diesem Augenblick präsent sind. Natürlich kann es da alle möglichen Antworten geben. Vielleicht fühlen Sie die Sitzfläche oder den Boden unter sich. Vielleicht beginnt Ihre Orientierung damit, dass Sie sich auf das Empfinden Ihres Körpers einlassen. Vielleicht können Sie sich gedanklich klarmachen, wo in Raum und Zeit Sie sich aufhalten.

Unerwartetes

Plötzliche Veränderungen können das Gefühl aufkommen lassen, man habe die Dinge nicht mehr in der Hand, und dann setzt so etwas wie Angst vor dem Unbekannten ein.

Versuchen Sie zu visualisieren, wann Sie das letzte Mal ein Gefühl von sicherer Beherrschung der Lage hatten oder wann etwas genau so ausging, wie Sie es geplant oder erhofft hatten. Wie war das für Sie? Können Sie das Ganze noch einmal durchgehen und dabei bemerken, wie es Ihrem Körper leichter wird?

Ausblick: Auf zu allem, was wild ist!

Ich glaube nicht nur, dass Trauma heilbar ist, sondern auch, dass die Heilung ein tiefes Erwachen einleiten kann.
Peter Levine

Meine Kinder liegen an mich gekuschelt auf dem Bett. Meine Tochter ist neun Monate alt und mein Sohn wird bald vier. Ich lese ihnen aus Maurice Sendaks *Wo die wilden Kerle wohnen* vor, einem Lieblingsbuch meiner Kindheit. Dieses alte Exemplar ist auch eine Verbindung zu den Einschlafgeschichten, die meine Eltern einst meinen Brüdern und mir vorlasen. Das Buch erzählt eine simple, aber atmosphärisch dichte Geschichte von Max, einem nichtsnutzigen kleinen Jungen, der ohne Abendessen ins Bett geschickt wird. Sein Ärger verwandelt sich in wilde Träume, in denen er übers Meer fährt und König der wilden Kerle wird, die symbolisch für sein ungezähmtes Gefühlsleben stehen und die er zu einem großen Remmidemmi des ungebremsten Gefühlsausdrucks anstiftet.

In Sendaks Erzählung ist Max' Frust willkommener Anlass für eine übersteigerte Traumwelt, in der Max unbehelligt seine Gefühle ausloten kann und wo ihn zudem bei seiner Rückkehr bedingungslose Liebe erwartet, ganz zu schweigen von dem noch ausstehenden

Abendessen. Während ich lese, spielen Noah und Shia genüsslich das wortlose Remmidemmi nach, brüllend und grunzend, während sie ausgelassen auf dem Bett herumhopsen.

In diesem Moment stellt sich bei mir der mütterliche Wunsch ein, sie mögen so frei und ungezwungen bleiben. Ich vertiefe mich in ihre Gesichter und kann mich der Frage nicht erwehren, welche Schmerzen ihnen wohl bevorstehen, welche schwierigen und vielleicht quälenden Aufgaben ihnen das Leben stellen wird. Auch ihnen wird irgendwann einmal das Herz gebrochen werden, Kummer, Enttäuschung und Kränkung werden nicht an ihnen vorübergehen. Diese Dinge sind unausweichlich. Werden sie ihre Wildheit zügeln wie wir Übrigen? Wird sie hinter dicken Panzerplatten verschwinden, oder werden sie wie Max herausfinden, dass ihr unverhohlenes Fühlen, wie wild es auch sei, voller Weisheit ist und Chancen eröffnet?

Zu seltsam, wie Heilung sich ihren Weg bahnt. Nicht nur traumatische Erlebnisse können sehr vielschichtig sein, sondern auch ihr lebendiges Gehäuse. Dennoch ist das Einfachste oft das besonders Heilsame. Und so führen uns viele Heilungsansätze auch in einen Zustand zurück, der viel von der ursprünglichen Schoß-Geborgenheit und Kindlichkeit unserer Vergangenheit hat. Es ist ein Reich des arglosen Erkundens, frei von jeglicher Selbstverurteilung. Heilen besteht oft darin, dass wir unser kindliches Staunen und Ausdrucksverhalten wiederfinden und so zu unserem wahren Ich zurückkehren. Das geschieht über Stille, Spiel, Neugier, Kraftentfaltung und das Eintauchen in die natürlichen Rhythmen von Körper und Welt. Es hat etwas von F. Scott Fitzgeralds *Der seltsame Fall des Benjamin Button* – wir taumeln nach vorn dem Alter entgegen, aber an irgendeiner Stelle verlangt die Suche nach Sinn, Heilung und dem eigenen Ich, dass wir rückwärts der Kindheit entgegenleben, zurück zu dem, was wir im Unterschied zu unserer konditionierten Persönlichkeit wahrhaft sind. Weg von dem, was die Welt aus uns gemacht hat, und zurück zu unserer Natur.

Ich erinnere mich sehr gut an das erste Zusammensein mit meinem wahren Ich. Ich hatte gerade meinen zweimonatigen Einsatz bei einer indischen Graswurzel-Initiative gegen die Zwangsehe von Kindern abgeschlossen und war nach Kerala an der Südwestküste Indiens geflogen, um mich zu entspannen und nachzudenken. Meine Großmutter, die nach einem Gehirnschlag Heilung und Frieden in einem Ashram in Kerala gefunden hatte, forderte mich sehr bestimmt auf, vor dem Heimflug diesen Ashram und ihren spirituellen Lehrer zu besuchen. Ich stimmte nur zu gern zu. In Indien wird diese Gegend als »Land Gottes« bezeichnet, und angesichts der üppig grünen Landschaft, der wilden Tiere, der herrlichen Strände, der stillen Binnengewässer und der weltberühmten Yogazentren und ayurvedischen Zentren ist das leicht nachzuvollziehen.

Bevor ich den Ashram aufsuchte, verbrachte ich meine ersten vier Tage in Kerala zum Ausspannen in einem am Meer gelegenen Städtchen namens Varkala. Ich wohnte in einer Airbnb-Unterkunft, die einem Mann namens Jassar gehörte. Er hatte aus der am Meer gelegenen Kokosfarm seiner Familie ein kleines privates Resort mit drei Ferienhäusern gemacht. Es war wirklich der Himmel auf Erden. Ich genoss das köstliche hausgemachte Essen, übte zweimal am Tag Yoga direkt am Meer, erkundete strandauf, strandab die Küste und schwang mich immer mehr auf den langsamen Rhythmus der Natur ein.

Am dritten Abend saß ich auf einem Felsen vor meinem Haus, von dem aus man auf die Brandung hinabschaute, und verfolgte fasziniert das Versinken der Sonne im Meer. Die Schönheit dieser Szene brachte aus der Tiefe des Körpers eine Reaktion hervor, die mich verblüffte. Als würde die Sonne das restliche Eis in meinem Körper schmelzen, erwachten meine Gefühle und Sinne zu neuem Leben. Das rhythmische Schlagen der Wellen, die lebhaft leuchtenden Farbflächen auf dem Wasser und dem Strand, die salzige Luft, der Geschmack des frischen Kokoswassers aus der aufgeschlagenen Nuss, der sanfte Wind im Haar, die Sonnenwärme im Gesicht – alles wurde so unglaublich klar.

Die Gefühle wurden umso intensiver, je weiter ich in meinen Körper hinein und durch ihn hindurch fühlte. Jahrzehnte des unterdrückten Kummers wurden plötzlich durch Dankbarkeit und ehrfürchtiges Staunen ersetzt und ich verschmolz mit der Energie und Lebendigkeit dieser Natur. Und da war ich eigentlich wie Max, nur auf der anderen Seite dieses Ozeans, in meinen eigenen wilden und ungezähmten Gefühlen. In diesem Augenblick wurden die Masken und Schleier beiseitegezogen, und in mir entstand so etwas wie ein Spiegelbild dessen, was ich ohne Titel, Karriere, Trauma und Beziehungen war. Endlich und zum ersten Mal fühlte ich mich gesehen und gehalten. In der Erinnerung erlebe ich diesen Moment oft als ein Erwachen, bei dem mir klar wurde, dass das Wichtigste für meine Heilung bereits in mir und nicht außerhalb meiner selbst zu finden ist. Nicht bei spirituellen Lehrern oder Therapeuten, nicht in Substanzen. All das kann hilfreich sein, aber jetzt war klar, dass ich selbst meine Heilerin bin.

Schon Hippokrates sagte, die Natur sei eigentlich unser Arzt, und so ist es, sie ist der Balsam dieser Welt. In unserer modernen Welt haben jedoch viele den Eindruck, sie wären von der Natur getrennt, sie müssten sie fürchten und sich ihrer eigenen Natur schämen, sogar ihrer ursprünglichen Weisheit und ihres Ausdrucks. Wir sehen nicht mehr, dass wir die Natur sind, die schönste und widerstandsfähigste Spezies, die die Natur hervorgebracht hat. Davon zeugt das Somatic Experiencing, das uns wieder an unsere angeborene und instinktive Selbstheilungskraft heranführen will.

Ob es um wild lebende Tiere, den menschlichen Organismus oder die Ökosysteme der Erde geht, die Natur weist uns immer die Richtung zu Heilung und Vitalität. Wenn wir uns großflächige Naturzerstörung ansehen, beispielsweise durch die Katastrophen von

Tschernobyl oder Deepwater Horizon, ist klar zu erkennen, dass diese Ökosysteme sich ausnahmslos regenerieren, wenn man sie in Ruhe lässt, sie erwachen dann ganz von selbst zu neuem Leben. Das dauert seine Zeit, aber geschieht schließlich, und die genesene Natur ist dann erfahrener, versierter und widerstandsfähiger als zuvor.

George Carlin hat einmal gesagt: »Der Planet wird noch lange, lange, lange da sein, wenn wir weg sind, und er wird sich reinigen und heilen, denn darauf versteht er sich. Er ist ein selbstkorrigierendes System.«[1] Ähnliches gilt für unseren Organismus, wenn man ihn richtig versorgt und ihm nicht den Weg verstellt. Dieses naturnahe Denken in puncto Heilen enthält keine neuen Entdeckungen. Wir übersetzen vielmehr die uralte Weisheit indigener Kulturen in unsere Zeit. So wie wir uns als Einzelne auf unsere frühen Jahre besinnen, um Gesundheit zu finden, so sind wir als Menschheit aufgefordert, diesen Weg zurück in unsere Geschichte zu nehmen.

Meine auf mir herumkletternden Kinder holen mich plötzlich in die Gegenwart zurück, und dazu kommt das Gewicht der Schmerzen, die auch ihnen bevorstehen und die nur sie selbst werden heilen können. Ich kann sie davor nicht bewahren, das muss ich ihnen überlassen. Nach allem, was ich heute durch mein Leben und meinen Beruf weiß, kann es nicht meine Aufgabe sein, Unannehmlichkeiten von ihnen fernzuhalten, sondern ich muss einfach da sein und sie anfeuern, sich allem aufgeschlossen, mutig und mitfühlend zu stellen. Ich muss ihnen wohl auch beibringen, dass uns der Schmerz der Vergangenheit nie verlässt – aber manchmal gibt er uns Gelegenheit, von uns selbst mehr Abstand zu nehmen. Er entfernt uns von unserem Körper und unserer Lebensenergie, von anderen und von der Welt, im Guten wie im Schlechten.

Ich werde ihnen vermitteln, dass Ausweichen nicht dasselbe ist wie Verarbeiten. Und dass alles, was nicht in einem sicheren Umfeld gefühlt werden kann, in Körper und Bewusstsein weiter gärt.

Ich werde meine Kinder also nicht zur Unterdrückung ihrer Leiden und rein äußerlichen Patentlösungen anhalten, sondern sie auf dem Heimweg zu sich selbst begleiten – zurück in die Widerstandskraft, die ihnen mitgegeben ist.

Mich beruhigt dabei natürlich auch das Wissen, dass uns jenseits der Schmerzen neue Freude und Lebendigkeit erwarten. Der Atem der Natur, ein und aus, unterfüttert dieses Versprechen. Auf Dunkelheit folgt Licht. Wellen laufen auf und fließen zurück. Atem und Herzschlag haben ihre Rhythmen. Das ist es, was Heilung braucht – Raum und Zeit, in denen Leid und Lebendigkeit einfach sein können. Mit Hoffnung im Herzen denke ich an Südafrika und Abina zurück, Abina mit ihrer ansteckenden Fröhlichkeit in einem Leben voller Nöte, in dem sich Joseph Campbells Worte bestätigen, dass Freude den Schmerz ausbrennen wird.[2]

Diese Freude erlebe ich heute bei vielen, die den Aufbruch in die Welt der körperorientierten Traumaheilung wagen. Die althergebrachte Heilungsansätze infrage stellen. Die es darauf anlegen, aus dem Kopf in den Körper zu kommen, und denen dann klar wird, dass nie etwas falsch war an ihnen, dass sie nicht beschädigt und reparaturbedürftig sind oder je waren – dass vielmehr Körper und Nervensystem immer wussten, was zu tun war, um ihnen über die schlimmsten Kapitel des Lebens hinwegzuhelfen.

Körperorientierte Traumaheilung ist die Aufforderung, unseren Krieg und Widerstand gegen die Weisheit und Selbstheilungskraft des Körpers zu beenden; eine Anleitung für den Heimweg zu uns; eine Lebensform, die wir uns zu eigen machen, um wieder Anschluss an unsere Natur zu finden, nachdem wir uns von ihr losgesagt haben. Heilung des Nervensystems ist kein letztes Mittel im äußersten Notfall, keine Patentlösung, kein »Hack«. Es geht nicht darum, etwas »wegzumachen«, sondern wir möchten in uns ergründen, wie wir der seelischen und körperlichen Wucht des Traumas standhalten können.

Jetzt sind auch Shia und Noah mit Toben fertig und kuscheln sich wieder an mich. Ruhe kehrt ein, ihre weiche, beruhigende Präsenz geht auf mich über. Beim Streicheln der Rücken fällt mein Blick auf das kleine, aber vielsagende Tattoo an meinem rechten Handgelenk, *Infragilis et tenera*, ungebrochen und weich. Ich versenke die Nase in die Schöpfe der beiden, küsse sie dankbar auf die Stirn. Diese Heilung und Unverwüstlichkeit, ererbt und erkämpft, darf ich weitergeben. Es ist auch der Wunsch, den ich für meine Kinder und die Welt habe – dass wir uns nicht länger gegen das Leben verhärten und panzern, sondern uns für unser Leben und Erleben so empfänglich machen, dass Körper, Geist und Impulse uns unfehlbar leiten können, wie sie es immer schon konnten.

Und noch größer ist der Wunsch, dass wir alle mehr so wie Max werden und unsere wilden Gefühle wild lassen, statt sie zu domestizieren, dass wir unser Gebrüll erheben und sicher sein können: Es wird Verbundenheit, Fröhlichkeit, Spannkraft und Lebendigkeit daraus.

Darum noch einmal: Auf zu allem, was wild ist!

ANHANG A

Die Regungen des Nervensystems verfolgen und verzeichnen

Wenn die Heilung von Körper und Nervensystem einen festen Platz in Ihrem Leben bekommen soll, ist es ganz wichtig, dass Sie immer wieder in sich gehen, um auf die »Stichworte« Ihres Organismus zu lauschen. Der Körper hat uns immer etwas mitzuteilen, auch durch Empfindungen und Gefühlsregungen. Kontraktion und Weitung wechseln sich ab und unterstreichen, wo wir jeweils gerade stehen. Das ist erst einmal schwierig und befremdlich wie beim Erlernen einer Sprache: Es dauert seine Zeit, bis man sie beherrscht. Anfangs wirkt alles ein bisschen angestrengt, aber irgendwann sprechen wir fließend. Ich empfehle die Benutzung des Empfindungswortschatzes in Kapitel 9.

Hier das Vorgehen für die tägliche Bestandsaufnahme.

Das Nervensystem befragen

Je besser Sie die Sprache des Nervensystems beherrschen, desto klarer wird Ihr Bewusstsein für die Befindlichkeit des Körpers von Augenblick zu Augenblick.

Am Morgen:
Hier geht es in erster Linie um Ihren Körper und eine kleine Intention für jeden Tag. Das möchte also Ihr Körper erreichen, nicht Ihr Gehirn.

1. Fragen Sie sich, wie Sie sich an diesem Tag fühlen möchten.
2. Entscheiden Sie sich für eine der im Emotion Sensation Wheel auf Seite 248 eingetragenen Gefühlsregungen.
3. Und jetzt fragen Sie sich, wie Sie das erreichen möchten.

Wenn Sie sich beispielsweise verspielt fühlen möchten, können Sie das verwirklichen, indem Sie mit den Kindern und dem Hund in den Park gehen und einfach herumtollen. Oder Sie beschäftigen sich ein paar Minuten mit dem Ausmalen einer Vorlage.

Am Abend:

1. Fragen Sie sich, was an diesem Tag angenehm und nett war.
2. Halten Sie fest, wie Ihr Körper Ihnen im Augenblick anzeigt, dass es schön war.
3. Vergegenwärtigen Sie sich Empfindungen und Gefühle, die jetzt gerade aufkommen.

Wenn Sie beispielsweise zehn Minuten zum Kuscheln mit Ihrem Baby hatten, haben Sie möglicherweise beim Gedanken an den Duft Ihres Kindes ein Wärmegefühl in der Brust und spüren, wie sich Ihre Schultern entspannen. Folgende Fragen könnten Sie sich stellen:

Wie fühle ich mich im Augenblick in meinem Körper?
Was ist an meiner Körpertemperatur zu bemerken?
Sind Herz- und Atemfrequenz erhöht?
Fühle ich mich beengt und angespannt? Leicht? Schwer?
Welche Gefühle sind vorhanden?

Bemerken und benennen

Durch das Bemerken und Benennen wird Ihnen das Aufspüren der Verfassung Ihres Nervensystems schnell geläufig. Üben Sie das Folgende in der nächsten Woche einmal täglich:

- Vermerken Sie Ihre Gedanken, Gefühle und das Befinden Ihres Körpers.
- Geben Sie an, wo Sie sich auf der Polyvagal-Leiter befinden.
- Fragen Sie sich, was Ihr Nervensystem Sie jetzt gerade wissen lassen möchte. Welche Geschichte erzählt es Ihnen?

Die Trigger und Glimmer der Polyvagal-Theorie

Basierend auf der Polyvagal-Theorie haben Stephen Porges und Deb Dana ein Verzeichnis der von ihnen so benannten Trigger und Glimmer erstellt (siehe dazu auch S.115), dem Sie entnehmen können, was sich für Sie sicher anfühlt (Ihre Glimmer) und was Ihr Nervensystem als unsicher empfindet (Ihre Trigger). Hier werden Sie für beide Zustände ein Thema benennen und dazu je ein Beispiel für etwas, das Sie entweder zu dieser Reaktion triggert oder in die ventrale Verfassung »glimmert«. Wenn Ihr Partner beispielsweise nicht auf Ihre Textnachricht antwortet und das eine sympathische Kampfreaktion bei Ihnen auslöst, können Sie sich fragen, um welches Thema es sich da handelt. Vielleicht haben Sie das Gefühl, nicht beachtet zu werden. Sie können auch andersherum vorgehen. Vielleicht wissen Sie von sich, dass Gefühle von Kontrollverlust einen Fluchtreflex bei Ihnen triggern, und als Beispiel könnten Sie annehmen, dass Sie für irgendeinen Termin zu spät dran sind.

Erfassen Sie zunächst Ihren Zweite-Heimat-Zustand, also Ihre bevorzugte Überlebensstrategie, wenn Sie nicht im ventralen Zustand sind. Danach fügen Sie Ihre weiteren Überlebenszustände hinzu und zuletzt den ventralen Zustand der Sicherheit und Verbundenheit, Ihre Glimmer.

VENTRAL	**SICHER UND VERBUNDEN**
Thema:	
Beispiel:	
Thema:	
Beispiel:	
Thema:	
Beispiel:	

SYMPATHISCH	**KAMPF ODER FLUCHT (JE DREI BEISPIELE)**
Thema:	
Beispiel:	
Thema:	
Beispiel:	
Thema:	
Beispiel:	

DORSAL	**ABSCHALTEN**
Thema:	
Beispiel:	
Thema:	
Beispiel:	
Thema:	
Beispiel:	

Die polyvagalen Persönlichkeitsprofile

Basierend auf der Polyvagal-Theorie haben Porges und Dana eine Übersicht von Persönlichkeitsprofilen erstellt (siehe dazu auch S.202. Ansatz ist hier das Bemerken und Benennen von Gefühlsregungen, Gedanken, Verhaltensweisen und somatischen Anhaltspunkten, um danach den Zustand zu definieren, in dem man sich befindet. Das ist ein wichtiger erster Schritt zum Erlernen der Sprache Ihres Nervensystems und zur Überwindung des jeweiligen Zustands der Fehlregulation. So würde ich beispielsweise niemals intensive sportliche Betätigung zum Abbau von Stresshormonen empfehlen, solange Sie sich im dorsalen Zustand des Abschaltens befinden. Demnach ist es wichtig, Ihre aktuelle Verfassung zu kennen, bevor Sie mit bestimmten Instrumenten oder Übungen eine Regulation anstreben.

Stellen Sie also erst einmal fest, was bei Ihnen die Zweite-Heimat-Verfassung ist, also Ihr dominantes Überlebensmuster, wenn Sie nicht im ventralen Zustand sind. Ergänzen Sie danach Ihre weiteren Überlebenshaltungen, an deren Ende der ventrale Zustand der Sicherheit und Geborgenheit steht.

Versuchen Sie für jeden Unterabschnitt drei bis fünf Einzelheiten zu benennen. Ein Beispiel finden Sie weiter unten.

VENTRAL	**SICHER UND VERBUNDEN**
Somatisch:	
Emotionen:	
Gedanken:	
Verhalten:	
»Ich bin«:	
»Die Welt ist«:	
Schlaf:	

VENTRAL	SICHER UND VERBUNDEN
Nahrung:	
Substanzen:	

Hier ein Beispiel für den ventralen Zustand:

VENTRAL	SICHER UND VERBUNDEN
Somatisch:	Energiegeladen, offen, in seinem Element, konzentriert, präsent, leicht, Lächeln, Bewegungsdrang, aufrechte Haltung, lebhaft
Emotionen:	Angeregt, munter, zufrieden, optimistisch, positiv, verspielt
Gedanken:	Ich kann das auch, ich bin kompetent, ich bin dankbar, ich bin ein Glückspilz
Verhalten:	Ausdruckswille, Selbstfürsorge (Tagebuch, Meditation, Lektüre), Produktivität, Bewegung, Lachen, Geselligkeit
»Ich bin«:	So beschlagen, so erfolgreich, glücklich, in meinem Traumleben
»Die Welt ist«:	Ein Spielplatz, voller Möglichkeiten
Schlaf:	Ich schlafe so viel wie immer
Nahrung:	Ich esse die gewohnte Menge
Substanzen:	Keine Neigung zu Alkohol, Drogen, Koffein, Zucker und dergleichen

SYMPATHISCH	KAMPF ODER FLUCHT
Somatisch:	
Emotionen:	
Gedanken:	
Verhalten:	

SYMPATHISCH	KAMPF ODER FLUCHT
»Ich bin«:	
»Die Welt ist«:	
Schlaf:	
Nahrung:	
Substanzen:	

DORSAL	ABGESCHALTET
Somatisch:	
Emotionen:	
Gedanken:	
Verhalten:	
»Ich bin«:	
»Die Welt ist«:	
Schlaf:	
Nahrung:	
Substanzen:	

Die polyvagalen Regulierungshilfsmittel

Basierend auf der Polyvagal-Theorie haben Porges und Dana ein Verzeichnis der Ressourcen beziehungsweise Hilfsmittel für die Regulierung erstellt (siehe dazu auch S. 234). Wie Sie bereits wissen, bewegen Sie sich auf der Polyvagal-Leiter den ganzen Tag auf und ab. Mit diesem Verzeichnis können Sie nun herausfinden, was Sie zur Selbstregulierung oder Koregulierung jeweils unternehmen können.

Ermitteln Sie zunächst Ihre zweite Heimat – Ihre dominante Überlebensstrategie, wenn Sie sich nicht in der ventralen Verfassung befinden. Danach ergänzen Sie Ihre übrigen Überlebenshaltungen und enden mit dem ventralen Zustand der Sicherheit und Verbundenheit. Benennen Sie in jedem der drei Abschnitte fünf Verhaltensweisen, die auf dem jeweiligen Stand Ihre Erfahrung ausmachen oder Sie auf der Leiter höher steigen lassen. Am Ende werden Sie zwei Zusammenstellungen haben, eine für die Selbstregulation (wo Sie allein agieren) und die andere für die Koregulation (wo Sie mit anderen Menschen oder auch mit Tieren zusammen agieren).

Möglicherweise wird Ihr Ausgangspunkt nicht der dorsale Zustand sein, aber ich werde Sie trotzdem von ganz unten bis zur Spitze der Leiter führen. Ganz unten sind Sie im Zustand der dorsalen Abschottung, der Unverbundenheit, der Ruhe und Energieerhaltung. Von hier aus ist Ihr Ziel zunächst Regeneration, danach (im mittleren dorsalen Bereich) Präsenz im Körper und Ihrer Umgebung und schließlich, am oberen Ende des dorsalen Spektrums, streben Sie leichte Bewegung an, um Ihren Organismus zum Wechsel auf die Ebene von Kampf oder Flucht (sympathisch) zu bewegen.

Hier ein paar Beispiele für Möglichkeiten, sich von ganz unten in höhere Zustände zu versetzen:

1. Machen Sie ein Nickerchen.
2. Hören Sie sich traurige Musik an, die Ihrer Verfassung entspricht.
3. Suchen Sie sich draußen einen Platz, an dem Sie sitzen und über die Sinne Kontakt mit der Natur aufnehmen können.
4. Strecken Sie sich.
5. Machen Sie einen kleinen Spaziergang.

Jetzt können Sie langsam anfangen, sich in den Kampf-oder-Flucht-Zustand zu versetzen. Wenn Sie von der untersten Sprosse der sympathischen Verfassung aus aufsteigen möchten, sollten Sie für mobilisierende Energie sorgen, um dem Adrenalin und Cortisol in Ihrem Körper Ausdruck zu geben und sie dann abzubauen. Hier wieder Beispiele für Möglichkeiten, sich von den unteren sympathischen Sprossen zu den höheren zu bewegen, um von da aus in Richtung ventral zu kommen:

1. Gehen Sie häuslichen Verrichtungen nach.
2. Besorgen Sie etwas außer Haus.
3. Gönnen Sie sich leichte Bewegung wie Yoga, Dehnübungen oder einen langen Spaziergang.
4. Geben Sie Ihrem Gefühl nach und lassen Sie auch Tränen zu.
5. Machen Sie ein kleines Training, gehen Sie joggen oder laufen Sie auf der Stelle.

Achten Sie auf feine Entladungssignale des Körpers, während Sie die mobilisierende Energie zum Ausdruck bringen und dabei Adrenalin und Cortisol abbauen.

Auf der nächsten Sprosse sind Sie bereits im ventralen Bereich. Jetzt können Sie sich fragen, wie Sie hier einen sicheren Stand bekommen können. Die ventrale Verfassung kann der dorsalen recht ähnlich sehen, weil Sie in einen Zustand der Ruhe und des Verdauens zurückkehren.

Hier noch Beispiele für den restlichen Weg bis zum oberen Ende der Leiter:

1. Gehen Sie in die Natur.
2. Hören Sie Ihre Lieblingsmusik.
3. Lesen Sie ein Buch.
4. Tun Sie etwas Kreatives.
5. Legen Sie sich zum Ausruhen hin.

Die einzelnen Punkte auf Ihrer Liste werden für Sie Vorlagen für Verhaltensweisen sein, die Sie ändern möchten. Statt der bisherigen untauglichen Bewältigungsmechanismen haben Sie dann Hilfsmittel der Regulierung, die Sie wirklich unterstützen. Sie werden sich vornehmen, diese Ressourcen in Augenblicken der Aktivierung einzusetzen, und das dann auch tun.

Für das Einüben dieser Strategien eignen sich vor allem neutrale Augenblicke der Regulierung. Ich empfehle die Verwendung eines Weckers, den Sie für den Vormittag, die Mittagszeit und den frühen Abend stellen. Beim Einsetzen des Weckrufs prüfen Sie bei Ihrem Körper und Nervensystem, wo auf der Leiter Sie gerade stehen. (Bei der Einschätzung hilft Ihnen die bisher geleistete Vorarbeit.) Wenn Sie gerade mit etwas beschäftigt sind, nehmen Sie sich bewusst Zeit, es abzuschließen.

Wenn Sie sich Ihren Stresshaushalt als eine Art Dampfkochtopf vorstellen, wie können Sie dann rechtzeitig für Druckausgleich sorgen, damit nichts passiert? Mit Ihren Regulierungsressourcen können Sie genau das erreichen und darüber hinaus neue Gewohnheiten etablieren, die neue Nervenschaltkreise entstehen lassen, deren Impulse Ihnen nützen werden, wenn Sie wieder einmal aktiviert sind.

Wenn der Wecker losgeht, kann das folgendermaßen aussehen: »Wo bin ich jetzt gerade auf meiner Leiter? Ah, diese Anzeichen und Merkmale kenne ich doch. Sieht so aus, als hätten wir da gerade eine sympathische Verfassung. Dann werde ich mich jetzt mal unter meinen Regulierungsressourcen umsehen. Was steht da? Ja, richtig, dass ich in diesem Fall einen Spaziergang mache. Okay, dann mach ich das jetzt und sehe zu, ob ich anschließend immer noch im Fluchtmodus bin. Und wenn ja, dann ist das nicht schlimm, schließlich will ich ja ohne Druck allmählich nach oben kommen und nicht von Stufe zu Stufe springen.«

Wenn Sie Ihren Orientierungsplan erstellt haben, drucken Sie ihn aus oder machen Sie sich Screenshots auf Ihrem Handy. Manche richten sich das sogar als Grundbildschirm ein, damit sie ihre Leiter und die jeweils geplanten Schritte immer schnell vor Augen haben. Sie können auch Menschen, die Ihnen nahestehen, Einblick geben. David beispielsweise kennt die meisten meiner Regulierungsressourcen, und das kann nützlich sein, wenn ich aktiviert und nicht übermäßig rational bin. Es kommt vor, dass er mich dann nach draußen in die Sonne oder auf einen Spaziergang schickt.

Sie müssen auch nicht alle Ihre Hilfsmittel einsetzen. Vielleicht haben Sie eines oder zwei für jede Verfassung, auf die Sie immer wieder zurückgreifen, und das ist ganz gut so, weil Sie sich dann nicht so viel einprägen müssen. Sie sind dabei, neue Gewohnheiten zu etablieren, und das braucht Zeit und Praxis.

Die Polyvagal-Kurve

Porges und Dana haben aus der Polyvagal-Theorie eine grafische Darstellung abgeleitet, der Sie entnehmen können, wie Ihr Nervensystem Tag für Tag arbeitet, damit Sie entsprechend planen können.

Ich zum Beispiel wache morgens sehr früh auf und bin voller Tatendrang. Ich stehe dann weit oben auf meiner Leiter, irgendwo zwischen ventral und sympathisch. Ein gesunder Schuss Adrenalin und Cortisol macht mich energiegeladen, kreativ und produktiv. Ich habe auch Zeit für mich allein, in der mir Ideen kommen. Dann gehe ich zwanzig Minuten zu einem Spaziergang an die frische Luft, und zwar bei jedem Wetter, und danach absolviere ich ein kleines häusliches Trainingsprogramm, gefolgt von Matcha und Frühstück. Der Tag kann kommen. Am späteren Nachmittag, so ab fünf oder sechs Uhr, geht es auf meiner Polyvagal-Leiter abwärts in Richtung dorsal und Ruhe und Rückzug. Kurzum, ich bin ein Morgenmensch.

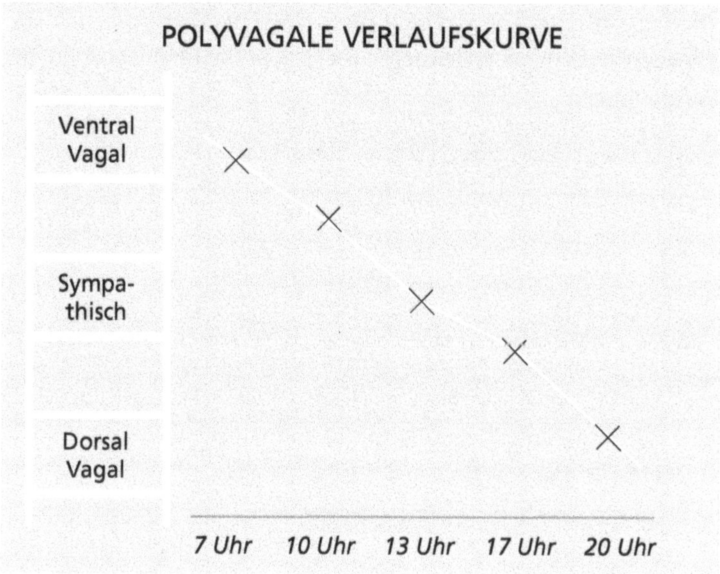

Mein Mann ist das genaue Gegenteil. Er steht zwei Stunden nach mir auf und braucht dann eine Weile, um in Gang zu kommen. Kommunikation gibt es kaum, bis er seinen Kaffee gehabt hat. Wichtige Dinge spreche ich am Morgen gar nicht an. Er kommt erst so richtig in Schwung, wenn es bei mir schon wieder abwärtsgeht. Er ist eine Nachteule und legt sein Bewegungsprogramm am liebsten auf den Nachmittag und wird abends im Haus aktiv – eindeutig ein Abendmensch.

Ungefähr die Hälfte meiner Klienten sind Morgenmenschen, die übrigen Abendmenschen. Eine somatisch ausgerichtete Lebensweise setzt voraus, dass Sie wissen, wann Ihr Körper aktiv sein mag und wann nicht.

Um das Verlaufsmuster des »Tonus« Ihres Nervensystems zu ermitteln, sollten Sie sich drei- bis fünfmal am Tag mit ihm kurzschließen und herausfinden, wo Sie zu welcher Zeit auf Ihrer Leiter stehen. Verfolgen und notieren Sie das über mindestens zwei

Wochen, um den Tonusverlauf Ihres Nervensystems wirklich einschätzen zu können. Orientieren Sie sich an der oben abgebildeten Beispielkurve.

ANHANG B

Wie Sie Anwender des Somatic Experiencing finden

Wenn Sie selbst Anwender oder Anwenderin werden möchten, müssen Sie eine von Peter Levine konzipierte dreijährige Ausbildung absolvieren. Nähere Informationen finden Sie unter traumahealing.org, wo Sie auch weltweit nach Therapeutinnen und Therapeuten suchen können. Für den deutschsprachigen Raum eignet sich die Seite somatic-experiencing.de mit Grundinformationen und ebenfalls einer Anwender-Suchfunktion.

Worauf Sie bei Anwendern des Somatic Experiencing und bei Traumatherapeuten achten sollten

Es gibt ein paar wichtige vorbereitende Schritte, die Sie nicht auslassen sollten, bevor Sie sich auf einen Anwender oder Therapeuten einlassen.

- Sie möchten sich jemandem in einem der wichtigsten und empfindlichsten Bereiche Ihres Lebens anvertrauen, und das ist wirklich keine Kleinigkeit. Machen Sie also Ihre Recherchen, bevor Sie auf dem Therapiestuhl Platz nehmen beziehungsweise sich in das hineinbegeben, was Anwender des Somatic Experiencing als »Container« oder therapeutisches Umfeld bezeichnen. Sprechen Sie mit dem jeweiligen Menschen, lassen Sie sich über seinen Werdegang und seine Erfahrung informieren und spüren Sie nach, wie Ihr Organismus mit dem des anderen zusammenklingt.

- Da Sie in diesem Buch schon eine Menge über Koregulation erfahren haben, ist Ihnen bewusst, dass es sich um einen enorm wichtigen Aspekt der therapeutischen Beziehung handelt. Wenn Sie sich bei Ihrem Therapeuten oder Anwender nicht sicher fühlen, steigert das die Aktivierung Ihres Nervensystems und ist alles andere als förderlich. Anwender des Somatic Experiencing nehmen sich am Beginn einer Sitzung mit einem neuen Klienten reichlich Zeit für den Aufbau einer Resonanzbeziehung, damit eine sichere und stimmige Beziehung zur Vertiefung der Arbeit entsteht. So wachsen Vertrauen und Regulierung und das ist entscheidend für die Heilung des Nervensystems.
- Vergewissern Sie sich, ob Ihr Therapeut sich Zeit für die Erhöhung Ihrer »Kapazität« nimmt, Ihrer Fähigkeit, im Körper zu sein. Jedenfalls sollte sich der therapeutische Prozess nicht auf die gedanklichen Kanäle beschränken. Wichtig ist auch, dass auftretendes Unbehagen nicht immer schnellstens wieder ausgeräumt wird. Die Heilung von Körper und Nervensystem verlangt, dass wir uns nach innen wenden und auch mal bei Dingen bleiben können, die sich nicht gut anfühlen.
- Erkundigen Sie sich, ob Ihr Anwender sich auf Titration versteht und Sie nicht mit zu schnellem Vorgehen überfordert.
- Bekommen Sie Übungen und Instrumente mit auf den Weg, die Sie außerhalb des therapeutischen Umfelds für sich allein anwenden können? Wenn Sie wieder in Ihre eigene Kraft und Selbstheilungskraft kommen möchten, ist es wirklich wichtig, dass Sie auch im Alltag etwas haben, womit Sie arbeiten können.

Das schafft eine Dynamik, mit der Sie nach und nach in das Vertrauen auf Ihre eigenen Mittel, auf Ihren Körper und Ihre Vitalität zurückfinden.

ANHANG C
Quellen

Hier sind Bücher, Artikel und sonstige in *Körperorientierte Traumaheilung* angeführte Quellen genannt, darüber hinaus finden Sie einige zusätzliche Ressourcen, die Sie nutzen können, um mehr über die angesprochenen Themen zu erfahren.

Somatic Experiencing und Trauma

Levine, Peter A.: *Lernen, den Tiger zu reiten: Die Autobiographie des Wegweisenden Trauma-Experten*. München (Kösel) 2024.

--: *Vom Trauma befreien: wie Sie seelische und körperliche Blockaden lösen*. München (Kösel) 2014.

--: *Trauma und Gedächtnis. Die Spuren unserer Erinnerung in Körper und Gehirn – Wie wir traumatische Erfahrungen verstehen und verarbeiten*. Essen (Synthesis) 1998.

--: *Trauma-Heilung: Das Erwachen des Tigers. Unsere Fähigkeit, traumatische Erfahrungen zu transformieren*. München (Kösel) 2016.

--: »Panic, Biology, and Reason: Giving the Body Its Due«, *The USA Body Psychotherapy Journal* 2, Nr. 2 (2003).

Burke Harris, Nadine: *Befreiung finden: wie Sie die langfristigen Auswirkungen von Kindheitstraumata heilen*. Kandern (Unimedica) 2020.

Campbell, Susan: *From Triggered to Tranquil: How Self-Compassion and Mindful Presence Can Transform Relationship Conflicts and Heal Childhood Wounds*. Novato, CA (New World Library) 2021.

Cook, Alexandra, Joseph Spinazzola, Julian Ford, Cheryl Lanktree, Margaret Blaustein, Marylene Cloitre, Ruth DeRosa et al.: »Complex Trauma in Children and Adolescents«, *Psychiatric Annals* 35, Nr. 5 (2005), S. 390–398.

Dispenza, Joe, https://drjoedispenza.com.

Doidge, Norman: *Wie das Gehirn heilt. Neueste Erkenntnisse aus der Neurowissenschaft*. Frankfurt a. M. (Campus) 2015.

Epstein, Mark: *The Trauma of Everyday Life*. New York (Penguin Press) 2013.

Fisher, Janina: *Die Arbeit mit Selbstanteilen in der Traumatherapie*. Paderborn (Junfermann) 2024.

--: *Traumaspuren transformieren. Das lebendige Traumaerbe und seine Auflösung in der Therapie*. Lichtenau (G.P. Probst) 2021.

Gordon, Alan, und Ziv Alon: *Wege aus dem Schmerz. Der bahnbrechende, wissenschaftlich bewährte Ansatz zur Heilung chronischer Schmerzen*. Kandern (Unimedica) 2023.

Hawkins, David R.: *Heilung und Genesung*. Wasserburg/Inn (Sheema-Medien-Verlag) 2012.

Heller, Laurence, und Aline Lapierre: *Entwicklungstrauma heilen. Alte Überlebensstrategien lösen – Selbstregulierung und Beziehungsfähigkeit stärken. Das neuroaffektive Beziehungsmodell zur Traumaheilung NARM*. München (Kösel) 2019.

Hübl, Thomas: *Kollektives Trauma heilen. Verborgene Verletzungen der Seele verstehen und transformieren*. München (Heyne) 2023.

Hyman, Mark: »How Trauma Makes Us Sick And How We Can Heal«, 14.9.2022, https://drhyman.com/blog/2022/09/14/podcast-ep599.

Ives, E.: »Peter Levine and Somatic Experiencing«, *Journal of Psychiatry and Mental Illness* 3, Nr. 1 (2020) S. 101.

Kardiner, Abram: *The Traumatic Neuroses of War*. Eastford, CT (Martino Fine Books) 2012.

Kennedy, Russell, www.theanxietymd.com.

LaPierre, Aline: »A Shaman's Scientific Journey: Conversation with Peter Levine«, *International Body Psychotherapy Journal* 19, Nr. 1 (2020).

Lerner, Paul: *Hysterical Men: War, Psychiatry, and the Politics of Trauma in Germany 1890–1930*. Ithaca, NY (Cornell University Press) 2009.

Maté, Gabor: *Vom Mythos des Normalen. Wie unsere Gesellschaft uns krank macht und traumatisiert. Neue Wege zur Heilung.* München (Penguin) 2025.

--: *Unruhe im Kopf. Über die Entstehung und Heilung der Aufmerksamkeitsdefizitstörung ADHS*. Kandern (Unimedica) 2021.

--: *Wenn der Körper nein sagt. Wie verborgener Stress krank macht – und was Sie dagegen tun können*. Kandern (Unimedica) 2022.

--: *The Wisdom of Trauma*. 2022. Sebastopol, CA (Science & Nonduality), https://thewisdomoftrauma.com.

McConnell, Susan: *Die Somatische Systemische Therapie mit der inneren Familie. Gewahrsein, Atmung, Resonanz, Bewegung und Berührung in der Praxis*. Freiburg (Arbor) 2022.

Menakem, Resmaa: *My Grandmother's Hands: Racialized Trauma and the Pathway to Mending Our Hearts and Bodies*. Las Vegas (Central Recovery Press) 2017

Moorjani, Anita: *Heilung im Licht. Wie ich durch eine Nahtoderfahrung den Krebs besiegte und neu geboren wurde*. München (Goldmann) 2025.

Neufeld, Gordon, https://neufeldinstitute.org/.

Oldfield, Georgie: *Chronic Pain: Your Key to Recovery*. Huddersfield, UK (Selbstverlag) 2015.

Ozanich, Steven Ray: *The Great Pain Deception. Faulty Medical Advice Is Making Us Worse*. Cardiff by the Sea, CA (Waterside Productions) 2020.

Perry, Bruce D.: *Brief. Reflections on Childhood, Trauma and Society*. Houston (The ChildTrauma Academy Press) 2013.

Perry, Bruce D., und Oprah Winfrey: *What Happened to You? Conversations on Trauma, Resilience, and Healing*. New York (Flatiron Books: An Oprah Book) 2021.

Rediger, Jeffrey: *Cured. Strengthen Your Immune System and Heal Your Life*. New York (Flatiron Books) 2020.

Rothschild, Babette: *Der Körper erinnert sich. Die Psychophysiologie des Traumas und der Traumabehandlung*. Essen (Synthesis) 2002.

Sarno, John E.: *Frei von Schmerz. Psychosomatische Beschwerden verstehen und ganzheitlich behandeln*. Baden/München (AT-Verlag) 2007.

--: *The Mindbody Prescription. Healing the Body, Healing the Pain*. New York (Grand Central Publishing) 1998.

Schubiner, Howard: *Unlearn Your Anxiety and Depression*. Pleasant Ridge, MI (Mind Body Publishing) 2016.

--: *Unlearn Your Pain*. Pleasant Ridge, MI (Mind Body Publishing) 2022.

Schwartz, Richard, https://ifs-institute.com/.

--: *Kein Teil von mir ist schlecht. Mit dem Modell des inneren Familiensystems Trauma heilen und zur Ganzheit zurückfinden*. Freiburg (Arbor) 2022.

Siegel, Daniel J., https://drdansiegel.com.

--, https://heartmindonline.org/resources/daniel-siegel-flipping-your-lid.

--: *Wie wir werden die wir sind: neurobiologische Grundlagen subjektiven Erlebens und die Entwicklung des Menschen in Beziehungen*. Paderborn (Junfermann) 2006.

Teicher, Martin H., Jacqueline A. Samson, Carl M. Anderson und Kyoko Ohashi: »The Effects of Childhood Maltreatment on Brain Structure, Function and Connectivity«, *Nature Reviews Neuroscience* 17, Nr. 10 (2016) S. 652–666.

Tronick, Ed, Isabelle Mueller, Jennifer DiCorcia, Richard Hunter und Nancy Snidman: »A Caretaker Acute Stress Paradigm. Effects on Behavior and Physiology of Caretaker and Infant«, *Developmental Psychobiology* (2020) S. 1–10.

van der Kolk, Bessel A.: *Das Trauma in dir: wie der Körper den Schrecken festhält und wie wir heilen können.* Berlin (Ullstein) 2023.

--: »The Devastating Effects of Ignoring Child Maltreatment in Psychiatry«, *Journal of Child Psychology and Psychiatry* 57, Nr. 3 (2016) S. 267–270.

van der Kolk, Bessel A., Julian D. Ford und Joseph Spinazzola: »Comorbidity of Developmental Trauma Disorder (DTD) and Post-Traumatic Stress Disorder. Findings from the DTD Field Trial«, *European Journal of Psychotraumatology* 10, Nr. 1 (2019) 1562 841.

van der Kolk, Bessel A.: »Trauma and Memory«, *Psychiatry and Clinical Neurosciences* 52, Nr. S1 (1998) S. 52–64, https://doi.org/10.1046/j.1440-1819.1998.0520s5S97.x.

Walker, Pete: *Posttraumatische Belastungsstörung. Vom Überleben zu neuem Leben. Ein praktischer Ratgeber zur Überwindung von Kindheitstraumata.* Kandern (Unimedica) 2020.

Wolynn, Mark: *Dieser Schmerz ist nicht meiner. Wie wir uns mit dem seelischen Erbe unserer Familie aussöhnen.* München (Kösel) 2017.

Yau, Julie Brown: *The Body Awareness Workbook for Trauma. Release Trauma from Your Body, Find Emotional Balance, and Connect with Your Inner Wisdom.* Oakland, CA (Reveal Press) 2019.

Polyvagal-Theorie

Dana, Deb: *Arbeiten mit der Polyvagal-Theorie. Übungen zur Förderung von Sicherheit und Verbundenheit.* Lichtenau (G. Probst Verlag) 2020.

--: *Flipchart Polyvagal-Theorie. Der Einfluss des autonomen Nervensystems auf das Erleben von Sicherheit und Verbundenheit.* Lichtenau (G. Probst Verlag) 2021.

--: *Die Polyvagal-Theorie in der Therapie. Den Rhythmus der Regulation nutzen.* Lichtenau (G. Probst Verlag) 2018.

Porges, Stephen W.: *The Polyvagal Theory. Neurophysiological Foundations of Emotions, Attachment, Communication, and Self-regulation.* New York (W. W. Norton) 2011.

Porges, Stephen W., und Senta A. Furman: »The Early Development of the Autonomic Nervous System Provides a Neural Platform for Social Behavior: A Polyvagal Perspective«, *Infant and Child Development* 20, Nr. 1 (2011) S. 106–118, doi:10.1002/icd.688.

Porges, Stephen W., und Seth Porges: *Sicherheit und Heilung finden. Die Polyvagal-Theorie in unserem Leben.* Lichtenau (G. Probst Verlag) 2024.

Polyvagal Institute, www.polyvagalinstitute.org/.

Bindung

Borg, Lydia K.: »Holding, Attaching and Relating: A Theoretical Perspective on Good Enough Therapy Through Analysis of Winnicott's Good Enough Mother, Using Bowlby's Attachment Theory and Relational Theory«, Master-Arbeit, Smith College, Northampton, MA, 2013. https://scholarworks.smith.edu/theses/588.

Bowlby, John: *Bindung. Eine Analyse der Mutter-Kind-Beziehung.* Frankfurt a. M. (Fischer Taschenbuch Verlag) 1986.

Heller, Diane Poole: *Tief verbunden. Wie wir alte Bindungsmuster auflösen und dauerhafte Partnerschaften eingehen.* München (Kösel) 2020.

Levine, Amir, und Rachel S. F. Heller: *Wer bist du, wenn du liebst? Beziehungstypen entschlüsselt. Ein praktischer Leitfaden für eine glückliche Partnerschaft.* München (Kailash) 2011.

Main, Mary, Erik Hesse und Nancy Kaplan: »Predictability of Attachment Behavior and Representational Processes at 1, 6, and 19 Years of Age. The Berkeley Longitudinal Study«, in *Attachment from Infancy to Adulthood: The Major Longitudinal Studies,* hg. von Klaus E. Grossman, Karin Grossman und Everett Waters. New York (Guilford Press) 1968. S. 245–304.

Main, Mary, Erik Hesse und Siegfried Hesse. »Attachment Theory and Research. Overview with Suggested Applications to Child Custody.« *Family Court Review* 49, Nr. 3 (2011) S. 426–463.

Main, Mary, Nancy Kaplan und Jude Cassidy: »Security in Infancy, Childhood, and Adulthood. A Move to the Level of Representation«. *Monographs of the Society for Research in Child Development* 50 (1985) S. 66–104.

Main, Mary, und Judith Solomon: »Discovery of an Insecure-Disorganized/Disoriented Attachment Pattern«, in *Affective Development in Infancy*, hg. von T. B. Brazelton und M. W. Yogman. Norwood, NJ (Ablex) 1986, S. 95–124.

Main, Mary, und Judith Solomon: »Procedures for Identifying Infants as Disorganised/Disoriented During the Ainsworth Strange Situation«, in *Attachment in the Preschool Years*, hg. von M. T. Greenberg, D. Cicchetti und E. M. Cummings. Chicago (University of Chicago Press) 1990, S. 121–160.

Main, Mary, und Jackolyn Stadtman: »Infant Response to Rejection of Physical Contact by the Mother: Aggression, Avoidance, and Conflict«, *Journal of the American Academy of Child Psychiatry* 20, Nr. 2 (1981) S. 292–307, https://doi.org/10.1016/S0002-7138(09)60990-0.

Maselko, J., L. Kubzansky, L. Lipsitt et al.: »Mother's Affection at 8 Months Predicts Emotional Distress in Adulthood«, *Journal of Epidemiology and Community Health* 65, Nr. 7 (2011) S. 621–625.

McLeod, Saul: »John Bowlby's Attachment Theory«, *SimplyPsychology*, Januar 2024, www.simplypsychology.org/bowlby.html.

Ogden, Pat, und Janina Fisher: *Sensorimotor Psychotherapy: Interventions for Trauma and Attachment*. New York (W. W. Norton) 2015.

Solomon, Judith, Robbie Duschinsky, Lianne Bakkum und Carlo Schuengel: »Toward an Architecture of Attachment Disorganization. John Bowlby's Published and Unpublished Reflections«, *Clinical Child Psychology and Psychiatry* 22, Nr. 4 (2017) S. 539–560, https://doi.org/10/1177/1359104517721959.

Sroufe, L. Alan: »Attachment and Development. A Prospective, Longitudinal Study from Birth to Adulthood«, *Attachment and Human Development* 7, Nr. 4 (2005) S. 349–367.

Sroufe, L. Alan, Byron Egeland, Elizabeth A. Carlson und W. Andrew Collins: *The Development of the Person: The Minnesota Study of Risk and Adaptation from Birth to Adulthood.* New York (Guilford Press) 2009.

Sroufe, L. Alan: »The Place of Development in Developmental Psychopathology«, in *Multilevel Dynamics in Developmental Psychopathology: Pathways to the Future*, hg. von Ann S. Masten. Mahwah, NJ (Lawrence Erlbaum Associates) 2007, S. 285–299.

van Rosmalen, Lenny, René van der Veer und Frank van der Horst: »Ainsworth's Strange Situation Procedure: The Origin of an Instrument«, *Journal of the History of the Behavioral Sciences* 51, Nr. 3 (2015) S. 261–284.

Wallin, David J.: *Attachment in Psychotherapy.* New York (Guilford Press) 2007.

Dank

Die Entstehung von *Körperorientierte Traumaheilung* beginnt lange vor dem Erscheinen dieses Druckwerks. Es ist ein Gemeinschaftswerk, zu dem viele im Laufe der Jahre beigetragen haben. Das reicht vom menschlichen Rückhalt und Zuspruch über Patenschaft bis hin zur fachkundigen Beratung – mein Dank geht an alle, die mich auf diesem Weg unterstützend begleitet haben.

Zuerst an meine Familie, die so einmütig hinter mir gestanden und an mich geglaubt hat. Dann an meine Lehrer, Berater und Kollegen – eure kenntnisreiche Beratung und Förderung waren so wichtig für die Gestaltung dieses Buchs. Und schließlich an mein Buchteam, das dieses Buch mit seinem Engagement und Ideenreichtum erst richtig lebendig gemacht hat. Ein Traum wurde Wirklichkeit, dafür danke ich euch.

Ich konnte auf der Vorarbeit wahrlich großer Geister aufbauen, Peter Levine und Stephen Porges. Dem einen verdanken wir das Somatic Experiencing, dem anderen die Polyvagal-Theorie, und beide haben sich dem körperorientierten Heilen verschrieben. Ohne ihre wegbereitenden Forschungen wäre dieses Buch undenkbar. Ich danke der Somatic-Experiencing-Community in ihrer Gesamtheit, einschließlich Somatic Experiencing International und aller Einzelpersonen, die mich als Lehrer und Berater gefördert haben: Dr. Glyndie Nickerson, Dr. Abi Blakeslee und Dr. Raja Selvem – danke für die Bereitschaft, die nächste Generation von Anwendern heranzuziehen und Somatic Experiencing weltweit bekannt zu machen.

Danke, Karen Murgolo, dass du als Erste an mein Vorhaben und meine Aussage geglaubt hast und mir als Erstlingsautorin ein zuverlässiger Kompass warst und für meine vielen Anrufe Verständnis hattest. Und dir, Karen Moline, die meine Worte zugespitzt hat, die Freude einbrachte und die lauteste Cheerleaderin war. Dank an Lucia Watson, durch deren sorgfältiges Lektorat mein Buch besser geworden ist, als ich je gedacht hätte, die für jede Seite richtungweisend war, ohne mich in meiner Vision einzuschränken. Ich danke allen unmittelbar Beteiligten bei Avery Publishing und der Penguin Publishing Group, die sich für die Gestaltung, Verbreitung und Wirkung des Buchs eingesetzt haben: Lindsay Gordon, Farin Schlussel, Casey Maloney, Carla Iannone, Jamie Lescht, Isabel Mccarty, Maya Ono, Zehra Kayi, Stephanie Bowen und Rachael Perriello Henry. Caroline Sutton habe ich für ihren Glauben an dieses Buch zu danken, mit dem sie dem Vorhaben nicht nur ein menschliches Gepräge gab, sondern sich auch tatkräftig dafür einsetzte und es über die Ziellinie brachte.

Dann das Team vom Healing Hub, einem kleinen, aber wirkmächtigen Kreis inspirierender Frauen. Euer Zuspruch, eure Freundschaft und das tiefe Engagement für diese Arbeit, für unsere Mission und unsere Gemeinschaft sind wirklich dankenswert. Ein besonderer Dank geht an Julia Thompson; ohne deinen liebevollen und stets aufrichtenden Rückhalt, deine kreativen Ideen und deine Einsatzbereitschaft für unseren Kreis und seinen Wirkradius gäbe es dieses Buch nicht. Ich bin so unendlich dankbar, dass du da bist. Und für alles, was du tust.

Dank an meine Eltern Stephanie und Alan; ich sehe durchaus, was ihr geopfert habt, um uns das bestmögliche Leben zu sichern, danke. Danke, dass ihr vormacht, wie Durchhalten trotz großer Leiden aussieht. Danke für Liebe und Anschub in schweren Zeiten. Ihr haltet mir bewusst, dass ich mehr bin als alles, was wir durchgemacht haben, ihr bahnt mir den Weg der Entschlossenheit und Durchhaltekraft. Ich liebe euch. Meinen Brüdern Dominic und Ryan. Ich hab euch sehr lieb und ihr bedeutet mir viel. Ihr lasst mich stolze Schwester sein.

Danke, Tante Nini, für deine Fürsorglichkeit, Freundlichkeit und Freundschaft all die Jahre. Dank an alle übrigen Familienmitglieder, dass ihr immer da seid, liebevoll und aufbauend. Wie schön, eine von euch zu sein.

Noah und Shia, danke für die unendliche Liebe, die zwischen uns sein kann, für euren wilden, freien Geist und dass ich mit euch noch einmal Kindheit erleben kann. Durch euch fällt mir die schönste Rolle im Leben zu. Ich hoffe, ihr findet Klarheit und Tröstliches in diesen Geschichten und Berichten. Nichts als Liebe.

Der größte Dank gilt meinem Mann David. Über vierzehn Jahre genieße ich nun schon deinen liebenden, einfühlsamen Rückhalt, deine spirituelle Vorreiterrolle und deine verlässliche Ermutigung und Orientierungshilfe – auch sie haben mich zu dem gemacht, was ich heute bin. Danke für deine Liebe in Zeiten, in denen ich selbst kaum Liebe für mich hatte. Danke für deinen Glauben an mich trotz meiner Selbstzweifel. Danke, dass du uns allen zusammen dieses Leben ermöglichst. Ich liebe dich.

Anmerkungen

1 Körperorientierte Traumaheilung

1 Aline LaPierre (2020).

2 »New CDC Data Illuminate Youth Mental Health Threats During the COVID-19 Pandemic.« CDC Newsroom 31. März 2022, www.cdc.gov/media/releases/2022/p0331-youth-mental-health-covid-19.html.

3 Cynthia L. Lancaster, Daniel F. Gros, Michael C. Mullarkey, Christal L. Badour, Therese K. Killeen, Kathleen T. Brady und Sudie E. Back: »Does Trauma-Focused Exposure Therapy Exacerbate Symptoms among Patients with Comorbid PTSD and Substance Use Disorders?«, *Behavioural and Cognitive Psychotherapy* 48, Nr. 1 (2020) S. 38–53.

2 Traumaheilung »von oben« oder »von unten«

1 Gardiner Morse: »Hidden Minds: 95 Percent of Our Brain's Activity Is Subconscious«, *Harvard Business Review*, Juni 2002.

2 Emma Wager, Matthew McGough, Shameek Rakshit, Krutika Amin und Cynthia Cox: »How Does Health Spending in the U.S. Compare to Other Countries?«, Health System Tracker, 23. Januar 2024, www.healthsystem-tracker.org/chart-collection/health-spending-u-s-compare-countries.

3 Definition von Trauma

1 »Man Faces Rape, Robbery Charges«, Wthr.Com, 6. April 2009, www.wthr.com/article/news/local/man-faces-rape-robbery-charges/531-ed61ed1f-12dd-48078f0c-337808842a4e0.

2 »Mice Can Inherit Learned Sensitivity to Smell«, Emory News Center, 26. Januar 2014, https://news.emory.edu/stories/2014/01/video_mice_inheriting_sensitivity_to_smell/index.html.

3 Rachel Yehuda, Nikolaos P. Daskalakis, Linda M. Bierer, Heather N. Bader, Torsten Klengel, Florian Holsboer et al.: »Holocaust Exposure Induced Intergenerational Effects on FKBP5 Methylation«, *Biological Psychiatry* 80, Nr. 5 (2016), https://doi.org/10.1016/j.biopsych.2015.08.005.

4 »About Adverse Childhood Experiences«, CDC, 16. Mai 2024, www.cdc.gov/aces/about/index.html.

5 Sarah N. Back, Aleya Flechsenhar, Katja Bertsch und Max Zettl: »Childhood Traumatic Experiences and Dimensional Models of Personality Disorder in DSM-5 and ICD-1: Opportunities and Challenges«, *Current Psychiatry Reports* 23, Nr. 9 (2021) S. 60.

4 Traumatische Erinnerungen

1 Pierre Janet: »Essay of Experimental Psychology on the Lower Forms of Human Activity«, in: *Psychological Automatism*, hrsg. v. Félix Alcan, 4. Aufl., Paris (Ancienne librairie Germer Baillière et Cie) 1903.

2 Mariana Moscovich, Danny Estupinan, Muhammad Qureshi und Michael S. Okun: »Shell Shock: Psychogenic Gait and Other Movement Disorders – A Film Review«, *Tremor and Other Hyperkinetic Movements* 3 (2013).

6 Die Auswirkungen kindlicher Bindungserfahrungen auf spätere Beziehungen

1 Gordon Neufeld, »The Keys to Well-Being in Children and Youth«, Ansprache vom 13. November 2012, https://neufeldinstitute.org/wp-content/uploads/2017/12/Neufeld_Brussels_address.pdf.

2 »Everything You Need to Know About Secure Attachment«, *Raised Good*, undatiert, https://raisedgood.com/everything-you-need-to-know-about-secure-attachment.

7 Der Trauma-Panzer und die fünf Persönlichkeitssackgassen

1 »Gabor Maté: Attachment and Authenticity are Basic Needs«, INTP Forum, 24. Juli 2022, www.intpforum.com/threads/gabor-mate-attachment-and-authenticity-are-basic-needs.29091/.

2 »Shonda Rhimes '91 Delivers a Lesson-Packed Commencement Address«, Dartmouth, 9. Juni 2014, https://home.dartmouth.edu/news/2014/06/shonda-rhimes-91-delivers-lesson-packed-commencement-address.

8 Gesunde Aggression: In Ihre Kraft zurückfinden

1 Laurie Udesky: »The Wisdom of Trauma: Gabor Maté, Peter Levine in Conversation about how the body heals from trauma«, California PACEs Action (CA), 23. Juni 2021, www.pacesconnection.com/g/california-aces-action/blog/the-wisdom-of-trauma-gabor-mate-peter-levine-in-conversation-about-how-the-body-heals-from-trauma.

9 Die Grundzüge des Somatic Experiencing

1 Brené Brown: *The Gift of Imperfection*, 10th anniversary ed., New York (Random House) 2020.

Ausblick: Auf zu allem, was wild ist!

1 »George Carlin: Saving the Planet – Full Transcript«. Scraps from the Loft, 22. August 2019, https://scrapsfromtheloft.com/comedy/george-carlin-saving-planet-transcript/.

2 »17 Inspirational Joseph Campbell Quotes on Success and Following Your Bliss«, Inc., 15. Oktober 2018, www.inc.com/peter-economy/17-inspirational-joseph-campbell-quotes-on-success-following-your-bliss.html.

Register